国家中医药管理局
河北省中医药管理局　　基层中医药适宜技术推广项目

中医穴位埋线疗法

主　编　任树森

中国中医药出版社
·北　京·

图书在版编目（CIP）数据

中医穴位埋线疗法/任树森主编 . —北京：中国中医药出版社，
2011. 9（2025. 10重印）
ISBN 978 - 7 - 5132 - 0540 - 5

Ⅰ . ①中… Ⅱ . ①任… Ⅲ . ①埋线疗法 Ⅳ . R245. 9

中国版本图书馆 CIP 数据核字（2011）第 153490 号

中 国 中 医 药 出 版 社 出 版
北京经济技术开发区科创十三街 31 号院二区 8 号楼
邮政编码 100176
传真 010 - 64405721
三河市同力彩印有限公司印刷
各地新华书店经销
*
开本 880 × 1230 1/32 印张 12. 125 字数 290 千字
2011 年 9 月第 1 版 2025 年 10 月第 12 次印刷
书 号 ISBN 978 - 7 - 5132 - 0540 - 5
*
定价 53. 00 元
网址 www. cptcm. com

《中医穴位埋线疗法》

编 委 会

孙　序

欣闻任树森主任主编的《中医穴位埋线疗法》一书即将出版，十分高兴，穴位埋线疗法是中医针灸学的重要组成部分，是针灸学的发展与创新。中医穴位埋线疗法最早叫埋藏疗法，在穴位内埋藏马尾或棕榈纤维等，以延长针感时间，提高疗效，但尚未普及。20世纪六七十年代，河北省石家庄中西医同仁为进一步普及针灸疗法，造福广大群众，大胆摸索创新，改革针灸，逐步形成了今天的疗法，这是我们河北人对中医事业的贡献，也是我们河北人的骄傲！

中医穴位埋线疗法集针刺疗法、放血疗法、组织疗法、割治疗法于一身，汲取了现代医学的消毒、麻醉技术及某些医药知识，是一种综合疗法。它对于一些慢性病和疑难病有独特的治疗效果，我本身也是这种疗法的受益者。任树森主任和我是同师同门，为我师弟，我们结识于国外，交往多年。他热爱中医事业，高中毕业后即从师学徒（师从聂家驹主任医师），后进河北新医大学系统学习中医，并在河北省第二期高级中医研修班学习两年，有幸得到了田乃更、马新云、王则天、王云鹤、董荫庭等老一辈中医大家的指点，加之其本人的勤奋好学，善于总结，具备了坚实的中医理论基础和丰富的临床经验。任主任善于接受新鲜事物，于1984年学习了埋线疗法，并使其进一步中医化，在中医理论指导下广泛应用于临床，并探索对于一些疑难病的治疗。1986年《河北经济报》即报道其运用中医穴位埋线治疗三叉神经痛，这在国内尚属首例。其经过长时间的摸索总结，根据疾病之特点，把中医穴位埋线疗法和中药治疗有机结合起来，真正做到针药结合，多层次、多靶点治疗疾病，独创了任氏双联疗法，临床疗效显著。

2007 年 1 月河北省中医药学会中医穴位埋线疗法专业委员会成立，任树森主任被推选为主任委员，《河北日报》也给予了报道。在河北省中医药管理局与河北省中医药学会领导的推荐下，国家中医药管理局于 2010 年 4 月将中医穴位埋线疗法列入《基层中医药适宜技术推广手册》（第三册），在全国县级以上医疗机构推广，任树森主任为本书的编委。中医穴位埋线疗法正式进入各级医院，为广大群众服务！

任树森主任于 2011 年 5 月被增选为第六届河北省中医药学会常务理事，这标志着中医穴位埋线疗法学术地位的进一步提升！

《中医穴位埋线疗法》一书的出版对广大医务人员学习与掌握这一疗法必将发挥积极作用。

祝愿中医穴位埋线疗法早日被大家认可、掌握，造福于广大人民群众，祝中医事业不断创新发展！

河北省中医药学会会长　孙万珍
河北省卫生厅原副厅长
2011 年 5 月 28 日

编 写 说 明

　　中医穴位埋线疗法是将羊肠线或生物蛋白线植入人体穴位内，利用线体对穴位的持续刺激作用治疗疾病的一门临床技术，是针灸疗法在临床上的延伸和发展。它的理论基础是中医针灸经络学说，操作方法类似针灸，在埋线治疗的整个操作过程中，综合了穴位封闭疗法、针刺疗法、组织疗法、割治疗法、刺血疗法，同时包括了"物理刺激效应"和"化学刺激效应"两大方面，多种方法和效应的集中与整合，形成了穴位埋线独特的治疗作用和效果，起到了疏通经络、调和气血、补虚泻实的作用，而最终达到治疗疾病的目的。中医穴位埋线疗法治疗范围比较广泛，尤其对一些常见病、慢性病以及一些疑难病治疗效果独特，如对哮喘、三叉神经痛、面肌痉挛、中风后遗症、痛风、癫痫、腰椎间盘突出、颈椎病、糖尿病、过敏性鼻炎、溃疡性结肠炎、肥胖症、前列腺炎、痤疮等治疗效果尤为显著。

　　本书针对临床实用的中医穴位埋线技术进行了详细介绍，突出了针灸经络理论对穴位埋线的理论指导，丰富了针灸疗法的操作形式，延伸了针灸疗法的学术内涵。针对中医穴位埋线具体操作方法和临床问题逐一介绍，尤其是疗效显著的临床病种，既介绍了该病的穴位埋线治疗方法，并且引用了最新临床报道及有关研究成果，旨在更好地为临床工作者和相关研究人员提供详尽的、行之有效的、规范的中医穴位埋线疗法，并对今后中医穴位埋线

1

疗法的研究起到抛砖引玉的作用。

　　本书共有六章，第一章对中医穴位埋线疗法的源流、概念与发展现状以及发展前景方面做了详细的介绍；第二章对中医穴位埋线疗法的适应证与禁忌证做了详细阐述，更有助于临床医师在选择该疗法上参考和借鉴，避免医疗事故的发生；第三章对中医穴位埋线疗法的作用原理以及发挥作用的机制、特点做了论述；第四章详细介绍了中医穴位埋线疗法的各种针具的操作方法，特别是对任树森主任的"两快一慢"特色手法做了详细的介绍，并强调了埋线过程中的注意事项和治疗反应及治疗频率与疗程；第五章对穴位埋线中应用的相关经络理论及腧穴进行了逐一介绍，并详细介绍了常用穴位的埋线操作方法；第六章是穴位埋线的临床应用，本章根据中医病证分类的方法（本书的中医病名及中医病证分类均依据于国家中医药管理局1994年编发的《中医病证诊断疗效标准》），详细介绍了常见病以及优势病种的埋线治疗，并在每个病种后面附有最新的临床报道及研究成果。

　　由于时间仓促，所编病种较少，也未能全面体现作者的学术思想，将在今后的著作中逐渐增加。

《中医穴位埋线疗法》编委会

2011 年 7 月

目　　录

第一章 中医穴位埋线疗法的
源流与发展

第一节 中医穴位埋线疗法的概述

中医穴位埋线疗法是一种新兴的穴位刺激疗法。它在中医学的脏腑、气血、经络理论指导下，把羊肠线或生物蛋白线埋植在相应腧穴和特定部位中，利用其对穴位的持续性刺激作用来治疗疾病，中医埋线疗法是中医埋藏疗法的发展，自古有之。它的理论基础是中医经络学说，操作方法类似针灸，因此，它也是针灸疗法的延伸。

自 20 世纪 60 年代初期，解放军医疗队在石家庄北宋村应用埋线疗法治疗哮喘病开始。它开创了穴位埋线的先河，当时的操作方法是在穴位上用手术刀割开一口，放入羊肠线，然后再缝合，治疗效果十分满意，患者往往需提前几天预约。1969 年军医陆键发明了埋线针，这就使得埋线疗法十分简便了，不用开刀，创伤十分小。此后随着埋线针不断的改进，进化到现在已类似针灸针，操作基本上类似针刺。治疗疾病西医不注重辨证取穴，一般是哪痛扎哪，取穴一般是取阿是穴。80 年代初，中医学习和掌握了这门技术以后开始辨证取穴治疗疾病，使疗效得到了提高。1986 年，"河北经济报"报道了中医任树森应用埋线疗法治疗三叉神经痛，从此，中医开始应用这一疗法辨证治疗疾病。几十年来石家庄市培养的埋线学员有一千人之多，涉及中国（包括香港、台湾）、俄罗斯、瑞典、新加坡、马来西亚、美国、越南等国家。河北省卫生厅领导十分重视，高瞻远瞩，审时度势，2007年1月首先在国内成立了"河北省中医药学会中医埋线疗法专业委员会"，为推广与发展中医穴位埋线疗法提供了学术交流的平台。该专业委员会已成功举办了两次学术交流会，会员来自我国（包括香港、台湾）、乌克兰等，对推动中医穴位埋线疗法的发展起到了积极的作用。

埋线疗法虽然类似针灸的操作，但也有其特点。一是操作方法略有不同，埋线疗法借鉴了西医的无菌操作，消毒更加严格。二是埋线疗法针具较粗，故对穴位的刺激量大，加上异体蛋白的刺激，它的刺激量相当于针灸30~60次的刺激量，适合于一些疑难病的治疗。三是治疗时间长，具有长效针感的作用。一般半月或一月做一次，适合一些慢性病的治疗。四是具有综合的治疗效果，埋线疗法既有针刺的效果又有异体蛋白的治疗作用。因此，它的治疗具有综合性。卫生部2005年14号文件"十年推广规划"中描述埋线疗法："它包括了针刺疗法、组织疗法、割治疗法、放血疗法，它是这些疗法的综合，具有独特的治疗效果。"中医穴位埋线疗法具有独特的治疗效果，如对哮喘病的治疗，患者做完埋线手术后，当时就会感觉胸口宽松，一般当晚就能平卧休息；对治疗颈椎病、腰椎间盘突出症效果显著；对慢性胃病、过敏性结肠炎等治疗效果很好。对一些疑难疾病，如三叉神经痛可以当时止痛，远期疗效很好，不损伤神经；对痛风病止痛效果好，且能达到根治的目的。埋线疗法在癌症的治疗中也能发挥重要作用，如对肺癌的胸痛止痛效果理想，对放化疗反应可减轻呕吐症状，提高疗效。埋线疗法具有操作简单、安全、省时间、费用较低等特点，适于基础医疗单位使用，值得推广普及。

　　穴位埋线疗法起源于石家庄，经过许多同仁四十多年来的临床实践，积累了大量的经验，使埋线疗法的应用范围不断扩大，打破了仅治慢性病的界限，已扩大到治疗各种疾病，其治疗病种已达二百余种，内容涉及内、外、妇、儿、皮肤、五官等各科，有效率在51.3%~100%，平均85%以上。近几年来，在各级刊物上报道的治疗病种有50种以上病例近万。通过众多的临床应用报道，可以看到穴位埋线疗法治疗各系统疾病都有肯定的疗效，尤其对慢性、顽固性、免疫低下性疾病疗效显著。

　　中医穴位埋线疗法是将生物蛋白线或羊肠线埋植入到穴位内，通过生物蛋白线或羊肠线这种异种蛋白对穴位产生持久而柔和的生理物理和生物化学的刺激来达到治病目的。由于生物蛋白线和羊肠线在穴内要经过软化、液化、吸收的过程，会对穴位产生持久的刺激，延长了对经络穴位的刺激时间，起到穴位刺激的续效作用，类似埋针作用，因而弥补了一般毫针治疗刺激时间短、疗效不持久、疾病愈后疗效不易巩固的缺点。同时，埋线疗法也十分重视对穴位刺激的质和量问题，从而产生了一系列"针法"，同样可通过调节刺激量来达到补泻作用。由此可见，埋线疗法通过主要的异种蛋白刺激及辅助的针具刺激达到治疗目的，实际上是针灸学针法的发展和延。从传统中医角度来看，埋线疗法的治疗作用主要体现在协调脏腑、疏通经络、调和气血、补虚泻实几个方面。当然，对埋线疗法的作用、疗效和机理仍然有待更多深入的研究，这是针灸学的一个重要发展方向。

　　目前，在全国含港台及乌克兰、俄罗斯、瑞典、新加坡、马来西亚等国家都有从这里走出的学员。几十年来他们在各地各自的工作岗位上勤奋工作，为埋线疗法的推广和普及作出了重要贡献！由于这些同仁的努力，埋线疗法由起初的治几个病种已发展为能治约 300 个病种的疾病，已接近针灸的治疗范畴（468 种），已经可以广泛地为患者治疗疾病。现在从事这一疗法的人员全国大约几千人，直接在石家庄学习过的约千余人。

第二节 中医穴位埋线疗法的现状和前景

一、中医穴位埋线疗法的概况

传统针灸治疗以经络学说为基础，主要利用反复多次的针刺或艾灸等方式刺激经穴取得治疗效果。随着现代科学技术的发展和医学研究的不断深入，针灸医学正在结合现代科学技术不断地进行理论上和技术上的创新。特别是 20 世纪 60 年代发展起来的穴位埋线疗法，采用穴位线体植入的方式，借助埋入线体对穴位持续刺激作用替代传统针灸治疗，这不仅是传统针具的革新，同时也是治疗模式的重大改进，埋线疗法使针灸治疗从短效、反复治疗模式发展到了长效治疗模式。很显然，这种新型的治疗模式有两方面的治疗优势：一是获得了持续刺激效应，在一些疾病的治疗中，刺激效应易于积累产生疗效；二是从技术操作上，由于 1 ~ 2 周治疗一次，方便了患者就诊治疗。但是由于传统的埋线疗法具有一定的创伤性，临床上已经很少应用，在发展上未得到足够重视。新型针具的出现使埋线疗法进入微创埋线的阶段，埋植材料特别是生物可降解材料的发展可以通过控制材料的成分、降解速度在一定程度上实现针灸治疗的标准化和规范化，使埋线疗法在发挥本身优势的基础上，减轻了患者痛苦，增强了安全性，拓展了埋线疗法的临床应用范围，更加易于推广应用。在临床和基础研究方面，可以实现研究成果的重复性、继承性以及可比较性，是针灸学发展值得注意的一个重要方向。在针灸医学研究方面，微创埋线疗法为针灸学标准化和规范化奠定了基础，提出了发展埋植材料的发展方向，在针灸医学的创新和发展中具有重要的意义。

（一）穴位埋线的发展历程

穴位埋线技术的发展包括技术发展、针具和材料发展以及治疗领域的拓展。穴位埋线技术基于针灸治疗中的"留针法"。"留针"是针灸治疗中的一个重要环节。当毫针刺入穴位，行针得气并施以或补或泻手法后，将针留置在穴位中可加强针刺感应和延长刺激作用时间，还可以起到候气与调气的目的，这对于提高针刺治疗效果有重要意义。特别是在一些慢性疾病治疗中，长时间的留针可以增加针灸刺激效果，积累针刺效应。早期的穴位埋线方法是通过简单的手术方式进行的，由于没有专门的埋植器械，线体通过切埋法、扎埋法、割埋法和穿线法等方式植入穴位产生治疗效应。埋线疗法作为一种长期留针治疗方式，比留针要方便得多，因为埋线不影响患者日常活动。由于早期的穴位埋线方法无论是切埋法、扎埋法、割埋法和穿线法不仅需要麻醉，而且都有较大的创伤性，即便后来许多临床医师采用穿刺针改制成埋线针进行操作，在技术上有了一定的进步，但是由于不是穴位埋线专用针具，所以临床上使用也相当不便。一次性专用埋线针的研制成功第一次使临床上有了专用的埋线器具，可以将线体瞬间植入穴位。一次性埋线针不仅使用方便，而且大大减小了对患者的创伤，避免了麻醉等复杂的步骤，降低了感染机会，使穴位埋线进入到微创埋线时代，大大方便了临床使用及推广。埋植材料也由最初的羊肠线发展到聚乳酸—羟基乙酸（PGLA）等高分子合成材料。经过多年的发展，微创埋线的治疗范围已经发展到哮喘、胃炎、十二指肠溃疡、慢性肠炎、癫痫、中风偏瘫等慢性、顽固性、免疫性疾病，涉及传染、内、外、妇、儿、皮肤、五官等各科。

（二）穴位埋线是针灸治疗模式的重要创新

目前，临床针灸治疗模式基本上沿袭了传统的针刺模式：首先是使用的针具为针灸针，针灸治疗的作用依赖针对穴位的局部刺激来获得；其次是间歇性的刺激模式，针灸治疗基本上是每日1次或隔日1次。传统的针刺模式使得针灸学发展大大受到限制，临床上患者对针刺的恐惧感限制了针灸疗法的推广应用，此外，在整个针灸治疗期间，患者必须每日到医院接受针刺治疗，因此很不方便。特别是对于那些行动不便的患者，只能选择住院治疗或放弃针灸治疗。穴位埋线疗法是针灸医学治疗模式的一次重大改进。首先，这种刺激方式是长效的，符合现代医学发展的方向。现代药物治疗已经从短效制剂逐步发展到长效制剂，药物效应可以根据治疗需要持续发挥效应，避免血药浓度影响治疗效果。穴位埋线通过在穴位内埋植线体的方式代替传统的间歇式针灸刺激，同样可以获得一种持续长效刺激效果。此外，埋线治疗可以使刺激长达两周甚至更长时间，患者不必每日来医院治疗，因此大大提高了患者的顺应性。穴位埋线的长效刺激不仅仅为行动不便的患者带来许多的便利，更重要的是，许多需要针灸治疗而缺乏就诊时间的患者同样可以采用穴位埋线疗法进行治疗。这样，从门诊人群来看，临床上针灸治疗的范围可以不断扩大到更多患者，而不仅仅是时间充裕的老年人群。穴位埋线的刺激模式，还为进一步开展穴位刺激模式与调节作用机制研究奠定了基础。穴位埋线的刺激模式和生理效应的研究可以为临床上选择适当的治疗间隔和疗程提供客观化指标，实现穴位埋线疗程选择的规范化。

总之，作为传统针灸学与现代医学相结合的穴位埋线疗法，几十年来无论在临床和基础研究中都取得了很大发展，治疗病种越来越广泛，疗效较为突出，逐渐被更多的医生和患者了解和接受。但穴位埋线疗法仍有很多方面需要在以后的工作中进一步加强，包括：①基础研究亟待深入。从中医、西医和中西医结合的角度，对穴位埋线的治疗机制给出更深刻的解释，特别是如何在临床上将穴位埋线和中医补泻理论相结合。②临床研究需广泛展开。通过大量的临床研究，确定穴位埋线的治疗适应证、禁忌证和注意事项等，为治疗的标准化奠定基础。③制定治疗规范。在前两项的基础上规范穴位埋线的操作方法，同时针对疾病治疗的标准操作和疗程进行系统研究。

二、中医穴位埋线疗法的优势和前景

（一）埋线疗法有益于医患双方

埋线疗法以其简、便、廉、验越来越被医界同行推崇，越来越多的医务工作者加入到这一行列。它除了具备简、便、廉、验的特点外，还有一个社会普遍关注的问题在哺育着它，使它不断发展壮大。随着我国百姓健康保健意识及文化素质的不断提高，更多患者及家属对医源性和药源性伤害的认识越来越清楚，越来越警惕，为此不论患者还是医者都不断地追求着无毒副作用的自然疗法，这一疗法的前提是患者要求省时间、省费用、无医源性和药源性的损害。医生更希望其治疗技术的易操作性和有效性，更重要的还有疗效的可重复性，而埋线疗法就是具备了上述医患的共同期盼。

（二）埋线疗法的大环境更利于其发展

随着医疗改革的进一步深入，中医药在世界范围内飞速发展，而针灸在世界范围内的推广更为迅速，这就为埋线疗法奠定了坚实的基础。众所周知，埋线疗法是用埋线针将异种蛋白植入穴位，实现"疏通经络，调和气血，扶正祛邪"的目的。随着更多医者

的领悟，其疗效以及疗效的可重复性，都会促进其推广。进入 21
世纪，人类老龄化趋势愈来愈明显，许多慢性病证更加普遍，要
求回归自然疗法的呼声越来越高，而针灸、埋线等自然疗法正顺
应了时代的潮流。西医的发展面临着医疗费的不断增长、化学药
物的危害、医疗服务缺乏人性化等困境。而非主流医学往往方法
简便，毒副作用小，不污染环境，又以病人为医疗主体，所以越
来越受到欢迎。现在很多发达国家都已注意到了传统医学的可取
之处，开始加大研究力度，并主张将那些经现代科学验证的传统
医药和医疗手段纳入现代医疗体系，并协调其与主流医学的关系，
形成"整合医学"的发展策略。老一辈针灸学家对埋线疗法非常
支持，他们高瞻远瞩，以其科学的眼光不遗余力地推广此疗法，
使其不断地得到发展，已有数千医务工作者专用此法开展临床治
疗并对其进行研究，其影响越来越大。世界卫生组织荣誉总干事
中岛宏博士在 2000 年指出：中国进入 WTO 将为中医药针灸在世界
上的传播与发展提供良好的机遇。我们也可以这样理解：由于埋
线疗法与针灸的姊妹关系，埋线疗法必将走出国门，为人类的健
康作出更大贡献。

（三）埋线疗法在临床上的优势

临床上常见的一些顽固性慢性病，如哮喘、头痛、消化道溃
疡及运动系统的一些顽固性的软组织损伤，严重地危害着患病人
群，给个人、家庭及社会带来巨大的负担，也给医界出了很多难
题。目前西医药在此领域的进展并不令患者满意，只有靠一些药
物来缓解临床症状，且需患者的密切配合，虽付出很大的财力也
只是治其标。埋线疗法在传统中医理论的指导下，不断创新，治
疗间隔时间长，且治疗时间短，这就给一些远距离的患者节省了
很多宝贵的时间和费用，而且疗效都非常肯定，一些慢性病通过
医患双方的配合，多能达到临床缓解或治愈，且费用极少。埋线

疗法的适应证随着众多从事此法的医生不断努力，其治疗范围越来越广，有效率越来越高，尤其是远期疗效，更是西医药所不能及的。这些实事均说明埋线疗法在临床上的优势。著名中医学家邓铁涛教授曾说："发展中医学术，临床是基础。"埋线疗法队伍的不断壮大也说明此言不虚。

（四）如何提高埋线疗法的治疗效果

任何一种治疗方法，都存在着继承和发展的两大问题。埋线疗法的发展源于中医的基础理论，尤其是脏腑经络学说，所以打好中医理论的基础是开展埋线疗法的关键，然后再不断吸收相关学科的知识，如解剖、诊断等知识及古今针灸学家的各种经验，才能更好地充实埋线疗法理论，发挥长效针感的优势，使埋线疗法既有自己的"术"（工具及特有的操作手法）又有自己的"道"（即独有的理论）。如重"术"不重"道"，则一遇疑窦即茫然无策。正如《医贯》所云："夫有医术，有医道，术可暂行一时，道则流芳千古。"

有的人讲，埋线疗法易学易懂，但这个"易"字，必须在掌握中西医各科的基础上，才能使这个"易"字突出。埋线疗法的操作只是一个基本功，就像一个木匠，虽会使用锯斧等工具，但让他做一个三腿圆凳或一个圆桶，他未必就能得心应手，因为要做出上述物品需要具备好多相关的知识，为此从事埋线疗法的医生必须有一个正确的认识，不然就会成为埋线"匠"，不能称其为埋线疗法的医师，更难成为受患者尊敬的埋线专家。古人云："杂合以治，各得所宜。""博采众方"才是我辈的治学之道。只有了解、掌握更多的相关医学知识，才能更好地丰富自己的埋线实践，相信通过各位专家的不断努力，埋线疗法这朵医学奇葩必会越开越艳，为人类健康事业作出更大的贡献。

第二章 中医穴位埋线疗法的适应证与禁忌证

一、适应证

埋线疗法适应证很广，根据文献报道和临床实践，现将适应证做如下归类。

1. 内科疾病：支气管炎、支气管哮喘、冠心病、高血压病、心脏神经官能症、食道贲门失弛缓症、慢性胃炎、胃与十二指肠溃疡、胃下垂、慢性结肠炎、胃肠神经官能症、尿潴留、尿失禁、糖尿病、单纯性肥胖、风湿性关节炎、类风湿性关节炎等。

2. 神经、精神科疾病：面神经麻痹、偏头痛、三叉神经痛、偏瘫、震颤麻痹、膈肌痉挛、癔症、神经衰弱、癫痫、精神分裂症等。

3. 外科疾病：疖病、乳腺炎、乳腺增生症、阑尾炎、胰腺炎、手术后肠粘连、泌尿系结石等。

4. 男科疾病：阳痿、早泄、遗精、前列腺炎等。

5. 妇科疾病：功能性子宫出血、痛经、闭经、盆腔炎等。

6. 儿科疾病：惊厥、单纯性消化不良、厌食症、遗尿症等。

7. 皮肤科疾病：荨麻疹、神经性皮炎、痤疮、皮肤瘙痒症等。

8. 五官科疾病：麦粒肿、假性近视、梅尼埃病、鼻炎、急慢性咽炎、急慢性喉炎、急性扁桃体炎等。

二、禁忌证

埋线疗法在操作治疗上基本与针灸的要求是一样的，在人体穴位中除神阙、乳中不能埋线外，其余穴位都能进行埋线，没有绝对禁忌证，但由于埋线针比针灸针粗，并且针头较锐利，因此在操作时需更加小心谨慎，要稳要准，掌握好进针时的方向和深度，一般不做提插捻转手法，这也是和针灸的区别。另外以下情况也应注意：

1. 5 岁以下的儿童一般不做埋线。

2. 精神紧张、过劳、饭后 30 分钟内以及饭前 30 分钟一般不做埋线，以免发生晕针。

3. 同针灸一样，孕妇不宜在腰腹部及合谷、三阴交等穴位埋线。

4. 关节腔内不宜埋线。

5. 有出血倾向的患者不宜埋线。

6. 严重的心脏病患者不宜应用穴位埋线，如必须做时，不宜强刺激，肠线不宜过长。

7. 孕妇有习惯性流产史者应禁用。

8. 头、眼部血管丰富，易出血，不宜做埋线治疗。胸、背部是心肺所居之处，埋线应更加小心，不宜过深，严防刺伤肺脏，造成气胸。督脉部穴位埋线，以不过脊髓硬膜为度，防止意外发生。

9. 严格消毒，防止感染。根据埋线部位的不同决定埋线的深度，以免伤及内脏、大血管和神经干；皮肤有局部感染或溃疡时，不宜采用埋线疗法；肺结核、骨结核患者不宜采用埋线疗法。

第三章　中医穴位埋线疗法的作用原理

埋线疗法是针灸学理论与现代医学相结合的产物，它通过针具与异种蛋白在穴内产生的生理物理作用和生物化学变化，将其刺激信息和能量经经络传入体内，以达"疏其气血，令其条达"的治疗目的。综观本疗法的整个操作过程，实际上包括了"物理刺激效应"和"化学刺激效应"两大方面，而物理刺激效应又包含了穴位封闭效应、针刺效应、刺血效应、埋针效应及割治效应，化学刺激效应又包括了后作用效应、组织疗法效应等多种刺激效应，所以，埋线疗法实际上是一种融多种疗法、多种效应于一体的复合性治疗方法。

一、物理刺激效应

（一）穴位封闭效应

埋线伊始，必先进行局部麻醉，其作用部位均在皮肤。《素问·皮部论》说："皮者，脉之部也"，"欲知皮部，以经脉为纪。"说明皮部是十二经脉在皮肤的分区，皮肤上的穴位通过经络沟通和联系脏腑，它们之间相互联系，相互影响，故局麻产生的刺激冲动通过皮部（穴位）、络脉、经脉对脏腑产生影响，起到调整脏腑、平衡阴阳、调和气血的作用。

在腧穴部位进行局部麻醉，实际上就是一种穴位封闭的方法，它可对穴位、神经乃至中枢产生一种综合作用，在整个过程中，有三个阶段的不同变化和效应。

1. 针尖刺入皮内及注药时产生的疼痛信号传到相应脊髓后角内，抑制了相同节段支配的内脏器官的病理信号，并使相应内脏得到调整。由于这种抑制是在脊髓水平而非大脑皮层的反应，其抑制效应的产生和抑制效应的时程迅速而短暂，因此，往往局麻疼痛一产生，病痛即可减轻或消失，但疗效多不持久。

2. 注药后 1～3 分钟内即可选择性地阻断末梢神经及神经干冲动的传导，使患病部位对穴位及中枢神经产生的劣性传导受阻（内脏患病，相应经络及穴位可出现敏感现象是这种传导的表现之一），从而使神经系统获得休息和修复的机会，逐渐恢复正常功能活动。

3. 局麻后期，穴位局部组织器官活动能力增强，血管可轻度扩张，促进血液循环及淋巴回流，大大提高了局部新陈代谢能力，改善其营养状况。这些变化产生的特殊刺激经过经络及神经－体液作用于相应患病部位，使之也得到改善和调整。故临床上往往有一些在局麻时局部皮肤疼痛异常，而内脏病痛却马上减轻或消失的病例。可见，虽然局麻的主观目的主要是预防术中疼痛，但客观上对疾病却起着不可忽视的治疗作用。

（二）针刺效应

穴位埋线作为一种穴位刺激疗法，同样可起到针刺效应以治疗疾病。其针刺效应的产生，主要源于针具和生物蛋白线或羊肠线两方面。不管是穿刺针、埋线针、三角针，还是血管钳、探针，刺入或进入穴位后，通过刺激手法，均可产生酸胀感觉。由于针具较毫针粗大，其刺激感应也更为强烈，可产生三种效应。

1. 针体越粗，其刺激强度就越大，通过针具对穴位的提插、摇摆、松解、剥离手法，可以用压倒优势的"兵力"很快抑制病理信息，具有良好的"穿甲"作用，从而保证"首战告捷"。

2. 人体是一个生物体，现代医学证实人体是一个多极化的磁场，有生物电现象。埋线粗大的针具，传导容量较大，接触面广，相对多极，在机体中的大跨度对生物体的调整作用相应较大。

3. 针体越粗大，对机体组织细胞的破坏量及程度也越大，产生的活性物质增加，可较好地起到镇静和调整功能的作用。同时，生物蛋白线或羊肠线在穴内产生的持久性机械性刺激，也可代替毫针在穴内产生针刺效应。所以，在临床埋线时往往用针具施以刺激手法，产生针感来达到一种短期速效作用，然后利用生物蛋白线或羊肠线的长期续效作用来巩固之，以使疗效得到进一步巩固和提高。

（三）埋针效应

《灵枢·终始》曰："久病者……深内而久留之。"张景岳释曰："久远之疾，其气必深，针不深则隐伏，病不能及，留不久则固结之邪不能散也。"故针灸临床中，为了使之得气或诱发循经感传，延长针效时间，同时为多次施行补泻手法创造条件，多采用留针之法。日本黑须幸男曾对腰痛病人进行留针与不留针治疗效果的对照试验，并经统计学处理，证明留针组的效果优于不留针组，二者之间有显著差异，显示了留针对提高疗效的重要意义。对慢性病病情迁延缠绵，单用留针仍觉效果不佳或不巩固者，则采用埋针之法延长刺激时间，发挥针刺的持续作用，增强针刺效应，以巩固和提高疗效。留针的作用，使用补法后可增加补的效果，使用泻法后可加强泻的作用。根据"刺激量 = 刺激时间 × 刺激强度"的公式，埋线前期针具产生了速效作用，后期用生物蛋白线或羊肠线代替针具长期刺激穴位，时间的延长相当于埋针，大大地提高了刺激量，在这期间，生物蛋白线或羊肠线在体内软化、分解、液化和吸收过程，对穴位产生的生理物理及生物化学刺激可长达 20 天或更长时间，其刺激感应维持时间是任何留针和埋针法所不能比拟的，从而弥补了针刺时间短、疗效不巩固、易复发及就诊次数多等缺点，使病所在这较长时间里依靠这种良性刺激不断得到调整和修复，故能起到比留针和埋针更好的疗效。

（四）刺血效应

刺血疗法是用针具刺破络脉，放出少量血液以治疗疾病的一种方法。《素问·调经论》说："视其血络，刺出其血，无令恶血得入于经，以成其疾。""血去则经隧通矣"（《素问·三部九候论》王冰注），说明刺血有良好的治疗作用。埋线操作时往往会刺破穴处血络，致针眼有少量出血或渗血，有时瘀结皮下，这就产生了刺血效应。有人测定，刺血对微血管的血色、流变、瘀点、流速具有改善作用，证实刺血改善了微循环，缓解了血管痉挛，从而改善了局部组织缺血缺氧状态，帮助了机体组织的恢复，并能调动人体的免疫功能，激发体内防御机制。因此，埋线时的刺血效应同样可流通经络中壅滞的气血，协调经络的虚实，从而调整人体脏腑、经络及气血功能。故埋线时对某些病需要有意识地刺破血络，挤出血液，以达治疗目的。

（五）割治效应

割治疗法是在一定部位或穴位切开皮肤，摘除少量皮下组织，并在切口内进行一定的机械刺激，以治疗疾病的一种方法。埋线疗法中切埋法、割埋法、扎埋法均应用了割治的方法。这种方法除摘除少量脂肪外，还用血管钳在穴位深层进行刺激，以产生较强的针感。针感主要形成于穴区深层组织。其中各类神经干、支、游离末梢，血管及其壁上的神经装置和穴位所在部位为主的感受器，共同构成针感的形态学基础，这种刺激冲动的传入是以躯体神经为主，同时还有血管及其神经装置的参与，通过中枢部位尤其是下丘脑的参与和整合，反馈到相应的患病部位而进行调整，同时，通过体液系统的参与，以治愈疾病。埋线后，加上生物蛋白线或羊肠线的配合，更加强和延续了这种调整功能，从而使疾病得到较为彻底的治疗。

二、化学刺激效应

（一）后作用效应

埋线时，粗大的针具如穿刺针、埋线针、三角针、刀片、血管钳等，都对穴位局部组织产生不同程度的损伤，甚至为了治疗需要还给予人为的损伤，这种损伤，初看起来，是机械性刺激产生得气感，但是实际上，这种机械刺激过后，局部的受损组织细胞释放出的某些化学因子可造成无菌性炎症反应，使穴位局部组织发生一系列生理变化，为损伤的修复创造条件。根据生物电原理和压电学原理，在病灶区，机械能将转变为热能，使小血管扩张，淋巴循环加快，大大提高了新陈代谢能力，既加强了局部营养供应，又通过体液循环把"病理产物"运走，同时，局部组织蛋白分解，末梢神经递质增加，产生血管、神经的活性物质，降低致痛物质缓激肽和 5 – 羟色胺在血清中的含量。这种局部的变化，也会通过神经和经络的作用在全身产生影响。根据生物泛控论原理，通过神经使损伤穴位需要修复或调整的信息传到神经中枢，激发体内特定的生化物质组合，产生一种特有的泛作用，并通过体液循环在体内广泛分布。由于埋线选取的穴位与患病部位生物学特性相似程度较大，属于一个同类集，所以，广泛作用在修复或调整受损穴位时，患病部位就同时被修复和调整，从而使疾病得到治疗。由于这种损伤后的后作用的持续有效的作用，其能不断地维持机械刺激产生的物理效应。而且，埋线时局部组织的损伤修复过程较长，其积蓄的后作用也较持久，所以其针刺效应和修复时的泛作用得以维持较长时间，使患病部位得到更完善的调整和修复。

（二）组织疗法效应

组织疗法就是将一些异种组织埋入穴位，利用人体对其产生的排斥反应，对穴位产生生物化学刺激，来治疗疾病的一种方法。埋线疗法是把生物蛋白线或羊肠线植入穴内，二者均为异种组织蛋白，埋入穴位后，有如异种组织移植，可使人体产生免疫反应，使淋巴细胞致敏，其细胞又配合体液中的抗体、巨噬细胞等，反过来破坏、分解、液化生物蛋白线或羊肠线，使之变成多肽、氨基酸等，最后被吞噬吸收，同时产生多种淋巴因子。这些抗原刺激物对穴位产生生理物理及生物化学刺激，使局部组织产生变态反应和无菌性炎症，乃至出现全身反应，从而在对穴位局部产生刺激作用的同时提高人体的应激能力，激发人体免疫功能，调节身体有关脏腑器官功能，使活动趋于平衡，疾病得到治愈。有人曾对埋线病员进行免疫球蛋白测定，发现凡治愈或好转的病人，免疫球蛋白偏低者升高，过高者降低，均调节至正常值左右，说明埋线疗法不仅能提高免疫功能，而且有良好的双向调节作用。

综上所述，穴位埋线疗法治疗疾病的过程，初为物理性的机械刺激，可产生短期速效的治疗效应，后为生物学和化学刺激，具有长期续效的治疗效应。具体而言，局麻时产生的穴位封闭效应，针具刺激产生的针刺效应，埋线后产生的刺血效应，均可产生短期速效作用；埋线时穴位处机体组织损伤的后作用效应，组织疗法效应，又可起到长期续效作用；而割治效应和异种蛋白产生的埋针效应，则既可产生短期速效作用，又可产生长期续效作用。多种刺激效应融为一体，互相配合，相得益彰，共同发挥作用，形成一种复杂而持久柔和的非特异性刺激冲动，一部分经传入神经到相应节段的脊髓后角后，抑制相邻的病理信息，内传脏腑，起调节作用，另一部分经脊髓后角上传大脑皮层，加强了中枢对病理刺激传入兴奋的干扰、抑制和替代，再通过神经－体液调节来调整脏腑，使疾病痊愈。

第四章　中医穴位埋线疗法的 操作方法

第一节　陆氏埋线针操作方法

一、器械准备

（一）埋线针具

1969 年军医陆键发明了埋线针（即陆氏 69 式埋线针），使得埋线疗法变得十分简便了，不用开刀，创伤也小了。陆氏 69 式埋线针（图 4-1）是一种特制的专用于埋线的坚韧的金属钩针，长12~15cm，针尖呈三棱形，三棱形底部有一缺口用以钩挂生物蛋白线和羊肠线。主要用于植线法。

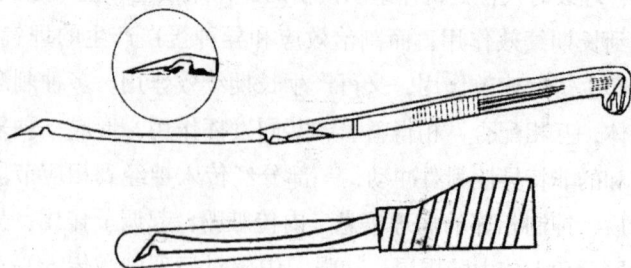

图 4-1　陆氏 69 式埋线针

（二）羊肠线

埋线用的羊肠线一般选用 00 号、0 号、1 号、2 号，有时亦选用 000 号、4 - 0 号、3 号、4 号等不同规格的羊肠线。注线用的羊肠线根据情况可剪成 0.5、1、1.5、2、2.5、3、4cm 长线段。植线用一般剪成 2、3、4cm 长线段。穿线用可根据穴位情况定，一般每穴选用 10 ~ 15cm 线段，以利于双折穿于陆氏 69 式埋线针上。将线段分别存放于 75% 乙醇内浸泡备用。

（三）其他器材

1. 皮肤消毒用品：碘酒、乙醇、棉签。

2. 局麻用品：2% ~ 4% 利多卡因，2 ~ 5ml 注射器，5 ~ 6 号针头，消毒备用。

3. 辅助器材：洞巾、持针钳、手术剪、血管钳、手术刀柄、手术刀（尖头）、短无齿镊、腰盘、医用手套、钝性探针、三棱针等，均消毒备用。此外，还备甲紫 1 小瓶作标记用。

4. 敷料用品：棉球（压迫止血药）、纱布块（均消毒）、胶布、绷带。

（四）针具的选择、保养维修

1. 选择：埋线针具，针尖要端正，没有钩刺，锐利适度，针身无折痕、无锈蚀，光滑挺直，坚韧而有弹性。埋线针缺口处要坚韧，无锈迹和剥蚀。穿刺针针身无弯曲，针芯凸出于针管 1mm 左右，针身与针柄结合处不可有剥蚀、伤痕、锈迹。三角针弯曲要自然，无折痕。针具在使用前应认真加以检查，如发现有损坏或不符合要求者，应予剔除。

2. 保养：埋线工具在使用时要注意保养，否则不仅损坏了针具，而且在临床操作时容易发生事故。针具使用后，必须用纱布包好针尖，放在垫有纱布的针盒里，防止针尖碰触硬物受损，一时不用的针具最好在针身上涂一层油质，然后包扎妥当，放入硬质针盒内贮藏。

3. 维修：针具有轻度损坏应及时修理，如针尖变钝或卷钩时，可用细磨石重行磨尖。针身如发生弯曲，可用手指夹棉球将针身拉直纠正。对有缺损或折痕明显的埋线针具应剔除不用，以防断针。

二、操作方法

1. 根据中医诊断、穴位处方。选择安排病人合适体位，一般先埋背部穴再埋腹部穴。

2. 选好穴位，做好标记，进针点一般选在穴位的下方1cm处。

3. 常规消毒，以进针点为中心消毒。

4. 局麻：用1%利多卡因注射液5ml，先在进针点打出局麻皮丘，然后向埋线的深度边推麻药边进针至穴位处，一般一穴用药0.5~1ml 即可达到无痛埋线。出针后用酒精棉球再消毒一次。

5. 左手持镊子夹住所需要的羊肠线或生物蛋白线，将线的中心置于皮丘下。右手持埋线针，缺口向下压线，同时用左手中指绷紧穴位消毒区下方的皮肤，左手的食指夹住镊子随时准备去夹移动的羊肠线或生物蛋白线，左手的小指夹棉球或纱布方块。左手的拇指指腹对住埋线针的针尾部，配合右手（不用力，只掌握进针角度和深浅度）进针（如图4-2示）。直至将羊肠线或生物蛋白线埋入穴位部位为止。松左手、右手快速出针。不要转动针，左手用棉球或纱布块按压针眼后，然后再作消毒处理。

6. 针眼处理：对出针后出血的患者，可让其自行流出几滴，再压迫针眼片刻。对不出血的患者可轻度挤压针眼出血，最后消毒，然后用创可贴贴压，以保护针眼，一两天后可把创可贴去掉。

埋线针适合用于需较大量的刺激和需较长时间治疗的病种，

如一些疼痛性疾病、腰椎间盘突出症、风湿性关节炎等病的治疗。

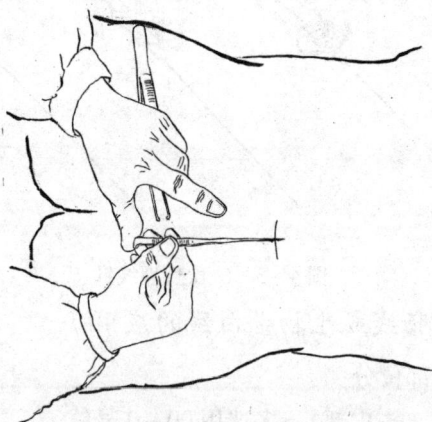

图 4-2 埋线针埋线操作方法

第二节 一次性埋线针操作方法

一、器械准备

(一) 埋线针与线的对应

现在，较新的一次性埋线针（见图 4-3）类似于西医的腰椎穿刺针，也分 7 号、9 号、12 号、16 号等。埋线用的羊肠线根据情况可剪成 0.5、1、1.5、2、2.5、3cm 长线段。

埋线针与线的对应关系如下：

7 号针——000 号线。

9 号针——00 号线。

12 号针——0～1 号线。

16 号针——1～2 号线

21

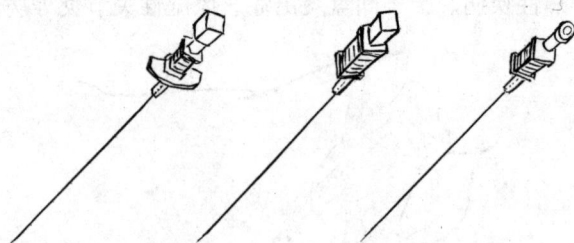

图 4 - 3　一次性埋线针

（二）羊肠线或生物蛋白线的应用

1. 按疾病部位分

（1）头部（头皮部）：多选用 00 ~ 0 号线。

（2）面部：多选用 0 ~ 1 号线（鼻旁沟多选用 000 ~ 00 号线）。

（3）颈项部：多选用 00 ~ 1 号线。

（4）躯干部：多选用 00 ~ 2 号线。

（5）四肢部：多选用 00 ~ 1 号线。

（6）手足：多选用 000 ~ 00 号线（手指及足趾一般不埋线）。

2. 按疾病性质分

（1）表、虚、寒证：多选用 000 ~ 00 号线。

（2）里、实、热证：多选用 0 ~ 2 号线。

3. 按年龄、体态分

小孩、年老体弱者多选用 000 号线，肥胖者一般选用 1 ~ 2 号线。

以上为羊肠线或生物蛋白线选择的一般规律和要求，临床上哪个部位使用何种型号的针和线，亦可由医生灵活运用，根据喜好自行决定。

二、操作方法

1. 根据中医诊断及穴位处方，选好合适体位，一般先埋背部穴位再埋腹部穴位。

2. 选准穴位，做好标记，进针点一般选在穴位的下方1cm处。

3. 常规消毒。

4. 局麻：用1%利多卡因注射液5ml，先在进针点打出局麻皮丘，然后向埋线的深度边推麻药边进针到穴位处，一般一穴用药0.5~1ml（如用7号针和9号针可不用局麻）。

5. 进针：左手绷紧已消毒的穴位的两侧，无名指和小指夹酒精棉球，右手拇指、食指和中指持针，快速进入皮肤，然后缓慢推针到穴位要求的深度，用右食指边推针芯边退针，到皮下时快速出针，同时左手用棉球按压针眼。（如图示4-4）

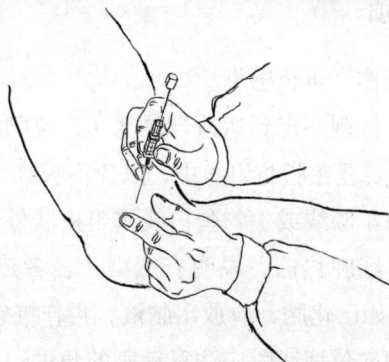

图4-4　一次性埋线针埋线操作方法

6. 针眼处理：用酒精棉球消毒，然后贴创可贴。

一次性埋线针目前使用较广，只要不是需大量刺激的病证，均可使用，它创伤小，疼痛小，更安全，更准确。

三、任氏"两快一慢"操作手法

在埋线手术操作过程中，手法很重要，合理的操作手法可以减少病人痛苦，手术更加安全、准确。任树森医师在长期的埋线实践中摸索出"两快一慢"操作手法，应用于临床取得较好疗效，且病人痛苦小。具体操作方法为：左手食指和拇指固定在穴位两侧，使皮肤绷紧，右手食指、拇指和中指持针，针尖离皮肤 1cm 高，手指掌握方向，手腕用力，针尖快速刺至皮下，过皮后缓慢推针至穴位处，右手食指按压针芯顶部，边退针边放线，退至皮下时，快速出针，同时左手指按压针眼处。

第三节　注意事项与治疗反应

一、注意事项

1. 严格无菌操作，防止感染。

2. 穴位埋线，针刺一定到达适当深度（穴位刺入深度），羊肠线或生物蛋白线不要埋在脂肪组织中，以免不吸收。

3. 埋线时如有羊肠线或生物蛋白线露出皮肤外，一定要拔出，以免感染。如局部红肿热痛，说明有感染，轻者热敷即可，重者应作抗感染处理。如已化脓，应放出脓液，再作抗感染处理。

4. 在做胸背部穴位埋线时应注意针刺的角度，不要伤及内脏、脊髓。在做面部和肢体穴位时应注意不要伤及大血管和神经。

5. 在一个穴位做多次治疗时，应偏离前次治疗的部位。

6. 在头面部做埋线治疗时，由于这些部位血管丰富，进针过皮后一定要缓慢进针、出针，出针后要用棉球按压针眼片刻，以防出血过多。

7. 埋线后针眼处贴创可贴，埋线后 6 ~ 8 小时内局部禁沾水，隔一天取下，刚埋线后的针眼避免着水。

8. 埋线后要让患者休息 30 分钟再离开，以免出现术后反应，有异常现象应及时处理。

9. 女性在月经期、妊娠期等特殊生理时期尽量不埋线，对于月经量少或处于月经后期患者可由医生视情况决定是否埋线。

10. 皮肤局部有感染或有溃疡时不宜埋线。肺结核活动期、骨结核、严重心脏病、疤痕体质及有出血倾向者等均不宜使用此法。

11. 埋线后宜避风寒、调情志，以清淡饮食为主，忌烟酒、海鲜及辛辣刺激性食物。

12. 如果埋线后局部出现红肿热痛，请与医生联系，以做相应抗感染处理。

13. 若病人在治疗后 3~4 日内发生埋线部位红肿，疼痛加剧，高烧持续不退，或是全身瘙痒，肢体皮肤感觉和肌肉运动失常，均为异常反应，或因消毒不严格，或因患者对羊肠线过敏，也可能是由于术中损伤了血管和神经干，应引起重视，并根据情况对症处理。

14. 埋线操作中，医者必须精通中西医理论，熟悉人体解剖和操作规则，需完全避开血管，严格掌握进针方向、深度、刺激强度，以防发生气胸及其他意外。

二、治疗反应

埋线后，患者均会出现一些反应，这些反应有的属于正常反应，有的属于异常反应。

（一）正常反应

1. 埋线术后，穴位局部组织损伤造成的无菌性炎症反应。埋线后局部出现酸、麻、胀、痛的感觉是正常的，是刺激穴位后针感得气的反应。体质较柔弱或局部经脉不通者更明显，一般持续时间为 2~7 天。

2. 羊肠线或生物蛋白线的物理刺激作用及羊肠线或生物蛋白线（均属异体蛋白）刺激造成的反应。埋线手术后，由于手术的损伤及羊肠线异体蛋白的刺激，一般在 1~5 天内，局部可出现红肿、热痛等无菌性炎症反应，且部分病例反应较重，有少量白色液体自创口流出，均属正常现象，一般不需处理。若渗出液较多，可将白色液体挤出，用 75% 酒精棉球擦去，覆盖灭菌纱布。施术后患处局部温度也会升高，可持续 3~7 天。

3. 个别患者在治疗后 4~24 小时出现体温上升，一般在 38℃左右，也有极少数的病人上升到 39℃~40℃，持续 2~4 天可自行消退，血常规检查白细胞总数及中性粒细胞可有不同程度的升高，可持续 3~5 天，多能自行恢复正常。反应症状较重时，可做对症处理。

4. 局部出现微肿、胀痛或青紫现象是个体差异的正常反应，是由于局部血液循环较慢，对线体的吸收过程相对延长所致，一般 7~10 天即能缓解，不影响疗效。

5. 体型偏瘦者或局部脂肪较薄的部位，因其穴位浅，埋线后可能出现小硬节，不影响疗效，但吸收较慢，一般 1~3 个月可完全吸收。

（二）异常反应

1. 感觉异常：指进针后有疼痛、麻木等感觉，如刺中血管就会疼痛，如刺中神经就会有麻木或闪电样感觉。刺中神经时应调整进针角度再放羊肠线或生物蛋白线。刺中血管时，应调整进针的角度，刺破血管出针时应用棉球加压针眼处，可改善症状。埋线后如遗留有异常感觉可热敷处理。

2. 过敏反应：有少数人对蛋白过敏，吃鸡蛋后会出现皮肤瘙痒、皮疹等反应，有十万分之一的人对利多卡因注射液过敏，因此在做埋线治疗前一定要问患者的过敏史，如不能吃鸡蛋不能用埋线疗法，不能使用麻药的，应禁用麻药，可选 9 号或 7 号一次性埋线针进行埋线。

3. 感染：在埋线操作中如无菌操作不严格或针眼保护不好可致感染，多在埋线后 3～4 天出现局部红肿热痛加重等炎症反应，给予局部热敷和控制感染即可。

4. 晕针：晕针是指在埋线过程中患者出现的晕厥现象。

（1）原因：患者体质虚弱，精神过度紧张；或过饥，过饱，过累，大汗，大出血，严重腹泻；或体位不当，或医者手法过重，刺激量过大，均可导致晕针。

（2）表现：患者在治疗过程中，突然头晕，视力模糊，眼前发黑，耳鸣，头皮麻，面色苍白，心慌气短，恶心呕吐，胸闷，重则全身发冷，神志不清，唇舌青紫，二便失禁，血压下降，呼吸表浅。

（3）处理：立即停止治疗，使患者平卧，头低脚高位，注意保暖，给予温开水或糖水。重者配合针刺人中、内关、涌泉、足三里，灸百会等，并可配合其他急救措施。

（4）预防：在治疗前，应向病人做好解释工作，消除紧张心理。取合适体位，疲劳或过饥过饱时暂不埋线，治疗过程中注意观察病人的变化。

第四节　治疗频率与疗程

穴位埋线的频率和疗程一是根据疾病的性质和程度而定，二是根据埋线的方法和羊肠线的吸收程度而定。

一、病情

一般急性、亚急性患者可 7～10 天埋线一次，慢性病患者可15～30 天埋线一次。疗程也可根据病情灵活掌握，一般病变 2～3

次为一疗程，慢性者 3～5 次为一疗程，顽固性者可 10 次为一疗程。一个疗程治完后可间隔休息一定时间，一般是 1～2 次埋线时间，如每 15 天埋线一次，疗程间隔 15～30 天。

二、埋线方式

根据埋线方式来确定频率及疗程，主要是根据羊肠线和生物蛋白线吸收情况而定，如病情需要而羊肠线或生物蛋白线还未吸收，则应离开原埋线点 1～2cm 埋线。此疗法为绿色、无毒副作用的方法，分为埋线治疗期（15 天埋线一次，3 次为一疗程）和埋线巩固保健期（1～2 个月埋线一次，3 次为一疗程）。

第五章　中医穴位埋线疗法的
常用经络和腧穴

第一节　常用经络

一、手太阴肺经

1. 循行：起于中焦，向下联络大肠，回绕过来沿着胃的上口，通过横膈，属于肺脏，从"肺系"（肺与喉咙相联系的部位）横行出来（中府），向下沿上臂内侧，行于手少阴经和手厥阴经的前面，下行到肘窝中，沿着前臂内侧桡侧前缘，进入寸口，经过鱼际，沿着鱼际的边缘，出拇指内侧端（少商）。手腕后方的支脉：从列缺处分出，一直走向食指内侧端（商阳），与手阳明大肠经相接。（图 5 - 1）

2. 主治病证：主治咽喉、肺及本经循行部位的其他病证，如咳嗽气逆，喘息，上臂、前臂内侧前面酸痛或厥冷，心胸烦闷，掌心发热，肩背痛，

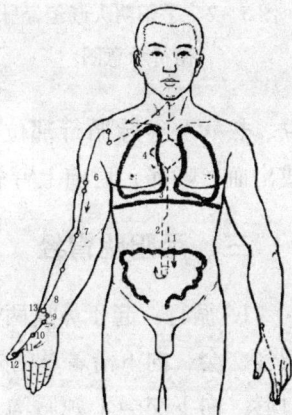

图 5 - 1　手太阴肺经经脉
循行示意图

伤风感冒，发冷，小便频数，呼吸气短等。

二、手阳明大肠经

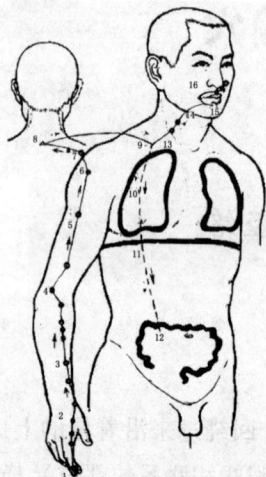

1. 循行：起于食指末端（商阳），沿着食指内（桡）侧向上，通过第一、第二掌骨之间（合谷），向上进入两筋（拇长伸肌腱与拇短伸肌腱）之间的凹陷处，沿前臂前方，至肘部外侧，再沿上臂外侧前缘，上走肩端（肩髃），沿肩峰前缘，向上出于颈椎"手足三阳经聚会处"（大椎，属督脉），再向下进入缺盆（锁骨上窝部），联络肺脏，通过横膈，属于大肠。缺盆部支脉：上走颈部，通过面颊，进入下齿龈，回绕至上唇，交叉于人中，左脉向右，右脉向左，分布在鼻孔两侧（迎香），与足阳明胃经相交接。（图5-2）

图5-2 手阳明大肠经经脉循行示意图

2. 主治病证：头面、五官、咽喉、热病及经脉循行部位的其他病证，如牙痛，口干，鼻塞流涕或出血，喉痛，肩前上臂痛，食指痛等。

三、足阳明胃经

1. 循行：起于鼻翼两侧（迎香），上行到鼻根部，与旁侧足太阳经交会，向下沿着鼻的外侧（承泣），进入上齿龈内，回出环绕口唇，向下交会于颏唇沟承浆（任脉）处，再向后沿着口腮后下方，出于下颌大迎处，沿着下颌角颊车，上行耳前，经过上关（足少阳经），沿着发际，到达前额（神庭）。面部支脉：从大迎前下走人迎，沿着喉咙，进入缺盆部，向下通过横膈，属于胃，联络脾脏。缺盆部直行的支脉：经乳头，向下夹脐旁，进入少腹两侧气冲。胃下口部支脉：沿着腹里向下与气冲会合，再由此下行至髀关，直抵伏兔部，下至膝盖，沿着胫骨外侧前缘，下经足跗，进入第二足趾外侧端（厉兑）。胫部支脉：从膝下3寸（足三里）处分出，进入足中趾外侧。足跗部支脉：从跗上（冲阳）分出，进入足大趾内侧端（隐白），与足太阴脾经相接。（图5－3）

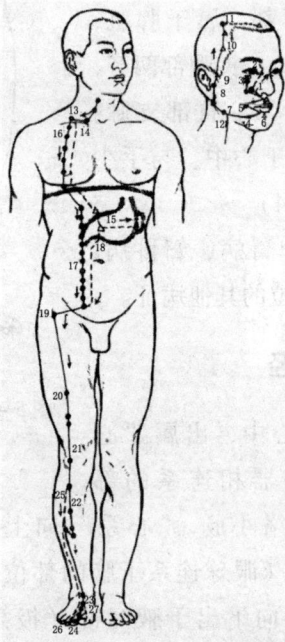

图5－3　足阳明胃经经脉
循行示意图

2. 主治病证：胃肠病，头面、目、鼻、口齿病，神志病，及经脉循行部位的其他病证。

四、足太阴脾经

1. 循行：起于足大趾末端（隐白），沿着大趾内侧赤白肉际，经过大趾本节后的第一跖趾关节后面，上行至内踝前面，再上腿肚，沿着胫骨后面，交出足厥阴经的前面，经膝股部内侧前缘，进入腹部，属于脾脏，联络胃，通过横膈上行，夹咽部两旁，连系舌根，分散于舌下。胃部支脉：向上通过横膈，流注于心中，与手少阴心经相接。（图5-4）

2. 主治病证：脾胃病、妇科病、前阴病及经脉循行部位的其他病证。

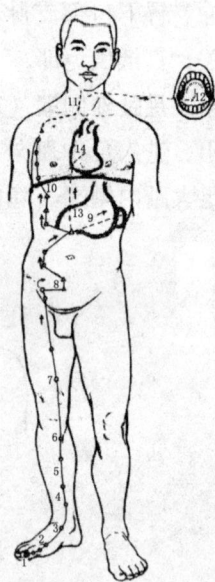

五、手少阴心经

1. 循行：起于心中，出属"心系"（心与其他脏器相连系的部位），通过横膈，联络小肠。"心系"向上之脉：夹着咽喉上行，连系于"目系"（眼球连系于脑的部位）。"心系"直行之脉：上行于肺部，再向下出于腋窝部（极泉），沿着上臂内侧后缘，行于手太阴经和手厥阴经的后面，到达肘窝，沿前臂内侧后缘，至掌后豌豆骨部，进入掌内，沿小指内侧至末端（少冲），与手太阳小肠经相接。

2. 主治病证：心、胸、神志病及本经循行部位的其他病证，如眼昏黄，胸胁痛，上臂肿及后部痛，厥冷，手掌心热痛等。

图5-4　足太阴脾经经脉循行示意图

32

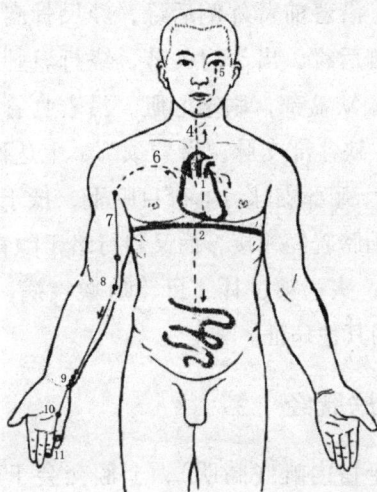

图 5 - 5　手少阴心经经脉循行示意图

六、手太阳小肠经

1. 循行：起于小指外侧端（少泽），沿着手背外侧至腕部，出

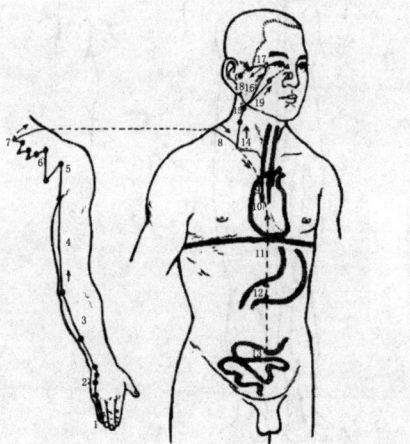

图 5 - 6　手太阳小肠经经脉循行示意图

于尺骨茎突直上，沿着前臂外侧后缘，经尺骨鹰嘴与肱骨内上髁之间，沿上臂外侧后缘，出于肩关节，绕行肩胛部，交会于大椎（督脉），向下进入缺盆部，联络心脏，沿着食管通过横膈，到达胃部，属于小肠。缺盆部支脉：沿着颈部，上达面颊，至目外眦，转入耳中（听宫）。颊部支脉：上行目眶下，抵于鼻旁，至目内眦（睛明），与足太阳膀胱经相接，而又斜行络于颧骨部。

2. 主治病证：头、项、耳、目、咽喉疾病，热病，神志病，及经脉循行部位的其他病证。

七、足太阳膀胱经

1. 循行：起于目内眦（睛明），上额交会于颠顶（百会，属督脉）。颠顶部支脉：从头顶到颞颥部。颠顶部直行之脉：从头顶

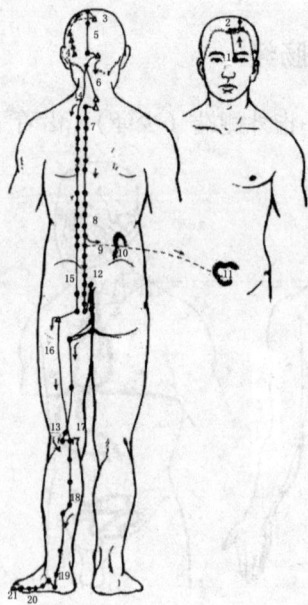

图5-7 足太阳膀胱经经脉循行示意图

入里联络于脑，回出分开，下行项后，沿着肩胛部内侧，夹着脊柱，到达腰部，从脊旁肌肉进入体腔，联络肾脏，属于膀胱。腰部的支脉：向下通过臀部，进入腘窝中。后项的支脉：通过肩胛内缘直下，经过臀部（环跳，属足少阳胆经）下行，沿着大腿后外侧，与腰部下来的支脉会合于腘窝中。从此向下，通过腓肠肌，出于外跟的后面，沿着第五跖骨粗隆，至小趾外侧端（至阴），与足少阴经相接。

2. 主治病证：头项病，脏腑病，神志病，筋病，及目、背、腰、下肢等经脉循行部位的其他病证。

八、足少阴肾经

1. 循行：足少阴肾经起于足小趾之下，斜向足心，经舟骨粗隆下、内踝后，沿小腿、腘窝、大腿的内后侧上行，穿过脊柱，属于肾，络膀胱。另有分支向上行于腹部前正中线旁开0.5寸，胸正中线旁开2寸，止于锁骨下缘。肾部直行脉向上穿过肝、膈，进入肺中，再沿喉咙上行，止于舌根两旁。肺部支脉，联络于心，流注于胸中。（图5-8）

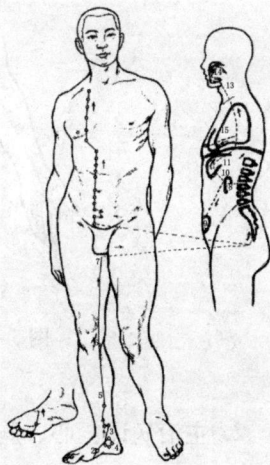

图5-8　足少阴肾经经脉
循行示意图

2. 主治病证：妇科、前阴、肾、肺、咽喉病及经脉循行部位的其他病证。

九、手厥阴心包经

1. 循行：起于胸中，出属心包络，向下通过横膈，从胸至腹依次联络上、中、下三焦。胸部支脉：沿着胸中，出于胁部，至腋下 3 寸处（天池）上行到腋窝中，沿上臂内侧，行于手太阴和手少阴之间，进入肘窝中，向下行于前臂两筋（掌长肌腱与桡侧腕屈肌腱）的中间，进入掌中，沿着中指到指端（中冲）。掌中支脉：从劳宫分出，沿着无名指到指端（关冲），与手少阳三焦经相接。（图 5 - 9）

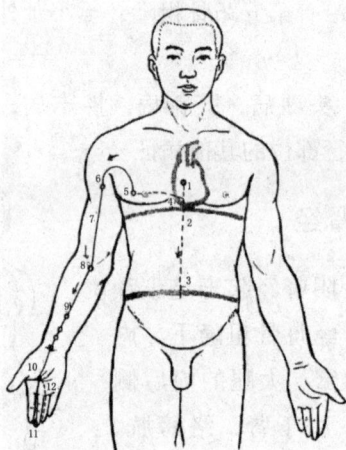

图 5 - 9　手厥阴心包经经脉
循行示意图

2. 主治病证：心、胸、胃、神志病及本经循行部位的其他病证，如心胸烦闷，心口痛，心热，神昏，谵语或痴呆。

十、手少阳三焦经

1. 循行：起于无名指末端（关冲），向上出于第四、五掌骨间，沿着腕背，出于前臂外侧桡骨和尺骨之间，向上通过肘尖，沿上臂外侧，上达肩部，交出足少阳经的后面，向前进入缺盆部，分布于胸中，联络心包，向下通过横膈，从胸至腹，属上、中、下三焦。胸中支脉：从胸直上，出于缺盆部，上走项部，沿耳后向上，出于耳部上行额角，再屈而下行至面颊部，到达眶下部。
耳部支脉：从耳后进入耳中，出走耳前，与前脉交叉于面颊部，
到达目外眦（丝竹空之下），与足少阳胆经相接。（图5－10）

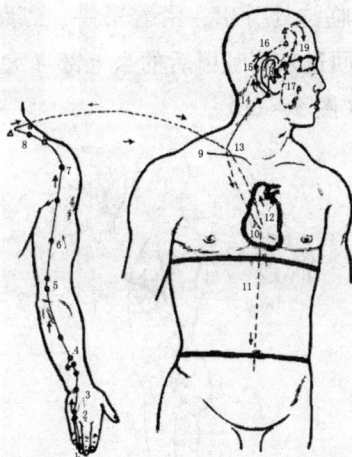

图5－10　手少阳三焦经经脉循行示意图

2. 主治病证：侧头、耳、目、胸胁、咽喉病，热病，及经脉
循行部位的其他病证。

十一、足少阳胆经

1. 循行：起于目外眦（瞳子髎），向上到达额角部（颔厌），
下行至耳后（风池），沿着颈部行于手少阳经的前面，到肩上交出
手少阳经的后面，向下进入缺盆部。耳部的支脉：从耳后进入耳
中，出走耳前，到目外眦后方。外眦部的支脉：从目外眦处分出，
下走大迎，会合于手少阳经到达目眶下，下行，经颊车，由颈部
向下会合前脉于缺盆，然后向下进入胸中，通过横膈，联络肝脏，
属于胆，沿着胁肋内，出于少腹两侧腹股沟动脉部，经过外阴部

毛际，横行入髋关节部（环跳）。缺盆部直行之脉：下行腋部，沿着侧胸部，经过季胁，向下会合前脉于髋关节部，再向下沿着大腿的外侧，出于膝外侧，下行，经腓骨前面，直下到达腓骨下段，再下到外踝的前面，沿足背部，进入足第四趾外侧端（足窍阴）。足背部支脉：从足临泣处分出，沿着第一、二跖骨之间，出于大趾端，穿过趾甲，回过来到趾甲后的毫毛部（大敦，属肝经），与足厥阴肝经相接。（图5-11）

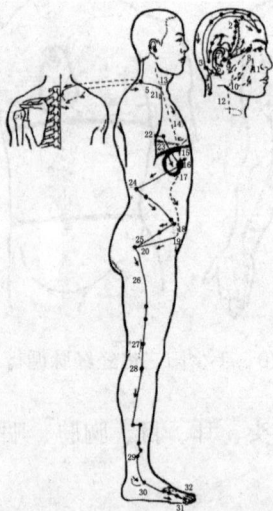

图5-11　足少阳胆经经脉循行示意图

2. 主治病证：肝胆病、神志病、热病，及侧头、耳、目、咽喉等经脉循行部位的其他病证。

十二、足厥阴肝经

1. 循行：起于足大趾外侧（大敦），经足背、内踝前，在内踝上8寸处交出于足太阴经的后面，上行膝内侧，沿着股部内侧，进入阴毛中，绕过阴部，上达小腹，夹着胃旁，属于肝脏，联络胆腑，向上通过横膈，分布于胁肋，沿着喉咙的后面，向上进入鼻咽部，连接于"目系"（眼球连系于脑的部位），向上出于前额，与督脉会合于颠顶。"目系"的支脉：下行颊里，环绕唇内。肝部支脉：从肝分出，通过横膈，向上流注于肺，与手太阴肺经相接。（图5-12）

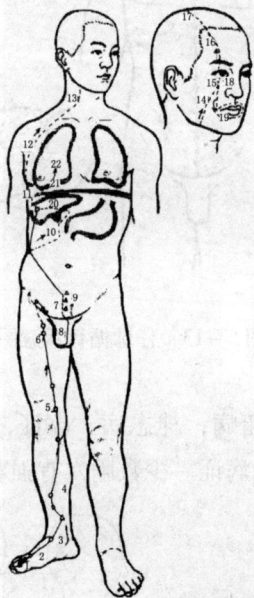

图5-12　足厥阴肝经经脉循行示意图

2. 主治病证：肝病、妇科病、前阴病及经脉循行部位的其他病证。

十三、任脉

1. 循行：起于小腹内，下出于会阴部，向前上行经阴毛部，沿腹内正中线向上到达咽喉部，再向上环绕口唇，经面部进入目眶下。（图5-13）

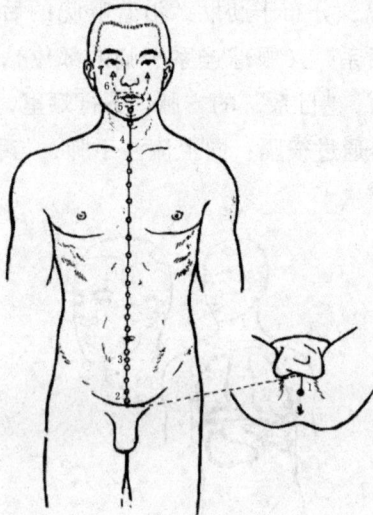

图 5 - 13　任脉循行示意图

2. 主治病证：脏腑病，神志病，虚证，及腹、胸、颈、头面等经脉循行部位的其他病证。少数腧穴有强壮作用。

十四、督脉

1. 循行：起于小腹内，下出于会阴部，向后行于脊柱的内部，上达项后风府，进入脑内，上行颠顶，沿前额下行鼻柱，止于上唇系带处。（图 5 - 14）

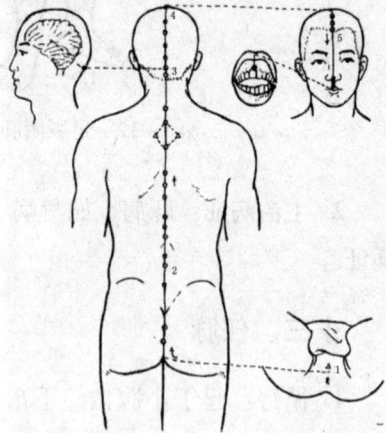

2. 主治病证：急病、热病、神志病、肛肠病及本经循行部位的其他病证。

图 5 - 14　督脉循行示意图

第二节 常用腧穴

中医穴位埋线疗法是针灸疗法的延伸和发展，埋线中常用腧穴与针灸基本相同，但是由于穴位埋线疗法具有自身的特殊性，所以在穴位的使用上具有自身的特点。首先并不是每个穴位都适用于穴位埋线，如井穴、关节活动部位、关节腔以及动静脉附近的穴位一般不用于埋线，本节着重介绍十四经穴以及经外奇穴中常用于埋线疗法中的穴位。其次穴位埋线疗法中穴位的操作方法不同于针灸。在埋线深度上，一般埋线疗法要把羊肠线或生物蛋白线埋于脂肪组织和肌肉组织之间的位置，表浅的穴位要把线埋在皮下；在操作方向上也有自身特殊性，一般多采用斜刺和平刺的手法，头皮部的穴位多采用平刺手法，面部穴位多采用透刺、斜刺的手法，前胸部、腹部穴位都采用平行肋骨方向平刺和沿肌肉走行向下斜刺，尽量避免向上斜刺，背部穴位多由下向上平刺，四肢部穴位多避开动静脉平刺或者斜刺，肌肉丰厚处可根据需要直刺。

一、手太阴肺经

手太阴肺经腧穴共 11 穴，两个腧穴分布于胸部外上方，其余 9 穴分布于上肢。首穴中府，末穴少商。本经腧穴主治咳、喘、咯血、咽喉痛等肺系疾患，及经脉循行部位的其他病证。本经着重介绍穴位埋线常用的 6 个穴位。

中 府

定位：在胸前壁的外上方，云门下 1 寸，平第一肋间隙，距前

正中线 6 寸。(图 5-15)

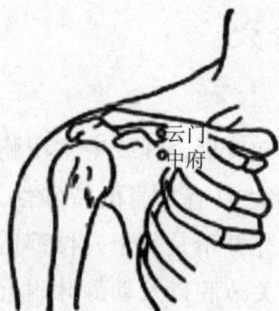

图 5-15

取法：正坐位，以手叉腰，先取锁骨外端（肩峰端）下方凹陷处的云门穴，当云门穴直下 1 寸，与第一肋间隙平齐处是穴。仰卧位，乳头（指男子）向外 2 寸处，直上摸三根肋骨于第一肋间隙外取穴。

穴位解剖：皮肤、皮下组织、胸肌筋膜、胸大肌、胸小肌。皮肤有颈丛的锁骨上神经中间支分布。胸肩峰动脉的终末支穿胸肌及其筋膜至皮下组织及皮肤。胸肌筋膜覆盖于胸大、小肌，两肌之间有来自臂丛的胸前神经和胸肩峰动脉胸肌支，支配并营养此两肌。

特异性：肺之募穴。

功用：止咳平喘，清泻肺热，健脾补气。

主治病证：①肺胸病：咳嗽，气喘，胸闷，胸痛。②其他病：肩背痛。③肺结核、肺与支气管疾患，常可在此穴出现压痛，具有一定的诊断价值。

操作方法：选用 9 号针和 00 号线，向外斜刺 0.5~0.8 寸，局部酸胀，针感可向前胸及上肢放散。

提示：针刺时针尖不可向内斜刺，以免误入胸腔，刺伤肺脏。针刺进入腋窝内，应注意向外避开臂丛神经及腋动、静脉。

尺 泽

定位：在肘横纹中，肱二头肌腱桡侧凹陷处。（图 5-16）

取法：手掌向上，肘部微弯曲，于肘横纹上肱二头肌腱桡侧缘取穴。

穴位解剖：皮肤、皮下组织、肱桡肌。针由皮肤经头静脉、皮神经之间，穿肘深筋膜，进入肱桡肌。桡神经干于肱桡肌、肱二头肌腱及肱肌之间下行，桡侧副动脉在肘关节附近分成前后两支，参与肘关节网的组成。皮肤有前臂外侧皮神经分布，到达穴区的神经纤维由第六颈神经组成；皮下组织内除上述皮神经外，还有头静脉和前臂外侧皮神经经过。肱桡肌由桡神经深支支配，到该肌的神经纤维由第五、六颈神经组成。

特异性：手太阴肺经之合穴。

功用：清热和胃，通络止痛。

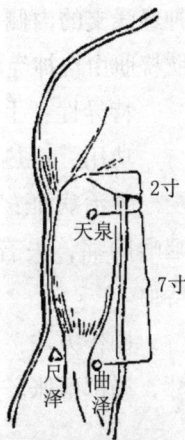

图 5 - 16

主治病证：①肺胸病：咳嗽，气喘，咯血，胸部胀满。②五官病：咽喉肿痛。③胃肠病：急性腹痛，吐泻。④经脉病：肘臂挛痛。

操作方法：选用 9 号或 12 号针和 00 ~ 1 号线，直刺 0.5 ~ 0.8 寸，局部酸胀，针感向前臂或手部放散。

孔　最

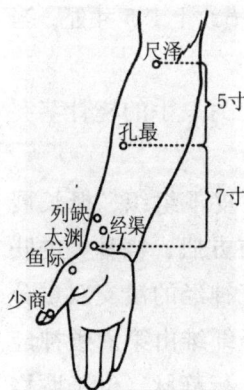

图 5 - 17

定位：在前臂掌面桡侧，当尺泽与太渊连线上，腕横纹上 7 寸处。（图 5 - 17）

取法：伸臂仰掌，于尺泽与太渊的连线的中点上 1 寸，桡骨内缘处取穴。

穴位解剖：皮肤、皮下组织、肱桡肌、桡侧腕屈肌、旋前圆肌、指浅屈肌、拇长屈肌。皮肤有前臂外侧皮神经分布。在皮下，针经头静脉内侧，穿前臂筋膜，入肱桡肌。在桡动、静脉及其伴行的桡神经浅支的内侧，经上列各肌，逐肌深达拇长屈肌。以上诸肌，除肱桡肌由桡神经深支支配外，其他诸肌均由正中神经支配。

特异性：手太阴肺经之郄穴。

功用：清热止血，润肺理气。

主治病证：①肺病：咳嗽，气喘，咯血。②五官病：鼻衄，咽喉肿痛，失音。③经脉病：肘臂挛痛。④其他病：热病无汗，痔血。

操作方法：选用9号或12号针和00～1号线，直刺0.5～1.0寸，局部酸胀。

列 缺

定位：在前臂桡侧缘，桡骨茎突上方，腕横纹上1.5寸处，当肱桡肌与拇长展肌腱之间。

取法：两手虎口自然交叉，一手食指按在另一手的桡骨茎突上，当食指尖到达之凹陷处取穴。（图5-18）

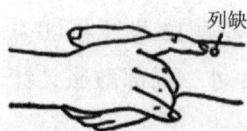

图5-18

穴位解剖：皮肤、皮下组织、拇长展肌腱、肱桡肌腱、旋前方肌、桡骨。皮肤有前臂外侧皮神经和桡神经的浅支双重分布，到达该穴区的神经纤维由第六颈神经组成。桡动脉有两条伴行静脉，位于肱桡肌内侧。动脉后方下段有拇长屈肌和旋前方肌。拇长展肌腱由桡神经的分支（骨间后神经）支配，到该肌的神经纤维由第六、七颈神经组成。肱桡肌由桡神经支配，到该肌的神经纤维由第五、六颈神经组成。

特异性：手太阴经之络穴；八脉交会穴之一，通于任脉。

功用：止咳平喘，通经活络，利水通淋。

主治病证：①头面五官病：头项强痛，咽喉肿痛，口眼歪斜，齿痛。②肺系病证：咳嗽，气喘，咯血。③经脉病：手腕无力。

操作方法：选用9号或12号针和00~1号线，向上斜刺0.5 ~0.8寸，局部酸胀、沉重，或向肘、肩部放散。

太 渊

定位：在腕掌侧横纹桡侧，桡动脉搏动处。（图5-19）

取法：仰掌，在腕横纹上，于桡动脉桡侧凹陷处取穴。

穴位解剖：皮肤、皮下组织、桡侧腕屈肌腱和拇长展肌腱之间、桡骨骨膜。针在浅筋膜内，经桡神经浅支、头静脉与桡动脉掌浅支之间，穿前臂筋膜，在桡动、静脉外侧，拇长展肌（腱）和桡

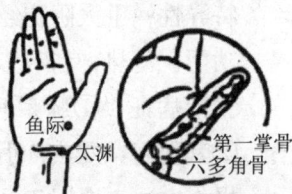

图 5-19

侧腕屈肌（腱）之间达深部桡骨骨膜。皮肤有前臂外侧皮神经分布，到达该穴区的神经纤维由第六颈神经组成。拇长展肌（腱）由桡神经的分支（骨间后神经）支配，桡侧腕屈肌（腱）由正中神经支配，到该肌的神经纤维由第六、七颈神经组成。

特异性：手太阴肺经之输穴、原穴，八会穴之脉会。

功用：止咳化痰，通调血脉。

主治病证：①肺胸病：外感，咳嗽，气喘，胸痛。②经脉病：手腕无力疼痛。③其他病：无脉症。

操作方法：选用9号或12号针和00~1号线，直刺0.3~0.5寸，避开桡动脉。

提示：因穴下有桡动脉，故针刺时应避开动脉。

鱼 际

定位：在手拇指本节（第一掌指并节）后凹陷处，约当第一

掌骨中点桡侧，赤白肉际处。（图 5 - 19）

取法：仰掌，在第一掌骨中点之掌侧，赤白肉际处取穴。

穴位解剖：皮肤、皮下组织、拇短展肌、拇对掌肌、拇短屈肌。皮肤为手掌与手背皮肤移行部，有桡神经浅支和正中神经的第一掌侧总神经分布。上列诸肌除拇短屈肌深头由尺神经支配外，其他各肌则由正中神经指掌侧总神经的返支支配。

特异性：手太阴肺经之荥穴。

功用：清热，利咽。

主治病证：①肺系病证：咳嗽，气喘，咯血，咽喉肿痛，失音。②其他病：发热，小儿疳积。

操作方法：选用 7 号针和 000 号线，直刺 0.5 ~ 0.8 寸，局部胀痛。治疗小儿疳积可采用穴位割治法。

二、手阳明大肠经

本经共有 20 穴。15 穴分布在上肢背面的桡侧，5 穴在颈、面部。首穴商阳，末穴迎香。本经腧穴主治眼、耳、口、牙、鼻、咽喉等器官病证，胃肠等腹部疾病，热病，和本经脉所经过部位的病证，如头痛，牙痛，咽喉肿痛，各种鼻病，泄泻，便秘，痢疾，腹痛，上肢屈侧外缘疼痛等。本经着重介绍穴位埋线常用的 12 个穴位。（图 5 - 20）

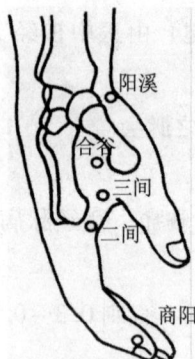
图 5 - 20

二 间

定位：微握拳，在手食指本节（第二掌指关节）前，桡侧凹陷处。（图 5 - 20）

取法：侧掌，微握拳，在第二掌指关节前缘桡侧，当赤白肉际处取穴。

穴位解剖：皮肤、皮下组织、指背腱膜、食指近节指骨骨膜。皮肤由桡神经的指背神经与正中神经的指掌侧固有神经双重支配。浅筋膜内除上述神经过外，还有同名动、静脉经过。指背腱膜为指伸肌腱至食指的腱及食指伸肌腱延伸而成，并有第一骨间背侧肌腱、第一蚓状肌腱参与。

特异性：手阳明大肠经之荥穴。

功用：解表，清热，利咽。

主治病证：①头面五官病：咽喉肿痛，齿痛，目痛，鼻衄。②其他：热病、五更泻等。

操作方法：选用 7 号针和 000 号线，直刺 0.2～0.3 寸，局部胀痛。

三　间

定位：微握拳，在手食指本节（第二掌指关节）后，桡侧凹陷处。（图 5－20）

取法：微握拳，在食指桡侧，第二掌指关节后，第二掌骨小头上方处取穴。

穴位解剖：皮肤、皮下组织、第一骨间侧肌、指浅深层肌腱的背侧。皮肤由桡神经的指背神经与正中神经的指掌侧固有神经双重支配。针经手浅筋膜、手深筋膜达第一骨间背侧肌，在第一蚓状肌与第二掌骨间通过，经指浅、深屈肌腱到食指的肌腱背面与第二掌骨之间。

特异性：手阳明大肠经之输穴。

功用：泄热止痛，利咽。

主治病证：①头面五官病：目痛，齿痛，咽喉肿痛。②局部病：手指或手背肿痛，手指关节活动不利。③肠腑病证：腹胀、肠鸣等。④其他病证：脑中风后遗症。

操作方法：选用 7 号针和 000 线，直刺 0.3～0.5 寸，局部麻胀感，或向手背放散。

合　谷

定位：在手背，第一、二掌骨间，当第二掌骨桡侧的中点处。

取法：①以一手的拇指指间关节横纹放在另一手拇、食指之间的指蹼缘上，当拇指尖下是穴。②拇、食指并拢，在肌肉的最高处取穴。③拇、食两指张开，当一、二掌骨结合部与指蹼缘连线的中点。（图 5－21）

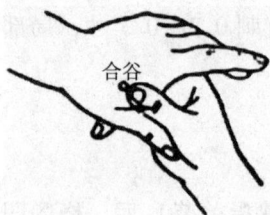

合谷

图 5－21

穴位解剖：皮肤、皮下组织、第一骨间背侧肌、拇收肌。皮肤有桡神经支的指背侧神经分布，到达穴区的神经纤维由第六颈神经组成。皮下组织内有桡神经浅支及其分支和手背静脉网桡侧部。针经上述结构以后，再入第一骨间背侧肌，在手背静脉网和掌深动脉内侧达拇收肌。以上二肌由尺神经支配，到达该处的神经纤维由第八颈神经和第一胸神经组成。

特异性：手阳明大肠经之原穴。

功用：消肿止痛，通经活络，疏风解表。

主治病证：为头颈部外科手术针刺麻醉的主要穴位。①头面五官病：头痛，齿痛，目赤肿痛，鼻渊，鼻衄，咽喉肿痛，疟腮，牙关紧闭，口歪，面肿。②妇科病：滞产，痛经，经闭。③大肠病：腹痛，便秘。④经脉病：上肢疼痛、不遂。⑤外感病：发热恶寒，无汗，多汗。

操作方法：选用 9 号或 12 号针和 00～0 号线，直刺 0.5～0.8

寸，局部酸胀，可扩散至肘、肩、面部。透劳宫或后溪时，出现手掌酸麻并向指端放散。

提示：针刺时手呈半握拳状，针尖不宜偏向腕侧，以免刺破手背静脉网和掌深动脉而引起出血。孕妇禁针。

阳　溪

定位：在腕背横纹桡侧，拇指向上翘起时，当拇短伸肌腱与拇长伸肌腱之间的凹陷中。（图 5 - 20）

取法：在手腕桡侧，拇指上翘，当两筋（拇长伸肌腱与拇短伸肌腱）之间凹陷中取穴。

穴位解剖：皮肤、皮下组织、拇长伸肌和拇短伸肌之间、桡侧腕长伸肌腱。皮肤有桡神经浅支分布，到达穴区的神经纤维由第六颈神经组成。皮下组织有上述皮神经的分支通过，穴区附近还有起于手背静脉网桡侧头静脉通过。拇长伸肌和拇短伸肌均由桡神经的分支（骨间后神经）支配，到达该肌的神经纤维由第六、七颈神经组成。桡侧腕长伸肌由桡神经支配，到该处的神经纤维由第六、七颈神经组成。

特异性：手阳明大肠经之经穴。

功用：清热散风，通利关节。

主治病证：①头面五官病：头痛，目赤肿痛，耳聋，耳鸣，齿痛。②局部病：手腕痛。

操作方法：选用 9 号或 12 号针和 00 ~ 0 号线，直刺 0.5 ~ 0.8 寸，局部有酸胀感。

偏　历

定位：屈肘，在前臂背面桡侧，当阳溪与曲池连线上，腕横纹上 3 寸。（图 5 - 22）

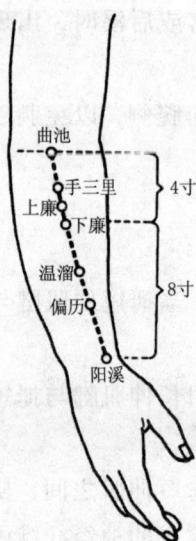

曲池
手三里
上廉
下廉
温溜
偏历
阳溪
4寸
8寸

图 5 – 22

取法：侧腕屈肘，在阳溪与曲池的连线上，阳溪上 3 寸处取穴。

穴位解剖：皮肤、皮下组织、前臂筋膜、拇短伸肌、桡侧腕长伸肌腱、拇长展肌腱。皮肤有前臂外侧皮神经分布。浅筋膜较薄，有头静脉的起始部经过。针由皮肤、浅筋膜穿前臂筋膜以后，经拇短伸肌腱到桡侧腕长伸肌腱，深达拇长展肌腱。以上三肌（腱）均由桡神经深支支配。

功用：利水消肿，通经活络。

主治病证：①头面五官病：头痛，耳聋，耳鸣，鼻衄，喉痛。②局部病：手臂酸痛。③肠腑病证：腹部胀满，大便溏泄。④其他病：水肿。

操作方法：选用 9 号或 12 号针和 00 ~ 1 号线，直刺或向肘部方向斜刺入 0.5 ~ 0.8 寸，局部酸胀或向前臂放散。

温 溜

定位：屈肘，在前臂背面桡侧，当阳溪与曲池连线上，腕横纹上 5 寸。（图 5 – 22）

取法：侧腕屈肘，当阳溪与曲池连线上，腕横纹上 5 寸。

穴位解剖：在桡侧腕伸肌腱与拇长展肌之间，有桡动脉分支及头静脉，布有前臂背侧皮神经与桡神经深支。

特异性：手阳明大肠经之郄穴。

功用：祛风通络，涩肠止泻。

主治病证：①头面五官病证：头痛、面肿，口眼歪斜等。②肠腑病证：腹痛，肠鸣泄泻等。③经络病证：肩背酸痛，上肢瘫痪等。

操作方法：选用 9 号或 12 号针和 00 ~ 1 号线，直刺 0.5 ~ 1.0 寸，局部出现酸胀感或向前臂放散。

手三里

定位：在前臂背面桡侧，当阳溪与曲池连线上，肘横纹下 2 寸。(图 5 - 22)

取法：侧腕屈肘，在阳溪与曲池的连线上，曲池下 2 寸处取穴。

穴位解剖：皮肤、皮下组织、前臂筋膜、桡侧腕长短伸肌、旋后肌。皮肤有前臂外侧皮神经分布。针由皮肤经浅筋膜，穿前臂筋膜，入桡侧腕长、短伸肌，在桡神经深支的外侧，针可深抵旋后肌。以上诸肌均由桡神经深支支配。

主治病证：①大肠病：腹痛，腹泻。②经脉病：肩臂麻痛，上肢不遂，肘挛不伸。③头面五官病：齿痛，颊肿。

操作方法：选用 9 号或 12 号针和 00 ~ 1 号线，直刺 0.8 ~ 1.2 寸，局部酸胀沉重，或向前臂放散。

曲 池

定位：在肘横纹外侧端，屈肘，当尺泽与肱骨外上髁连线中点。(图 5 - 23)

取法：屈肘成直角，当肘弯横纹尽头处。屈肘，尺泽与肱骨外上髁连线中点处取穴。

穴位解剖：皮肤、皮下组织、前臂筋膜、桡侧腕长短伸肌、肱桡肌、肱肌。皮肤由前臂后皮神经支配，到达该穴区的神经纤维由第六颈神经组成。皮下组织有上述皮神经的分支通过。以上诸肌中肱肌由肌皮神经支配，到该肌的神经纤维由第五、六颈神经组成；其他肌肉则由桡神经深支支配，到桡侧腕长、短伸肌的神经纤维由第六、七颈神经组成，到肱桡肌的神经纤维由第五、六颈神经组成。

特异性：手阳明大肠经之合穴。

功用：清热和营，通经活络。

主治病证：①头面五官病：咽喉肿痛，齿痛，目赤痛，头痛，眩晕。②肠胃病证：腹痛，腹泻，痢疾，肠痈。③皮肤及外科病：瘾疹，瘰疬等。④经脉病：上肢不遂，手臂肿痛，膝关节炎，膝关节扭伤。⑤其他病：发热，月经不调。

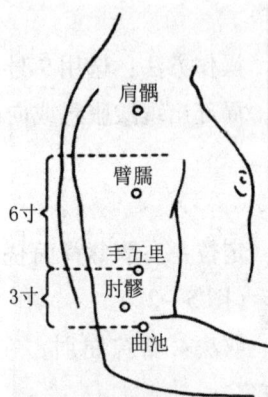

图 5 – 23

操作方法：选用 9 号或 12 号针和 00 ~ 1 号线，直刺 0.8 ~ 1.2 寸，局部酸胀，或向上放散至肩部，或向下放散至手指。

提示：每日按压曲池穴 1 ~ 2 分钟，使酸胀感向下扩散，有预防高血压的作用。

臂 臑

定位：在臂外侧，三角肌止点处，当曲池与肩髃连线上，曲池上 7 寸。（图 5 – 23）

取法：垂臂屈肘时，在肱骨外侧三角肌下端。

穴位解剖：皮肤、皮下组织、三角肌。皮肤有臂外侧皮神经分布。浅筋膜稍厚，富有脂肪组织。针由皮肤、皮下组织，穿过三角肌中点。该肌由臂丛后束腋神经支配。

功用：清热明目，疏通经络。

主治病证：肩背痛，手不能向后伸屈，瘰疬。

操作方法：选用 9 号或 12 号针和 00 ~ 1 号线，直刺 0.5 ~ 1

寸，局部酸胀；或向上斜刺 1~2 寸，透入三角肌中，局部酸胀，可向整个肩部放散。

肩 髃

定位：在肩部，三角肌上，臂外展，或向前平伸时，当肩峰前下方凹陷处。

取法：①将上臂外展平举，肩关节部即可呈现出两个凹窝，前面一个凹窝中即为本穴。②垂肩，当锁骨肩峰端前缘直下约 2 寸，当骨缝之间，手阳明大肠经的循行线上处取穴。（图 5-24）

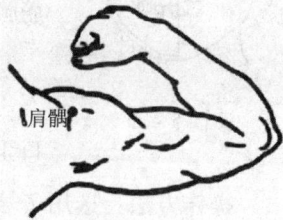

穴位解剖：皮肤、皮下组织、三角肌、三角肌下囊、冈上肌腱。皮肤有锁骨上神经的外侧支分布，到达穴区的神经纤维由第四颈神经组成。皮下组织有上述皮神经的分支通过。针刺处为三角肌的中上部，该肌由腋神经支配，到该肌的神经纤维由第五、六颈神经组成。三角肌下囊为三角肌深面与肱骨大结节之间的滑液囊，此滑液囊肿胀时，可产生"肩周炎"症状。冈上肌由肩胛上神经支配，到该肌的神经纤维由第五颈神经组成。

图 5-24

功用：通经活络，疏散风热。

主治病证：①经脉病：上肢不遂，肩痛不举，瘰疬。②皮肤病：瘾疹，风疹。③其他病：淋巴结核，腋下寒性脓疡。

操作方法：选用 9 号或 12 号针和 00~1 号线，直刺或向下斜刺 0.8~1.5 寸，酸胀感扩散至肩关节周围或有触电感向臂部放散；或透刺极泉穴治疗肩周炎。

口禾髎

定位：在上唇部，鼻孔外缘直下，平水沟穴。（图5－25）

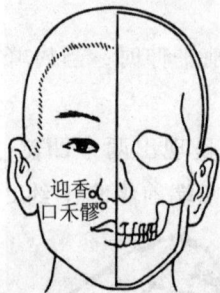

取法：水沟穴旁开0.5寸，正坐仰靠或仰卧取穴。

穴位解剖：皮肤、皮下组织、口轮匝肌。皮肤薄而柔软，有上颌神经的眶下神经分布，有面动、静脉的上唇支分布。针由皮肤、浅筋膜直入口轮匝肌，该肌由面神经颊支支配。

功用：祛风，清热，开窍。

主治病证：主要是局部病。鼻塞，鼻衄，口歪，口噤，上牙肿痛。

图5－25

操作方法：选用7号或9号针和000～00号线，直刺或向上斜刺0.3～0.5寸，局部胀痛；或向内平刺0.5～0.8寸，透水沟穴，局部胀痛。

迎 香

定位：在鼻翼外缘中点旁开0.5寸，当鼻唇沟中。（图5－25）

取法：在鼻翼外缘中点旁，当鼻唇沟中取穴。

穴位解剖：皮肤、皮下组织、提上唇肌。皮肤有眶下神经分布，眶下神经是三叉神经第二支（上颌神经）的终支。皮下组织内有上述神经和面动、静脉的分支或属支。针由皮肤、浅筋膜而达提上唇肌，该肌由面神经的颊支支配。

功用：祛风通窍，理气止痛。

主治病证：①局部病：鼻塞，鼻衄，口歪，面痒，面肿，上牙龈肿痛。②其他病：胆道蛔虫症，外痔肿痛，肠胃炎。

操作方法：选用7号或9号针和000～00号线，略向上斜刺

0.3 ~ 0.5 寸, 局部胀痛; 向外上平刺 1 ~ 1.5 寸, 透四白穴, 以治胆道蛔虫症, 局部酸胀, 可扩散至鼻部, 有时有眼泪流出。

三、足阳明胃经

本经共有 45 个穴位, 15 个穴位分布在下肢的前外侧面, 30 个穴位在腹、胸部和头面部。本经腧穴可治疗消化系统, 神经系统, 呼吸系统, 循环系统, 头、眼、鼻、口、齿等器官病证及本经脉所经过部位的病证, 如胃痛, 腹胀, 呕吐, 泄泻, 鼻衄, 牙痛, 口眼㖞斜, 咽喉肿痛, 热病, 神志病及经脉循行部位疼痛等。本经着重介绍穴位埋线常用的 20 个穴位。

四　白

定位: 在面部, 瞳孔直下, 当眶下孔凹陷处。(图 5 – 26)

取法: 正坐位, 在承泣直下 3 分, 当眶下孔凹陷处取穴。

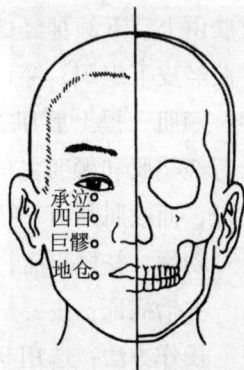

图 5 – 26

穴位解剖: 皮肤、皮下组织、眼轮匝肌、提上唇肌、眶下孔或上颌骨。皮肤有上颌神经的眶下神经分布。针由皮肤、皮下组织经眼轮匝肌和提上唇肌, 深进眶下孔、眶下管, 可能刺及孔、管内的眶下神经、动脉和静脉。针沿管下壁, 可至近眶下壁后部结构。所经表情肌由面神经的颧支和颊支支配。

功用: 祛风通络, 明目止痛。

主治病证: 为眼科手术针麻常用穴之一。主要治头面五官病, 如目赤肿痛, 三叉神经痛, 面瘫, 面肌痉挛。

操作方法: 选用 9 号或 12 号针和 00 ~ 1 号线, 直刺 0.2 ~ 0.3 寸, 局部酸胀; 或向外上方斜刺 0.5 寸, 入眶下孔可有麻电感放射至上唇部，治疗三叉神经第二支痛。

提示：因穴下有面动静脉分支及眶下动静脉分支，不可深刺。

地 仓

定位：在面部，口角外侧旁开0.4寸，上直对瞳孔。（图5 - 26）

取法：正坐或仰卧，眼向前平视，于瞳孔垂线与口角水平线之交点处取穴。

穴位解剖：皮肤、皮下组织、口轮匝肌、笑肌和颊肌、咬肌。皮肤由上、下颌神经的分支双重支配。因针横向外刺，所以针由皮肤经皮下组织，穿口角外侧的口轮匝肌，该部肌质则有降口角肌、颊肌、提上唇肌、提上唇鼻肌的纤维交错。在面神经外侧，针行经笑肌和颊肌之间，再入咬肌。以上表情肌由面神经的分支支配，而咬肌则由下颌神经的咬肌神经支配。

功用：祛风止痛，舒筋活络。

主治病证：主要是头面五官病，如口歪，流涎，眼睑眴动。

操作方法：选用9号或12号针和00～1号线，直刺0.2寸，局部胀痛；治面瘫时向颊车方向平刺1～2.5寸，再向耳方向透刺至翳风（此法对口眼歪斜尤为有效）；向迎香穴透刺治疗三叉神经痛，局部酸胀可扩散至半侧面部，有时出现口角牵掣感。

颊 车

定位：在面颊部，下颌角前上方约一横指（中指），当咀嚼时咬肌隆起，按之凹陷处。（图5 - 27）

取法：上下牙齿用力咬紧，在隆起的咬肌高点处取穴。

穴位解剖：皮肤、皮下组织、咬肌。皮肤有耳大神经分布，该神经是颈丛皮支中最大的分支，由第二、三颈神经纤维组成。

皮下组织内有上述皮神经和面神经下颌缘支的分支，咬肌受三叉神经第三支（下颌神经）的分支咬肌神经支配。向地仓透刺时，可经过笑肌、颧肌、降口角肌和口轮匝肌等结构，它们均为面部表情肌，受面神经的支配。

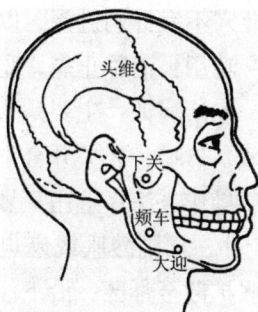

图 5-27

功用：祛风清热，开关通络。

主治病证：主要是头面五官病，如牙龈肿痛，颊肿，口眼歪斜，口噤不语。

操作方法：选用 9 号或 12 号针和 00~1 号线，直刺 0.3~0.4 寸，局部酸胀；向地仓方向斜刺 0.8~1.5 寸，以治面瘫；向上、下斜刺 0.5~0.8 寸，以治上下牙痛，局部酸胀并向周围扩散。

下 关

定位：在面部耳前方，当颧弓与下颌切迹所形成的凹陷中。（图 5-27）

取法：正坐或侧伏，在颧弓下缘凹陷处，下颌骨髁状突前方，闭口取穴。

穴位解剖：皮肤、皮下组织、腮腺、咬肌、上颌动静脉、翼外肌。皮肤由三叉神经的第三支（下颌神经）的耳颞神经支配。皮下组织内，有上述神经、面神经颧眶支及面横动静脉。腮腺实质内有面神经丛、耳颞神经、颞浅动静脉和上颌动静脉等穿过。咬肌受三叉神经第三支（下颌神经）的分支咬肌神经支配。翼外肌由三叉神经第三支（下颌神经）的分支翼外肌神经支配。针的深面是下牙槽神经、舌神经和脑膜中动脉。下牙槽神经、舌神经是三叉神经第三支的分支，脑膜中动脉是上颌动脉的重要分支，故此穴不宜针刺过深，以免引起严重出血。

功用：消肿止痛，聪耳通络。

主治病证：主要是头面五官病，如耳聋，耳鸣，齿痛，面痛，面瘫，口噤，牙关开合不利。

操作方法：选用9号或12号针和00～1号线，向下直刺0.3～0.5寸，周围酸胀或麻电感放散至下颌；略向后斜刺1～1.5寸，酸胀扩散至耳区；沿下颌骨向上、下齿平刺1.5～2寸，酸胀扩散至上下齿以治牙痛。

提示：穴位深处有丰富的静脉丛，通过该丛的静脉或属支沟通颅内和面部静脉的吻合，因此，面部有感染的患者，不宜采用此穴。针刺时不可做张口动作，以免折针。

头　维

定位：在头侧部，当额角发际上0.5寸，头正中线旁开4.5寸处。（图5－27）

取法：正坐或仰卧位，额角发际上0.5寸处取穴。

穴位解剖：皮肤、皮下组织、颞肌上缘的帽状腱膜、腱膜下结缔组织、颅骨外膜。皮肤由眼神经的眶上神经支配。浅筋膜致密。颞筋膜为一层坚韧的纤维膜，紧紧地贴附于颞肌表面。针经上述结构，深进由下颌神经的颞深神经支配的颞肌质内。

功用：清利头目，解痉止痛。

主治病证：主要是头面五官病，如头痛，眩晕，目痛，迎风流泪，眼睑眴动。

操作方法：选用9号或12号针和00～0号线，向后平刺0.5～0.8寸，局部胀痛，可向周围扩散。

屋　翳

定位：在胸部，当第二肋间隙，前正中线旁开4寸处。

取法：仰卧位。

穴位解剖：皮肤、皮下组织、胸大肌、胸小肌、肋间外肌、肋间内肌。穴区内有锁骨上神经中间支和肋间神经前皮支分布，深层有胸前神经、胸肩峰动脉、肋间神经和肋间动脉，再深层为胸膜壁层和肺脏。

功用：止咳平喘，理气止痛。

主治病证：咳嗽，气喘，胸痛，胁肋胀痛。

操作方法：选用9号、12号或16号针和00~2号线，向外斜刺或平刺0.5~0.8寸。

乳 根

定位：在胸部，乳房根部，当乳头直下，第五肋间隙，前正中线旁开4寸处。

取法：仰卧位。

穴位解剖：皮肤、皮下组织、胸大肌、肋间外肌、肋间内肌；穴区内有肋间神经前皮支、胸腹壁静脉，深层有胸前神经、肋间神经和肋间动脉分布。

功用：通络止痛，理气和胃。

主治病证：乳痈，乳少，胸痛，咳嗽，呃逆。

操作方法：选用9号、12号或16号针和00~2号线，向外斜刺或平刺0.5~0.8寸。

梁 门

定位：在上腹部，当脐中上4寸，距前正中线2寸。（图5-28）

取法：仰卧位，胸剑联合至脐中连线的中点，旁开中线2寸处取穴。

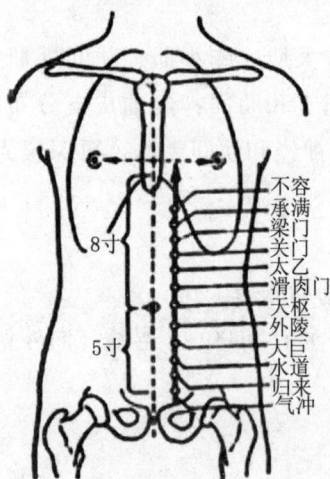

不容
承满
梁门
关门
太乙
滑肉门
天枢
外陵
大巨
水道
归来
气冲

8寸

5寸

图 5-28

穴位解剖：皮肤、皮下组织、腹直肌鞘及鞘内腹直肌、腹横筋膜、腹膜下筋膜。皮肤由第七、八、九肋间神经的前皮支重叠支配。浅筋膜内浅静脉吻合丰富，形成网状。深部动脉有静脉伴行，并与浅静脉有广泛的交通。腹壁上动脉直接延续于胸廓内动脉，该动脉由胸腔经膈肌附着部的胸肋三角至腹部，穿腹直肌鞘后层，继行于鞘后层和腹直肌之间而下降，然后穿入肌质内，分支并与腹壁下动脉的分支吻合。

功用：健脾和胃，调中理气。

主治病证：主要是脾胃病，如胃痛，呕吐，食欲缺乏，腹胀，泄泻。

操作方法：选用9号、12号或16号针和00～2号线，由上向下斜刺0.5～0.8寸，局部酸胀，并可出现胃部沉重感。

天　枢

定位：在腹中部，距脐中2寸。（图5-28）

取法：仰卧位，在脐中（任脉之神阙穴）旁开2寸处取穴。

穴位解剖：皮肤、皮下组织、腹直肌鞘前层、腹直肌及腹壁下动静脉。皮肤有第十肋间神经皮支分布。皮下组织内有上述神经分支和腹壁浅动静脉。腹直肌由第六至十一肋间神经和肋下神经支配，到此穴的是第十肋间神经纤维。腹壁下动脉是髂外动脉的分支，腹壁下静脉是髂外静脉的属支。

特异性：足阳明胃经之募穴。

功用：健脾和胃，调中理气。

主治病证：①肠病：腹胀，肠鸣，泄泻，便秘，痢疾，肠痈，绕脐痛。②妇产科病：月经不调，过时不止，崩漏，痛经，经闭带下，产后腹痛。③其他病：水肿，脐疝，黄疸，腰痛。

操作方法：选用 9 号、12 号或 16 号针和 00～2 号线，由上向下斜刺 0.8～1.2 寸，局部酸胀，针感可沿胃经下行至归来穴。

水　道

定位：在下腹部，当脐中下 3 寸，距前正中线 2 寸。（图 5 - 28）

取法：仰卧位，耻骨联合上缘中点上 2 寸，旁开中线 2 寸处取穴。

穴位解剖：皮肤、皮下组织、腹直肌鞘前壁、腹直肌。穴区内有肋下神经前皮支和腹壁浅动脉、腹壁浅静脉，深层有肋下神经、肋下动脉和腹壁下动脉分布。

功用：疏通经络，调经止痛。

主治病证：小腹胀满，腹痛，痛经，小便不利。

操作方法：选用 9 号、12 号或 16 号针和 00～2 号线，由上向下斜刺 0.8～1.2 寸，局部酸沉。

归　来

定位：在下腹部，当脐中下 4 寸，距前正中线 2 寸。（图 5 - 28）

取法：仰卧位，耻骨联合上缘中点上 1 寸，旁开中线 2 寸处取穴。

穴位解剖：皮肤、皮下组织、腹直肌鞘前层、腹直肌、腹直

61

肌鞘后层、腹横筋膜、腹膜下筋膜（或有腹膜壁层）。皮肤由肋下神经和髂腹下神经的前皮支分布。腹膜下筋膜是位于腹横筋膜和腹膜壁层之间的疏松结缔组织，富有脂肪组织，该层筋膜向后与腹膜后间隙的疏松结缔组织相续。在腹膜外脂肪组织层中，有髂外静脉、腹壁下动静脉、生殖股神经和髂外的淋巴结及其连属淋巴管等结构。

功用：活血化瘀，调经止痛。

主治病证：①妇科病：月经不调，痛经，闭经，带下，阴挺。②其他病：少腹疼痛，疝气。

操作方法：选用 9 号、12 号或 16 号针和 00～2 号线，由上向下斜刺 0.8～1.2 寸，局部酸沉；针尖略向耻骨联合处斜刺 1.5～2 寸，下腹有酸胀感，少数向小腹及外生殖器放散。

伏 兔

定位：在大腿前面，当髂前上棘与髌底外侧端连线上，髌底上 6 寸。（图 5 - 29）

取法：正坐屈膝位或仰卧位，医者以手掌后第一腕横纹置于膝盖上缘压于大腿上，当中指尖处取穴。

穴位解剖：皮肤、皮下组织、股直肌、股中间肌。皮肤有腰丛的肌神经前支分布。在股直肌和股中间肌之间，有旋股外侧动、静脉，两肌由股神经支配。

功用：散寒化湿，疏通经络。

主治病证：①经脉病：下肢麻痹，腰痛膝冷，脚气。②其他病：疝气。

操作方法：选用 9 号或 12 号针和 00～1 号线，

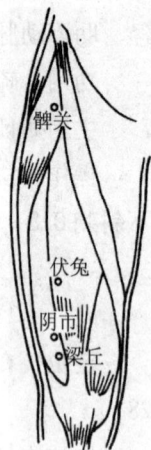

图 5 - 29

直刺 1～2 寸，局部酸胀，可下传至膝部。

梁 丘

定位：屈膝，在大腿前面，当髂前上棘与髌底外侧端的连线上，髌底外缘上 2 寸。（图 5－29）

取法：正坐屈膝或仰卧位，在膝盖外上缘直上 2 寸取穴。

穴位解剖：皮肤、皮下组织、股直肌和股外侧肌。浅层有股外侧皮神经和股前皮神经分布，深层有股神经的肌支分布。

特异性：足阳明胃经郄穴。

功用：理气和胃，通经活络。

主治病证：①胃病：急性胃痛。②经脉病：下肢不遂，膝肿痛，不可屈伸，冷痹不仁。

操作方法：选用 9 号或 12 号针和 00～1 号线，斜刺 0.5～0.8 寸，局部酸胀，扩散至膝关节周围。

犊 鼻

定位：屈膝，在膝部，髌韧带外侧凹陷中。（图 5－30）

取法：正坐屈膝或仰卧位，在髌骨下方，髌韧带外侧凹陷处取穴。

穴位解剖：皮肤、皮下组织、髌韧带与髌外侧支持带之间、膝关节囊。在关节囊的周围，有膝关节动、静脉网。皮肤由腓肠外侧皮神经及股神经前皮支分布，到该穴皮肤的神经纤维来自第三腰神经。针在髌韧带与髌外侧支持带之间经膝关节囊

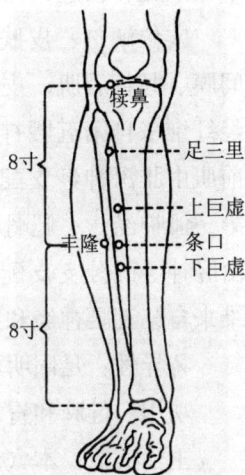

图 5－30

入翼状皱襞，若针穿过翼状皱襞和滑膜层后可进入关节腔。故针

刺时应严格消毒，以防感染。

功用：通经活络，消肿止痛。

主治病证：膝髌肿痛不仁，屈伸不利。

操作方法：选用9号或12号针和00～1号线，稍向髌韧带外上方斜刺0.5～1.2寸，膝关节酸胀沉重。

提示：膝眼内不埋线。

足三里

定位：在小腿前外侧，当犊鼻穴下3寸，距胫骨前缘外一横指（中指）。（图5－30）

取法：①正坐屈膝位或仰卧位，以本人手四指相并，食指上缘放置于外膝眼（犊鼻穴）处，中指中节水平直下四横指（一夫法）处取穴，距离胫骨前嵴一横指处取穴。②用手从膝盖正中往下摸取胫骨粗隆，在胫骨粗隆外下缘直下1寸处是穴。

穴位解剖：皮肤、皮下组织、胫骨前肌、趾长伸肌、小腿骨间膜、胫骨后肌。皮肤有腓肠外侧皮神经分布，到该穴皮肤的神经纤维来自第五腰神经。皮下组织内有上述皮神经的分支。胫骨前肌由腓深神经支配，到该肌的神经纤维来自第四、五腰神经和第一骶神经。小腿骨间膜的前面由腓神经的分支支配，膜的后面由胫神经的分支支配。胫骨后肌由胫神经支配，到该肌的神经纤维来自第五腰神经和第一骶神经。

特异性：足阳明胃经合穴。

功用：健脾和胃，扶正培元，通经活络，升降气机。

主治病证：本穴应用广泛，为全身强壮要穴，针灸按摩可预防脑血管意外的发生，亦为消化系统常用要穴。①胃肠病证：胃脘痛，呕吐，呃逆，消化不良，疳积，腹胀，腹痛，肠鸣，泄泻，便秘，痢疾，肠痈。②神志病：头晕，失眠，癫狂。③外科病证：

乳痈，肠痈等。④经脉病：中风偏瘫，下肢痿痹，膝胫酸痛。⑤其他病：脏气虚惫，虚劳羸弱。

操作方法：选用9号或12号针和00～1号线，直刺1～2寸，局部酸胀；或针尖略向下斜刺，其针感可沿胃经下行至足；针尖略向上斜刺，部分针感可沿胃经逐渐循股走至髀关、归来、天枢等穴，少数走向胃脘、剑突处。

上巨虚

定位：在小腿前外侧，当犊鼻下6寸，距胫骨前缘一横指（中指）。（图5-30）

取法：正坐屈膝或仰卧位，外膝眼（犊鼻穴）到外踝尖连线的中点向上2寸，胫骨前缘外一横指处取穴。

穴位解剖：皮肤、皮下组织、胫骨前肌、小腿骨间膜、胫骨后肌。浅层有腓肠外侧皮神经和隐神经双重分布。在胫骨前肌及其深面的趾长伸肌之间有胫前动、静脉及伴行的腓深神经经过。

特异性：为大肠下合穴。

功用：调和肠胃，通经活络。

主治病证：①胃肠病：肠鸣，腹痛，腹胀，泄泻，痢疾，便秘。②经脉病：下肢痿痹。

操作方法：选用9号或12号针和00～1号线，直刺0.5～1.2寸，局部酸胀；针尖略向上斜刺，针感沿胃经循膝股走至腹部，少数可上行至上腹部及胸部；略向下斜刺，其针感沿足阳明经走至足。

下巨虚

定位：在小腿前外侧，当犊鼻下9寸，距胫骨前缘一横指（中指）。（图5-30）

取法：正坐屈膝位，条口（犊鼻与外踝尖连线的中点，距胫骨前嵴约1横指处）下一寸处取穴。

穴位解剖：皮肤、皮下组织、胫骨前肌、趾长伸肌、小腿骨间膜。浅层有腓肠外侧皮神经和隐神经双重分布。在胫骨前肌及其深面的趾长伸肌之间有胫骨前动、静脉及伴行的腓深神经。（参看上巨虚穴）

特异性：小肠下合穴。

功用：调肠胃，通经络，安神志。

主治病证：①胃肠病：泄泻，痢疾，大便脓血，胃中热，胃脘痛，纳呆。②经脉病：乳痈，中风偏瘫，下肢痿痹，足不履地，下肢水肿。③其他病：小腹痛，腰脊痛引睾丸。

操作方法：选用9号或12号针和00～1号线，直刺1～2.5寸，局部酸胀，可向下扩散至足背。

丰 隆

定位：在小腿前外侧，当外踝尖上8寸，条口穴外，距胫骨前缘二横指（中指）。（图5-30）

取法：正坐屈膝或仰卧位，在条口穴后方一横指取穴，约当犊鼻与解溪的中点处。

穴位解剖：皮肤、皮下组织、趾长伸肌、拇长伸肌、小腿骨间膜、胫骨后肌。皮肤有腓肠外侧皮神经分布，到达该穴皮肤的神经纤维来自第五腰神经。皮下组织内有上述皮神经的分支。趾长伸肌与拇长伸肌由腓深神经支配，到达趾长伸肌的神经纤维来自第四、五腰神经和第一骶神经。胫骨后肌由胫神经支配，到该肌的神经纤维来自第五腰神经和第一骶神经。

特异性：足阳明胃经络穴。

功用：健脾化痰，和胃降逆，醒神开窍。

主治病证：①肺病：咳嗽，气喘，痰多。②头部病：头痛，眩晕。③神志病：癫狂，痫症。④经脉病：下肢痿痹，水肿。

操作方法：选用 9 号或 12 号针和 00 ~ 1 号线，直刺 1 ~ 2 寸，针感可沿足阳明经至足，用于下肢痿痹、足肿等；针尖微向上方斜刺，针感可循经上传至髀关、天枢等穴处，少数可上至胃脘，甚至可上至缺盆、项部、头部头维处，用治三焦病变。

解　溪

定位：在足背与小腿交界处的横纹中央凹陷中，当拇长伸肌腱与趾长伸肌腱之间。（图 5 - 31）

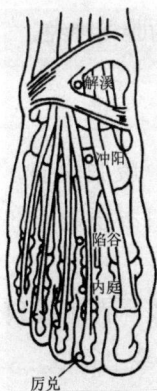

图 5 - 31

取法：正坐垂足或仰卧位，平齐外踝高点，踝关节前面横纹中央凹陷中，即拇长伸肌腱与趾长伸肌腱之间取穴。

穴位解剖：皮肤、皮下组织、小腿十字韧带、胫腓韧带联合。皮肤浅表有腓浅神经分布，深层有腓深神经。

特异性：为足阳明胃经经穴。

功用：舒筋活络，清热化痰，镇惊安神。

主治病证：①头面五官病：头痛，眩晕，头面水肿，面赤，眉棱骨痛。②肠病：腹胀，便秘。③神志病：癫狂，瘛疭，惊风，谵语。④经脉病：下肢痿痹，足踝肿痛。

操作方法：选用 9 号或 12 号针和 00 ~ 0 号线，直刺 0.3 ~ 0.5 寸，平刺 1 ~ 1.5 寸，可透丘墟或商丘，局部酸胀，有时可扩散至整个踝关节。

内　庭

定位：在足背，当二、三趾间，趾蹼缘后方赤白肉际处。（图5-31）

取法：正坐垂足或仰卧位，在二、三趾缝间的纹头处取穴。

穴位解剖：皮肤、皮下组织、趾长短伸肌腱之间、第二和三跖骨间隙。皮肤有足背内侧皮神经的趾背神经分布，到该穴皮肤的神经纤维来自第五腰神经。皮下组织内有上述皮神经和静脉网。针由皮肤、浅筋膜穿足背深筋膜，在趾长伸肌（腱）和趾短伸肌腱的第二、三趾之间，进入骨间肌。以上诸肌的神经支配为腓深神经。

特异性：为足阳明胃经荥穴。

功用：清胃泻火，理气止痛。

主治病证：①脾胃病：胃痛吞酸，消化不良，腹胀腹痛，泄泻，便秘，痢疾等。②头面五官病：牙龈肿痛，口眼歪斜。③经脉病：胫痛不可屈伸，足背肿痛。④其他病：热病。

操作方法：选用9号或12号针和00~0号线，直刺或斜刺0.5~1寸，局部酸胀；针尖向上斜刺，针感可沿本经上行。

四、足太阴脾经

本经共有21个穴位。11个穴位分布在下肢内侧面，10个穴位分布在侧胸腹部。首穴隐白，末穴大包。本经腧穴可治疗脾胃等消化系统病证，例如胃脘痛、恶心呕吐、嗳气、腹胀、便溏、黄疸、身重无力、舌根强痛及下肢内侧肿痛、厥冷等。本经着重介绍穴位埋线常用的8个穴位。

太　白

定位：在足内侧缘，当足大趾本节（第一跖趾关节）后下方

赤白肉际凹陷处。(图5－32)

取法：正坐垂足或仰卧位，足大趾内侧缘，在第一跖趾关节后缘赤白肉际凹陷处取穴。

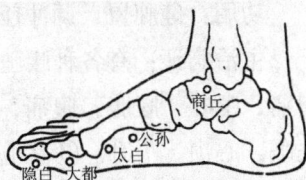

穴位解剖：皮肤、皮下组织、趾纤维鞘、拇展肌腱、拇短屈肌。

图5－32

皮肤有腓浅神经的足背内侧皮神经的内侧支分布。针由皮肤，浅筋膜进入趾跖侧筋膜及其形成的趾纤维鞘的十字部，再进拇展肌（腱）和拇短屈肌（腱），该二肌为足底内侧神经支配。

特异性：为足太阴脾经输穴、原穴。

功用：健脾和胃，清热化湿。

主治病证：①脾胃病：腹胀，腹痛，胃痛，泄泻，痢疾，便秘，纳呆，内出血，糖尿病，各种消化道癌症等。②其他病：体重节痛，脚气。

操作方法：选用9号或12号针和00～0号线，直刺0.5～0.8寸，局部酸胀。

公　孙

定位：在足内侧缘，当第一跖骨基底的前下方。(图5－32)

取法：正坐垂足或仰卧位，在第一跖骨基底前下缘，赤白肉际处取穴，距太白1寸。

穴位解剖：皮肤、皮下组织、拇展肌（腱）、拇短屈肌。皮肤有腓浅神经的分支、足背内侧皮神经的内侧支和隐神经双重分布。浅筋膜内有血管网及少量的脂肪。趾跖侧筋膜在足底部形成跖腱膜，前方止于跖趾关节囊和屈肌腱鞘。针经上述结构，进入拇展肌和拇短屈肌，该二肌由足底内侧神经支配。

特异性：足太阴脾经络穴。八脉交会穴，通于冲脉。

功用：健脾胃，调冲任。

主治病证：有各种腰腿病证时，本穴有明显压痛。①脾胃病：胃痛，呕吐，腹胀，腹痛，泄泻，痢疾。②心胸病：心痛，胸闷，失眠，心烦，嗜卧。③其他病：各种消化道癌症，糖尿病等。

操作方法：选用 9 号或 12 号针和 00 ~ 0 号线，直刺 0.5 ~ 0.8 寸，深刺可透涌泉，局部酸胀，可扩散至整个足底。

三阴交

定位：在小腿内侧，当足内踝尖上 3 寸，胫骨内侧缘后方。（图 5 - 33）

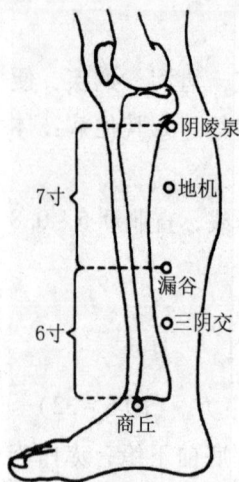

图 5 - 33

取法：正坐或仰卧位，在内踝高点上 3 寸，胫骨内侧面后缘取穴。

穴位解剖：皮肤、皮下组织、趾长屈肌、胫骨后肌、拇长屈肌。皮肤有小腿内侧皮神经分布，到该穴皮肤的神经纤维来自第四腰神经。皮下组织内有小腿内侧皮神经和大隐静脉。趾长屈肌、胫骨后肌、拇长屈肌由胫神经支配，到趾长屈肌的神经纤维来自第五腰神经和第一骶神经。

功用：健脾胃，益肝肾，调经带。

主治病证：①脾胃病：肠鸣，腹胀，泄泻，便秘，水肿。②妇科及男性病：月经不调，崩漏，带下，阴挺，经闭，难产，产后血晕，胞衣不下，恶露不尽，癥瘕，不孕，遗精，阳痿，早泄，阴茎痛。③前阴病：小便不利，遗尿，癃闭，淋证，白浊，疝气。④心悸，失眠，高血压。⑤经脉病：下肢痿痹。

操作方法：选用 9 号或 12 号针和 00 ~ 1 号线，直刺 0.5 ~ 1 寸，局部酸胀，可有电麻感向足底放散或酸胀感扩至膝关节和股内侧。

提示：孕妇禁针。

地　机

定位：在小腿内侧，当内踝尖与阴陵泉的连线上，阴陵泉下3寸。（图5－33）

取法：正坐或仰卧位，在阴陵泉直下3寸，当阴陵泉与三阴交的连线上，胫骨内侧面后缘处取穴。

穴位解剖：皮肤、皮下组织、趾长屈肌、胫骨后肌。浅表有大隐静脉和隐神经的小腿内侧皮支分布，深层有胫后动静脉和胫神经分布。

特异性：足太阴脾经郄穴。

功用：健脾渗湿，调经止带。

主治病证：①脾病：腹胀，腹痛，泄泻，痢疾。②妇科及男性病：月经不调，痛经，遗精，阳痿。③经脉病：下肢痿痹。

本穴出现压痛提示有胰腺疾患，与胰俞、中脘、水分互参可诊断急性胰腺炎。

操作方法：选用9号或12号针和00～1号线，直刺0.5～0.8寸，局部酸胀，可扩散至小腿部。

阴陵泉

定位：在小腿内侧，当胫骨内侧髁后下方凹陷处。（图5－33）

取法：正坐屈膝或仰卧位，在胫骨内侧髁下缘与胫骨粗隆下缘平齐处取穴。

穴位解剖：皮肤、皮下组织、缝匠肌（腱）、半膜肌及半腱肌（腱）。浅表有隐神经的小腿内侧皮支分布。皮下组织内除隐神经之外，还有与神经伴行的大隐静脉，该静脉正行于该穴的皮下，针刺应注意避开。针由小腿深筋膜，经胫骨粗隆内侧的缝匠肌、半膜肌及半腱肌等各肌附着处的肌腱，向后经胫骨内侧缘进入腘肌。以上诸肌由股神经、坐骨神经等支配。膝下内动脉，发自腘动脉，向内下方，经胫侧副韧带和胫骨内侧髁之间，参加膝关节网构成，并发支营养胫骨及附近肌腱。

特异性：足太阴脾经合穴。

功用：健脾利湿，通经活络。

主治病证：①脾病：腹胀，腹痛，泄泻，痢疾，便秘，水肿，黄疸。②妇科及男性病：妇人阴痛，带下，阴茎痛，遗精。③经脉病：膝痛，转筋。

操作方法：选用9号或12号针和00～1号线，直刺1～2寸，局部酸胀，针感可向下扩散。

血　海

定位：屈膝，在大腿内侧，髌底内侧端上2寸，当股四头肌内侧头的隆起处。

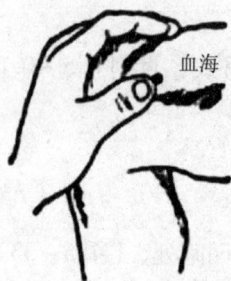
血海

取法：①正坐屈膝位，在髌骨内上缘上2寸，当股内侧肌突起中点处取穴。②正坐屈膝，医生面对病人，用左手掌心按在病人右膝髌骨上缘，二至五指向上伸直，拇指向内侧约呈45°斜置，当拇指尖下是穴。（图5－34）

穴位解剖：皮肤、皮下组织、股四头肌内侧肌（股内侧肌）、股骨前内侧缘。针由皮肤、浅筋膜穿大腿阔筋膜，进入股内

图5－34

侧肌。皮肤有股前皮神经和大隐静脉的属支分布，到该穴皮肤的神经纤维来自第三腰神经。股内侧肌由股神经支配，到该肌的神

经纤维来自第二到第四腰神经。

功用：理血调经，健脾化湿。

主治病证：①妇科病：月经不调，痛经，经闭，崩漏。②皮肤病：湿疹，瘾疹，丹毒。③经脉病：膝痛。

操作方法：选用 9 号或 12 号针和 00 ~ 1 号线，直刺 0.8 ~ 1 寸，局部酸胀，可向髋部放散。

大　横

定位：在腹中部，距脐中 4 寸。（图 5 - 35）

取法：仰卧位，在脐中（神阙）旁开 4 寸处取穴。

穴位解剖：皮肤、皮下组织、腹外斜肌、腹内斜肌、腹横肌、腹横筋膜、腹膜下筋膜。皮肤由第九、十、十一肋间神经的前皮支重叠分布。浅筋膜较薄，内有腹壁浅动、静脉及胸神经前支和外侧支。腹肌由胸神经和第一腰神经前支支配。

功用：温中散寒，调理肠胃。

主治病证：腹胀，腹痛，泄泻，痢疾，便秘。

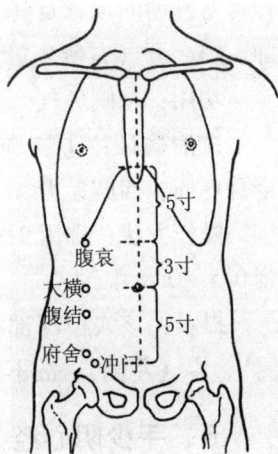

图 5 - 35

操作方法：选用 9 号、12 号或 16 号针和 00 ~ 2 号线，直刺 0.8 ~ 1.2 寸，局部酸胀。

大　包

定位：在侧胸部，腋中线上，当第 6 肋间隙处。

取法：侧卧举臂，在腋下 6 寸，腋中线上，第六肋间隙处取穴。

穴位解剖：皮肤、皮下组织、前锯肌、第六肋间结构、胸内筋膜。皮肤薄，活动性较大，有第五、六、七肋间神经外侧支分布。浅筋膜疏松，内有胸腹壁浅静脉，该静脉注入腋静脉或胸外侧静脉。在胸深筋膜的深面，胸长神经与胸外侧动、静脉并行。第六肋间结构包括肋间外、内肌及其间血管和神经。肋间动脉发自胸主动脉，在肋角处分为上支和下支，上支在肋间静脉和肋间神经之间，三者行于肋沟内。所以，行针时，在肋角的前内侧胸壁，应在相邻肋骨之间，在肋角的内侧行针，应经肋骨上缘，这样可避开肋间动脉及其分支。该穴位深部相对应的器官有胸膜腔、肺、膈、肝（右侧）、胃（左侧），故不可深刺。

功用：宽胸理气，止咳平喘。

主治病证：①胸肺疾病：哮喘，胸胁疼痛。②其他：岔气，全身疼痛，四肢无力。

操作方法：选用9号、12号或16号针和00～2号线，向后平刺0.5～0.8寸。

提示：该穴位深部相对应的器官有胸膜腔、肺、膈、肝（右侧）、胃（左侧），故不可深刺。

五、手少阴心经

本经共9个穴位。1个穴位在腋窝部，8个穴位在上肢掌侧面的尺侧。首穴极泉，末穴少冲。本经腧穴可主治循环系统病证、神经精神系统病证以及经脉循行所过部位的病证，如心痛、心悸、失眠、咽干、口渴、癫狂及上肢内侧后缘疼痛等。本经着重介绍穴位埋线常用的6个穴位。

极　泉

定位：在腋窝顶点，腋动脉搏动处。（图5-36）

取法：上臂外展，在腋窝中部有动脉搏动处取穴。

穴位解剖：皮肤、皮下组织、臂丛神经、腋动静脉、大圆肌。皮肤浅表有肋间臂神经和臂内侧皮神经双重分布。皮下组织疏松，富有脂肪组织和淋巴结。针由皮肤、浅筋膜穿腋筋膜入腋腔，该腔为胸廓与臂部之间由肌肉围成的腔隙，是颈部与上肢血管、神经的通路。因此，腔内除大量的脂肪（内含有淋

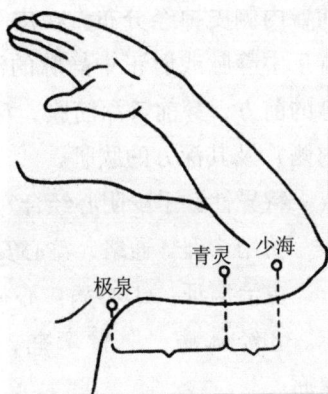

图 5 - 36

巴结及其相连的淋巴管）外，围绕腋动脉有臂丛神经的三个束及其五条支配上肢肌的终支。而针经臂丛内侧，可深达腋腔后壁肌肉之一大圆肌，该肌由肩胛下神经支配。

功用：宽胸理气，通络止痛，镇静安神。

主治病证：①心胸病：心痛，心悸，胸闷气短。②经脉病：肩臂疼痛，上肢不遂。③其他病：腋臭，胁肋疼痛，颈淋巴结核。④弹拨本穴可预防冠心病、肺心病。

操作方法：选用 9 号或 12 号针和 00 ~ 1 号线，避开腋动脉，直刺 0.3 ~ 0.5 寸，整个腋窝酸胀，有麻电感向前臂、指端放散。

少　海

定位：屈肘举臂，在肘横纹内侧端与肱骨内上髁连线的中点处。（图 5 - 36）

取法：正坐或仰卧位，微屈肘掌心向肩，在肘横纹内侧端与肱骨内上髁连线的中点取穴。

穴位解剖：皮肤、皮下组织、旋前圆肌、肱肌。皮肤浅表有

前臂内侧皮神经分布。在皮下组织内有贵要静脉，该静脉接受前臂正中静脉或肘正中静脉的注入。针由皮肤、浅筋膜，在贵要静脉的前方，穿前臂深筋膜，深进旋前圆肌，继穿正中神经（或其内侧）及其深方的肱肌。

特异性：手少阴心经合穴。

功用：理气通络，益心安神。

主治病证：①心病：心痛。②神志病：癫狂善笑，痫症，健忘。③经脉病：肘臂挛痛，麻木，手颤。④其他病：腋胁痛，瘰疬。

操作方法：选用 9 号或 12 号针和 00 ~ 1 号线，向桡侧直刺 0.5 ~ 1 寸，局部酸胀，可向前臂或腋部放散。

通 里

定位：在前臂掌侧，当尺侧腕屈肌腱的桡侧缘，腕横纹上 1 寸。（图 5 - 37）

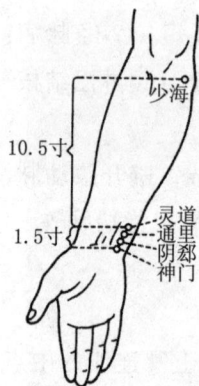

图 5 - 37

取法：仰掌，在尺侧腕屈肌腱桡侧缘，当神门与少海连线上，腕横纹上 1 寸处取穴。

穴位解剖：皮肤、皮下组织、桡侧腕屈肌、指深屈肌、旋前方肌。浅表有前臂内侧皮神经分布。针由皮肤、皮下组织穿前臂深筋膜，在尺动、静脉和尺神经的桡侧穿尺侧腕屈肌（腱），进入指深屈肌，再经前臂屈肌后间隙达旋前方肌。

特异性：手少阴心经络穴。

功用：养心安神，通经活络。

主治病证：①心病：心痛，心悸。②经脉病：肘臂挛痛，手指麻木。③其他病：暴喑，舌强不语。

本穴出现压痛、结节等阳性反应，可作为心动过缓的定性诊断。

操作方法：选用9号或12号针和00~1号线，直刺0.3~0.5寸，局部酸胀，针感可下行传到无名指或小指，或循心经上行至前臂、肘窝，个别可走向胸部。

提示：本穴不可深刺，以免伤及血管和神经。针刺时，不可作屈腕动作。

阴　郄

定位：在前臂掌侧，当尺侧腕屈肌腱的桡侧缘，腕横纹上0.5寸。（图5－37）

取法：仰掌，在尺侧腕屈肌腱桡侧缘，腕横纹上0.5寸处取穴。

穴位解剖：皮肤、皮下组织、尺侧腕屈肌桡侧缘。浅表有前臂内侧皮神经分布。在浅筋膜内除皮神经外，尚有起于手背静脉尺侧部的贵要静脉。针由皮肤、浅筋膜穿前臂深筋膜，在尺侧腕屈肌的桡侧，可达尺神经和尺动、静脉之间。

特异性：手少阴心经郄穴。

功用：清心安神，凉血止血。

主治病证：①心病：心痛，心悸。②血证：吐血，衄血。③其他病：暴喑，骨蒸盗汗。

操作方法：选用9号或12号针和00~1号线，直刺0.3~0.5寸，局部酸胀，并可循经下行至无名指和小指，或循经上行至前臂、肘窝、上臂内侧，有患者针感还可传向胸部。

提示：本穴不可深刺，以免伤及血管和神经。针刺时，不可做屈腕动作。

神　门

定位：在腕部，腕掌侧横纹尺侧端，尺侧腕屈肌腱的桡侧凹

陷处。（图 5 - 37）

取法：仰掌，在尺侧腕屈肌桡侧缘，腕横纹上取穴。

穴位解剖：皮肤、皮下组织、尺侧腕屈肌腱桡侧缘。针由皮肤、皮下组织，于尺侧腕屈肌（腱）的桡侧穿前臂深筋膜，经尺神经、尺动静脉的内侧达尺骨小头的前面骨膜。皮肤有前臂内侧皮神经和尺神经的掌支双重分布，到达该区的神经纤维由第八颈神经组成。尺侧腕屈肌（腱）由尺神经支配，到达该肌的神经纤维由第八颈神经和第一胸神经组成。针的桡侧有尺神经及尺动静脉通过，针稍偏向桡侧即可刺中。

功用：益心安神，通经活络。

主治病证：本穴为治精神病和心脏病的要穴。①心病：心痛，心悸，惊悸，怔忡。②神志病：健忘，失眠，痴呆，癫狂，痫证。③经脉病：咽干，腕痛，指麻。

操作方法：选用 9 号或 12 号针和 00 ~ 1 号线，直刺 0.3 ~ 0.5 寸，局部胀痛；或向上平刺透灵道穴，局部酸胀，可有电麻感向指端放散。

提示：因穴位深层有尺动、静脉，针刺时应注意避开。

少　府

定位：在手掌面，第四、五掌骨之间，握拳时，当小指尖处。（图 5 - 38）

取法：仰掌，手指屈向掌心横纹，小指指尖下凹陷处取穴。

穴位解剖：皮肤、皮下组织、掌筋膜、第四蚓状肌、第四骨间肌。浅表尺侧有尺神经的掌皮支分布。针由皮肤、浅筋膜穿掌腱膜，在指浅、深屈肌尺侧两根肌腱之间，经尺神经的指掌侧固有神经和指掌侧总动脉的尺侧，深进第四蚓状肌，再入第四掌骨间隙内的骨间肌。除指浅屈肌由正中神经支配外，其他诸肌均由

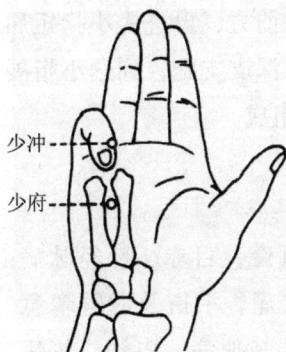

少冲---
少府---

图 5 - 38

尺神经深支支配。

功用：清心泻热，理气活络。

主治病证：①心胸病：心胸痛，心悸。②小便病：小便不利，遗尿。③前阴病：阴痒，阴痛。④经脉病：小指挛痛，掌中热。

操作方法：选用 9 号或 12 号针和 00 ~ 0 号线，直刺 0.3 ~ 0.5 寸，局部胀痛。

六、手太阳小肠经

本经共有 19 个穴位。8 个穴位分布在上肢背面的尺侧，11 个穴位在肩、颈、面部。首穴少泽，末穴为听宫。本经腧穴可主治腹部小肠与胸、心、咽喉病证，神经方面病证，头、颈、眼、耳病证，热病，和本经脉所经过部位的病证，如少腹痛、腰脊痛引睾丸、耳聋、目黄、咽喉肿痛、癫狂及肩臂外侧后缘痛等。本经着重介绍穴位埋线常用的 11 个穴位。

后 溪

定位：在手掌尺侧，微握拳，当小指本节（第五掌指关节）后的远侧掌横纹头赤白肉际处。（图 5 - 39）

取法：微握拳，在第五掌指关节尺侧后方，第五掌骨小头后缘，赤白肉际处取穴。

穴位解剖：皮肤、皮下组织、小指展肌。皮肤有尺神经手背支和掌支双重分布，到达穴区的神经纤维由第八颈神经组成。皮下组织内除皮神经外，还有手背静脉网的尺侧部。针经皮肤、皮下组织，进

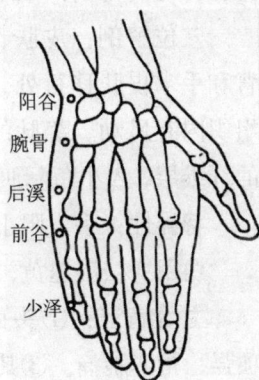

阳谷
腕骨
后溪
前谷

少泽

图 5 - 39

入小鱼际肌的小指展肌，在小指对掌肌的前方，再进入小指短屈肌与第五掌骨之间。以上三肌均由尺神经深支支配，到达小指展肌的神经纤维由第八颈神经和第一胸神经组成。

特异性：手太阳小肠经输穴，通督脉。

功用：清心安神，通经活络。

主治病证：①头面五官病：头痛，耳聋，目赤。②经脉病：项强痛，不得四顾，肩臂疼痛，落枕，腰痛，手指及肘臂挛急。③神志病：癫狂，痫症，失眠，癔症。④其他病：盗汗，热病，疟疾。

操作方法：选用9号或12号针和00～0号线，直刺0.5～1寸，或向合谷穴方向透刺，局部酸胀，或向整个手掌部放散。

腕 骨

定位：在手掌尺侧，当第五掌骨基底与三角骨之间的凹陷，赤白肉际处。（图5－39）

取法：伏掌，由后溪穴直上推，当两骨（第五掌骨基底与三角骨）结合部的凹陷中取穴。

穴位解剖：皮肤、皮下组织、手筋膜、小指展肌。皮肤为手背和手掌皮肤移行处，有尺神经的手背支和掌支双重分布。皮下组织内有尺动、静脉的分支或属支。针由皮肤、皮下组织深筋膜的纤维层，入小鱼际肌的小指展肌，该肌由尺神经深支支配。

特异性：手太阳小肠经原穴。

功用：祛湿退黄，增液止渴。

主治病证：①头面五官病：头痛，耳鸣，目翳。②经脉病：项强，指挛腕痛。③其他病：黄疸，消渴，热病，疟疾。

操作方法：选用9号或12号针和00～1号线，直刺0.3～0.5寸，局部酸胀，针感扩散至手掌部。

养　老

定位：在前臂背面尺侧，当尺骨小头近端桡侧凹陷中。（图5－40）

取法：①屈肘，掌心向胸，在尺骨小头的桡侧缘上，与尺骨小头最高点平齐的骨缝中是穴。②掌心向下，用另一手指按捺在尺骨小头的最高点上，然后掌心转向胸部，当手指滑入的骨缝中是穴。

穴位解剖：皮肤、皮下组织、前臂筋膜、前臂骨间膜。皮肤浅表有前臂后皮神经分布。皮下组织内除此神经外，有贵要静脉和头静脉的起始部行经。针由皮肤、浅筋膜穿前臂深筋膜，在指伸肌腱和小指伸肌腱之间经过，穿经其深面的骨间背侧动、静脉及神经，而达桡、尺骨下端骨间膜。腕背侧动脉网位于腕骨及桡、尺骨下端的背面，由桡、尺动脉的腕背支、骨间掌侧和骨间背侧动脉的末端组成。

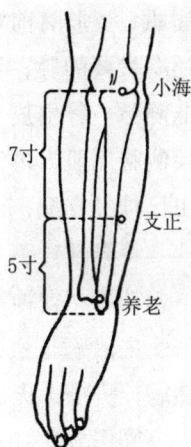

图5－40

特异性：手太阳小肠经郄穴。

功用：清利头目，舒筋活络。

主治病证：①头面五官病：目视不明。②经脉病：肩背肘臂酸痛，项强。③其他病：急性腰痛。

操作方法：掌心向胸时，用9号或12号针和00～1号线，向肘方向斜刺0.5～0.8寸，手腕酸麻，可向肩部放散。

支　正

定位：在前臂背面尺侧，当阳谷与小海的连线上，腕背横纹

上5寸。(图5－40)

取法：屈肘，阳谷与小海的连线中点向远端1寸，尺骨的尺侧缘取穴。

穴位解剖：皮肤、皮下组织、前臂筋膜、尺侧腕屈肌、指深屈肌。皮肤有前臂内侧皮神经分布。皮下组织内除上述皮神经外，还有贵要静脉，该静脉以不同形式与肘正中静脉相连，最后归流肱静脉。针由皮肤、浅筋膜在贵要静脉的后方穿前臂深筋膜，入尺侧腕屈肌，再深至指深屈肌。尺侧腕屈肌和指深屈肌的尺侧半由尺神经支配，该肌桡侧由正中神经支配。

特异性：手太阳小肠经络穴。

功用：安神定志，清热解表，通经活络。

主治病证：①经脉病：头痛，项强，肘臂酸痛。②其他病：热病，疥疮，疣症，癫狂。

操作方法：选用9号或12号针和00～1号线，直刺或斜刺0.5～0.8寸，局部重胀，向下放散至手指。

小　海

定位：在肘内侧，当尺骨鹰嘴与肱骨内上髁之间凹陷处。(图5－40)

取法：屈肘抬臂位，当尺骨鹰嘴与肱骨内上髁之间取穴。用手指弹敲该部时有触电麻感直达小指。

穴位解剖：皮肤、皮下组织、肘筋膜、肱骨的尺神经沟。皮肤有前臂内侧皮神经和臂内侧皮神经双重分布。皮下组织稍厚而疏松，内有少量脂肪，以保护深部经过的神经。针由皮肤、浅筋膜穿肘筋膜及其包裹的尺神经和尺侧上副动、静脉形成的血管神经束，深达肱骨内上髁后面的尺神经沟底骨膜。针刺应注意避开血管及神经。

特异性：手太阳小肠经合穴。

功用：安神定志，通络止痛。

主治病证：①经脉病：肘臂挛痛，上肢外后侧痹痛。②神志病：癫狂，痫症。

操作方法：选用 9 号或 12 号针和 00 ~ 1 号线，直刺 0.3 ~ 0.5 寸，局部酸胀，可有触电感向前臂及手部尺侧放散。

肩　贞

定位：在肩关节后下方，臂内收时，腋后纹头上 1 寸（指寸）。（图 5 – 41）

取法：正坐垂肩位，在肩关节后下方，当上臂内收时，当腋后纹头直上 1 寸处取穴。

穴位解剖：皮肤、皮下组织、三角肌筋膜、三角肌、肱三头肌、大圆肌、背阔肌。皮肤有腋神经的下支臂上外侧皮神经分布。皮下组织致密，富有脂肪。针由皮肤、皮下组织，在三角肌的后部，穿该肌表面深筋膜入肌质内，以后，针可依序入桡神经肌支支配的肱三头肌长头，肩胛下神经支配的大圆肌和胸背神经支配的背阔肌（腱），可深达腋腔。

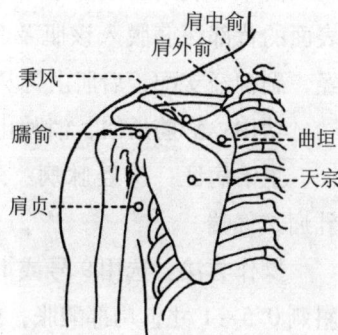

图 5 – 41

功用：清头聪耳，通经活络。

主治病证：①经脉病：手臂麻痛，肩背疼痛。②其他病：耳鸣，耳聋，乳少，瘰疬。

操作方法：选用 9 号或 12 号针和 00 ~ 1 号线，向外斜刺 1 ~ 1.5 寸，或向前腋缝方向透刺，肩部及肩胛部酸胀，有时可有电麻感向肩及指端传导。

提示：不宜向胸侧深刺。

天　宗

定位：在肩胛部，当冈下窝中央凹陷处，与第四胸椎相平。（图5-41）

取法：正坐或俯伏位。①在冈下缘与肩胛骨下角的等分线上，当上、中1/3交点处。②肩胛冈下缘与肩胛骨下角连一直线，与第四胸椎棘突下平齐处，与臑俞、肩贞成三角形处是穴。

穴位解剖：皮肤、皮下组织、斜方肌筋膜、斜方肌、冈下肌。皮厚，由第三、四、五胸神经后支的外侧皮神经重叠分布。皮下组织内布有旋肩胛动、静脉的分支。针由皮肤、浅筋膜穿斜方肌表面的背部深筋膜入该肌及其深面的冈下肌。前肌由第十一脑神经—副神经支配，后肌由臂丛的肩胛上神经支配。

功用：舒筋活络，消肿止痛。

主治病证：①经脉病：颈肩部、肩胛酸痛不举。②其他病：乳痈，气喘。

操作方法：选用9号或12号针和00~1号线，直刺或向四周斜刺0.5~1寸，局部酸胀，或向背部放散。

肩外俞

定位：在背部，当第一胸椎棘突下，旁开3寸。（图5-41）

取法：前倾坐位或俯伏位，在第一胸椎棘突下，向外至肩胛骨脊柱缘的垂线上取穴。

穴位解剖：皮肤、皮下组织、斜方肌筋膜、斜方肌、肩胛提肌。皮肤较厚，有第八颈神经和第一、二胸神经后支的内侧皮支重叠分布。浅筋膜致密，有少量脂肪。针由皮肤、浅筋膜穿斜方肌表面的背深筋膜入该肌，继进至肩胛提肌。前肌由副神经支配，后肌由肩胛背神经支配，两肌之间有颈横动、静脉经过。

功用：舒筋活络，祛风止痛。

主治病证：经脉病，如肩背疼痛，颈项强急。

操作方法：选用 9 号、12 号或 16 号针和 00 ~ 2 号线，向外斜刺 0.5 ~ 0.8 寸，局部酸胀。

提示：不可深刺，以防气胸。

肩中俞

定位：在背部，当第七颈椎棘突下，督脉旁开 2 寸。（图 5 - 41）

取法：前倾坐位或俯伏位，在第七颈椎棘突下，大椎（督脉）旁开 2 寸处取穴。

穴位解剖：皮肤、皮下组织、斜方肌筋膜、斜方肌、肩胛提肌、小菱形肌。皮肤有第八颈神经和第一、二胸神经后支的外侧支分布。浅筋膜致密，纤维呈束状，束间有少量脂肪。针经皮肤、皮下组织，穿斜方肌表面的背部筋膜入该肌，依序深进其深面的小菱形肌及肩胛提肌相重叠部分。前肌为副神经支配，后肌为肩胛背神经支配。

功用：解表宣肺，通络止痛。

主治病证：①肺病：咳嗽，气喘，唾血。②经脉病：肩背疼痛。

操作方法：选用 9 号、12 号或 16 号针和 00 ~ 2 号线，斜刺 0.5 ~ 0.8 寸，局部酸胀。

提示：不可深刺，以防气胸。

颧　髎

定位：在面部，当目外眦直下，颧骨下缘凹陷处。

取法：正坐或仰卧位，在目外眦直下，颧骨下缘凹陷处取穴。

穴位解剖：皮肤、皮下组织、颧肌、咬肌、颞肌。皮肤有上颌神经的眶下神经分布。皮下组织内的筋膜疏松，以纤维束连于真皮和肌质，其间有面横动、静脉经过。针由皮肤、浅筋膜进入面神经颧支支配的颧肌，进而入咬肌及颞肌，该二肌由下颌神经的咬肌支和颞深前、后神经支配。

功用：祛风解痉，消肿止痛。

主治病证：头面五官病，如口歪，眼睑眴动，齿痛，面痛，颊肿。

操作方法：选用 12 号针和 0～1 号线，斜刺或平刺 0.5～1 寸，局部酸胀，可扩散至半侧颜面部。

提示：出针时用棉球按压片刻，以防出血。

听 宫

定位：在面部，耳屏前，下颌骨髁状突的后方，张口时呈凹陷处。

取法：正坐或仰卧位，微张口，在耳屏前缘与下颌骨髁状突之间凹陷处取穴。

穴位解剖：皮肤、皮下组织、外耳道软骨。皮肤薄，有下颌神经的耳颞神经分布，耳颞神经是三叉神经第三支（下颌神经）的分支。皮下组织内除耳颞神经外，还有颞浅动、静脉。

功用：聪耳开窍。

主治病证：耳鸣，耳聋，聤耳，齿痛。

操作方法：张口，用 12 号针和 0～1 号线，直刺 1～1.5 寸，局部酸胀，可扩散至耳部及半个面部，有时有鼓膜向外鼓胀之感。

提示：出针时用棉球按压片刻，以防出血。

七、足太阳膀胱经

本经共有 67 个穴位，其中有 49 个穴位分布在头面部、项背部和腰背部，18 个穴位分布在下肢后面的正中线上和足的外侧部。首穴睛明，末穴至阴。本经腧穴可治泌尿生殖系统、精神神经系统、呼吸系统、循环系统、消化系统的病证及本经所过部位的病证，如癫痫、头痛、目疾、鼻病、遗尿、小便不利及下肢后侧部位的疼痛等症。本经着重介绍穴位埋线常用的 31 个穴位。

睛　明

定位：在面部，目内眦角稍上方凹陷处。

取法：正坐或仰卧位，在目内眦向内 0.1 寸，再向上 0.1 寸，近目眶骨内缘处取穴。

穴位解剖：皮肤、皮下组织、眼轮匝肌、上泪小管上方、内直肌与筛骨眶板之间。皮肤由三叉神经眼支的滑车上神经支配。皮下组织内血管有内眦动、静脉的分支或属支。眼轮匝肌受面神经的颞支及颧支支配，主要作用是关闭眼裂，因此浅刺睛明，有助于治疗眼轮匝肌痉挛。

功用：清热明目，祛风通络。

主治病证：①眼病：近视，目视不明，目赤肿痛，迎风流泪，夜盲，色盲，目翳。②经脉病：急性腰痛。

操作方法：嘱病人闭目，左手将眼球推向外侧固定，用 12 号针和 0 ~ 1 号线沿眼眶边缘缓缓刺入 0.3 ~ 0.5 寸，局部酸胀，针感可扩散至眼球及周围。

提示：因穴近于眼部，故针刺不可过深，以免刺入颅腔，损伤重要组织结构。另外，出针时注意用棉球按压针孔片刻，避免造成内出血。本穴禁灸。

攒　竹

定位：在面部，当眉头凹陷处。

取法：正坐仰靠或仰卧位，在眉毛内侧端，眶上切迹处取穴。

穴位解剖：皮肤、皮下组织、枕额肌、眼轮匝肌。皮肤由额神经的滑车上神经支配。皮下组织内有眶上动、静脉的分支。枕额肌的额腹和眼轮匝肌的眶部肌纤维互相移行。以上诸肌均属表情肌，由面神经的颞支支配，动脉来自眼动脉的终支额动脉。

功用：清热明目，祛风通络。

主治病证：①头面五官病：头痛，眉棱骨痛，面瘫，面痛，目视不明，目赤肿痛，眼睑下垂。②其他病：癫痫，呃逆等。

操作方法：选用12号针和0~1号线，向下斜刺0.3~0.5寸，以治疗目疾；平刺0.5~1寸透鱼腰穴，治疗头痛，面瘫，局部酸痛。

通　天

定位：在头部，当前发际正中直上4寸，旁开1.5寸。

取法：正坐仰靠位，在承光后1.5寸，承光与络却之间取穴。

穴位解剖：皮肤、皮下组织、帽状腱膜、腱膜下结缔组织、骨膜。皮肤有眶上神经分布。该神经为额神经的最后分支，行于眶顶壁和上睑提肌之间，经眶上切迹达额部，其终末支与眶上动脉伴行上升，分布于骨膜及颅顶部皮肤，包括额区、顶区直至人字缝。

功用：清热祛风，通利鼻窍。

主治病证：①头面五官病：头痛，眩晕，鼻塞，鼻渊，鼻衄。②其他病：癫痫，煤气中毒。

操作方法：选用9号或12号针和00~0号线，平刺0.3~0.5寸，局部酸痛。

天　柱

定位：在项部，大筋（斜方肌）外缘之后发际凹陷中，当哑门穴正中旁开1.3寸。（图5-42）

取法：正坐低头或俯卧位，后发际上 0.5 寸，再旁开 1.3 寸，当项后发际内斜方肌之外侧取穴。

穴位解剖：皮肤、皮下组织、项筋膜、斜方肌、头夹肌、头半棘肌、头后大直肌。皮肤厚而坚韧，有枕下神经皮支分布。浅筋膜致密，富有脂肪，有纤维束连于皮肤与项筋膜。斜方肌由副神

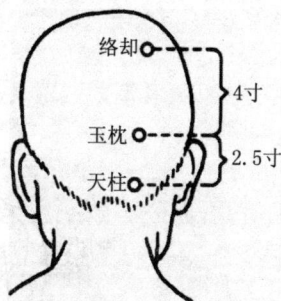

图 5－42

经支配，该肌上部深面有枕动、静脉经过。头夹肌、头半棘肌由第二颈神经后支的外侧支支配。头后大直肌则由枕下神经支配。在肌肉深层，寰椎侧块与第二颈椎横突之间有椎动脉经过，所以针刺不宜盲目过深。

功用：清利头目，强筋健骨。

主治病证：①头面五官病：头痛，眩晕，目赤肿痛，目视不明，鼻塞。②经脉病：项强，肩背痛。③其他病：癫痫，中风后遗症等。

操作方法：选用 9 号或 12 号针和 00～1 号线，直刺 0.5～0.8 寸，局部酸胀，针感可扩散至整个后头部；也可向前扩散至眼部。

提示：因穴位深层有延髓，不可向上深刺。

大　杼

定位：在背部，当第一胸椎棘突下，旁开 1.5 寸。（图 5－43）

取法：正坐低头或俯卧位，在第一胸椎棘突下水平线，后背正中线旁开 1.5 寸处。

穴位解剖：皮肤、皮下组织、斜方肌、菱形肌、上后锯肌、骶棘肌。皮肤有第七颈神经和第一、二胸神经后支的内侧支分布。浅筋膜致密，由脂肪及纤维束组成。纤维束连于斜方肌表面的背

89

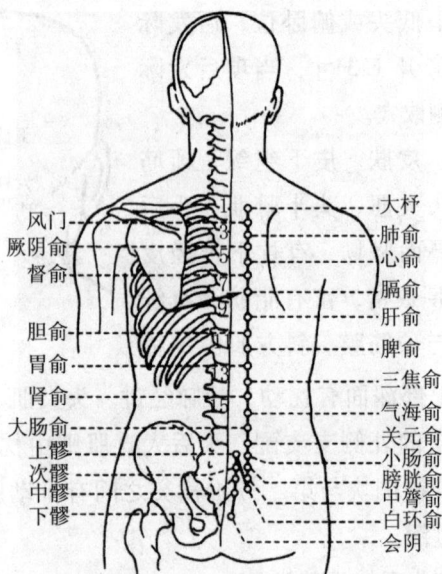

图 5 - 43

深筋膜与皮肤。副神经在斜方肌前缘中下 1/3 连接处深进该肌下面，与第三、四颈神经的分支形成神经丛，支配该肌。针经上列结构深进，可进第一肋间隙，或经横突间肌及其韧带，如盲目进针，经胸内筋膜，穿胸膜腔至肺，极易造成气胸。

特异性：八会穴之骨会。

功用：强筋骨，清邪热。

主治病证：①肺病：咳嗽，发热。②经脉病：项强，肩背痛。

操作方法：选用 9 号、12 号或 16 号针和 00 ~ 2 号线，由下向上斜刺 0.5 ~ 0.8 寸，局部酸胀，针感可向肋间或肩部扩散。

提示：因深部位于第一胸神经后支外侧支，故不能直刺、深刺。本经诸穴深部有重要脏器，不宜深刺。

风 门

定位：在背部，当第二胸椎棘突下，旁开 1.5 寸。（图 5 - 43）

取法：俯卧位，在第二胸椎棘突下，后正中线旁开1.5寸处取穴。

穴位解剖：皮肤、皮下组织、斜方肌、小菱形肌、上后锯肌、骶棘肌。皮肤有第一、二、三胸神经后支的内侧皮支分布。斜方肌由副神经支配。菱形肌由肩胛背神经支配，该神经由臂丛发出，由肩胛提肌前缘，经该肌和菱形肌的深面，沿肩胛骨的内侧缘下降，达该骨下角，分支支配大、小菱形肌和肩胛提肌。针经上述结构后，可深至第二肋间结构。其胸腔相对应器官是胸膜腔及肺，所以要掌握针刺的深度。

功用：宣肺止咳，祛风通络。

主治病证：①外感病：伤风咳嗽，发热，头痛。②经脉病：项强，胸背痛。

操作方法：选用9号、12号或16号针和00～2号线，由下向上斜刺0.5～0.8寸，局部酸胀，针感可扩散至肋间及肩部。

提示：因穴位内对应于肺，故针刺时不能向前或向内直刺或深刺，以免刺伤肺脏引起气胸。

肺　俞

定位：在背部，当第三胸椎棘突下，旁开1.5寸。（图5-43）

取法：俯卧位，在第三胸椎棘突下，后正中线旁开1.5寸处取穴。

穴位解剖：皮肤、皮下组织、斜方肌、菱形肌、上后锯肌腱膜、竖脊肌（骶棘肌）。皮肤有第三胸神经后支的内侧皮支分布。皮下组织有上述皮神经的分支通过。斜方肌由副神经和第三、四颈神经支配。菱形肌由肩胛背神经支配，到该肌的神经纤维由第五颈神经组成。上后锯肌由第一、二、三、四肋间神经支配。竖脊肌（骶棘肌）由脊神经后支节段性支配，到穴区肌肉的神经主要是第三、四胸神经后支的外侧支。

功用：宣肺解表，益气滋阴。

主治病证：①肺病：咳嗽，气喘，咯血。②阴虚证：骨蒸潮热，盗汗。③其他：癫狂，腰背痛。

操作方法：选用9号、12号或16号针和00~2号线，由下向上斜刺0.5~0.8寸，局部酸胀，针感可扩散至肋间。

提示：因穴区深面及外侧肌肉较薄，直刺或向外斜刺易经肋间隙刺穿胸壁，造成气胸。

心　俞

定位：在背部，当第五胸椎棘突下，旁开1.5寸。（图5-43）

取法：俯卧位，在第五胸椎棘突下，后正中线旁开1.5寸处取穴。

穴位解剖：皮肤、皮下组织、斜方肌、菱形肌、竖脊肌。该穴部位的感觉由第五胸神经后支的皮神经传入。皮下组织内有皮神经及皮下静脉。斜方肌受副神经支配，为第十一对脑神经。菱形肌由肩胛背神经支配，其神经纤维来自第四、五、六颈神经。针刺该穴以不穿过竖脊肌为安全。

功用：宽胸理气，养心安神。

主治病证：①心神病证：心痛，惊悸，失眠，癫痫等。②经脉病：背脊痛等。

操作方法：选用9号、12号或16号针和00~2号线，由下向上斜刺0.5~0.8寸，局部酸胀，针感可沿季胁到达前胸。

提示：因穴区深面及外侧肌肉较薄，直刺或向外斜刺易经肋间隙刺穿胸壁，造成气胸。

膈　俞

定位：在背部，当第七胸椎棘突下，旁开1.5寸。（图5-43）

取法：俯卧位，在第七胸椎棘突下，后正中线旁开1.5寸处取穴。

穴位解剖：皮肤、皮下组织、斜方肌、背阔肌、骶棘肌。皮肤有第六、七、八胸神经后支内侧支重叠分布。背阔肌由臂丛后束发出的胸背神经支配，该神经沿肩胛下肌腋窝缘下降，与肩胛下动脉的延续部、胸背动脉伴行至该肌。

特异性：为八会穴之血会。

功用：宽胸理气，养血止血。

主治病证：①胃病：胃痛，呕吐，呃逆。②肺病：咳嗽，气喘。③血证：吐血，便血。④皮肤病：瘾疹。

操作方法：用9号、12号或16号针和00～2号线，由下向上斜刺0.5～0.8寸，局部酸胀，针感可扩散至肋间。

提示：不可深刺，以防造成气胸。

肝　俞

定位：在背部，当第九胸椎棘突下，旁开1.5寸。（图5-43）

取法：俯卧位，在第九胸椎棘突下，后正中线旁开1.5寸处取穴。

穴位解剖：皮肤、皮下组织、斜方肌、背阔肌、骶棘肌。皮肤有第九胸神经后支的皮支分布。皮下组织有上述皮神经的分支通过。斜方肌由副神经和第三、四颈神经前支支配。背阔肌由胸背神经支配，到该肌的神经纤维由第六、七、八颈神经组成。竖脊肌（骶棘肌）由脊神经后支节段性支配，到该区肌肉的神经主要是第九、十胸神经后支的内侧支。

功用：疏肝利胆，清肝明目。

主治病证：①肝病：黄疸，胁痛。②眼病：目赤，目痛，目视不明，雀目。③神志病：眩晕，癫狂、痫症。④血证：吐血，

93

衄血。⑤经脉病：脊背痛。

操作方法：选用 9 号、12 号或 16 号针和 00~2 号线，由下向上斜刺 0.5~0.8 寸，局部酸胀，针感可扩散至肋间。

提示：因穴区深面及外侧肌肉较薄，直刺或向外斜刺易经肋间隙刺穿胸壁，造成气胸。

胆　俞

定位：在背部，当第十胸椎棘突下，旁开 1.5 寸。（图 5-43）

取法：俯卧位，在第十胸椎棘突下，后正中线旁开 1.5 寸处取穴。

穴位解剖：皮肤、皮下组织、斜方肌下缘、背阔肌、骶棘肌。皮肤有第十胸神经后支的皮支分布。皮下组织有上述皮神经的分支通过。斜方肌由副神经和第三、四颈神经前支支配。背阔肌由胸背神经支配，到该肌的神经纤维由第六、七、八颈神经组成。竖脊肌（骶棘肌）由脊神经后支节段性支配，到该区肌肉的神经主要是第十、十一胸神经后支的内侧支。

功用：疏肝利胆，清热化湿。

主治病证：①肝胆病：黄疸，口苦，呕吐，胁痛，食不化。②肺病：肺痨，潮热等。

操作方法：选用 9 号、12 号或 16 号针和 00~2 号线由下向上斜刺 0.5~0.8 寸，局部酸胀，针感可扩散至肋间。

提示：不可深刺，以防造成气胸。

脾　俞

定位：在背部，当第十一胸椎棘突下，旁开 1.5 寸。（图 5-43）

取法：俯卧位，在第十一胸椎棘突下，脊中旁开 1.5 寸处取穴。

穴位解剖：皮肤、皮下组织、背阔肌、下后锯肌、骶棘肌。皮肤有第十、十一、十二胸神经后支的外侧支分布。

功用：健脾利湿，升清降浊。

主治病证：①脾胃肠腑病：呕吐，纳呆，食不化，腹胀，泄泻，痢疾。②经脉病：背痛。③其他病：黄疸，水肿。

操作方法：选用9号、12号或16号针和00～2号线，由下向上斜刺0.5～0.8寸，局部酸胀，针感可扩散至腰间。

提示：不可深刺，以防造成气胸。

胃 俞

定位：在背部，当第十二胸椎棘突下，旁开1.5寸。（图5－43）

取法：俯卧位，在第十二胸椎棘突下，后正中线旁开1.5寸处取穴。

穴位解剖：皮肤、皮下组织、胸腰筋膜浅层、背阔肌腱膜、下后锯肌腱膜、竖脊肌（骶棘肌）。皮肤有第十二胸神经后支的皮支分布。皮下组织有上述皮神经的分支通过。胸腰筋膜浅层位于竖脊肌浅面，也是背阔肌的起始筋膜，此层筋膜易受劳损，导致腰痛。竖脊肌（骶棘肌）由脊神经后支节段性支配，到该区肌肉的神经主要是第十二胸神经后支的内侧支和第一腰神经后支的内侧支。

功用：和胃降逆，健脾理中。

主治病证：①脾胃病：胃痛，呕吐，呃逆，腹胀，肠鸣。②经脉病：背痛。

操作方法：选用9号、12号或16号针和00～2号线，由下向上斜刺0.5～0.8寸，局部酸胀，针感可扩散至腰部及腹部。

提示：穴位深面为腹后壁，与肝脏、肾脏等器官较近，深刺或向外斜刺过深时，易伤及这些器官，故不宜深刺。

三焦俞

定位：在第一腰椎棘突下，旁开1.5寸。（图5-43）

取法：俯卧位，第一腰椎棘突下，后正中线旁开1.5寸处取穴。

穴位解剖：皮肤、皮下组织、背阔肌、下后锯肌、竖脊肌。穴区内有第一、二腰神经后侧皮支及及其伴行动静脉，深部有第一、二腰神经后支肌支及相应的腰动脉背侧支分支分布。

功用：通调水道，理脾和胃。

主治病证：①脾胃病：胃脘痛，腹胀，呕吐，肠鸣，完谷不消，水肿，痢疾。②经脉病：胸胁痛，腰背痛。

操作方法：选用9号、12号或16号针和00~2号线，由下向上斜刺0.5~1寸，局部酸胀。

提示：穴位深面为腹后壁，与肝脏、肾脏等器官较近，深刺或向外斜刺过深时，易伤及这些器官，故不宜深刺。

气海俞

定位：在第三腰椎棘突下，旁开1.5寸处。（图5-43）

取法：俯卧位，第三腰椎棘突下，后正中线旁开1.5寸处取穴。

穴位解剖：皮肤、皮下组织、胸腰筋膜浅层、竖脊肌。穴区内有第三、四腰神经后内侧皮支及其伴行动静脉，深部有第三、四腰神经后支肌支和相应腰动脉背侧支分支分布。

功用：活血祛瘀，理气止痛。

主治病证：腰痛，痛经，肠鸣，痔疾。

操作方法：选用 9 号、12 号或 16 号针和 00 ~ 2 号线，直刺 0.5 ~ 1 寸，局部酸胀。

大肠俞

定位：在第四腰椎棘突下，旁开 1.5 寸处。（图 5 - 43）

取法：俯卧位，第三腰椎棘突下，后正中线旁开 1.5 寸处取穴。

穴位解剖：皮肤、皮下组织、胸腰筋膜浅层、竖脊肌。穴区内有第四、五腰神经后内侧皮支及其伴行动静脉，深部有第四、五腰神经后支肌支和相应腰动脉背侧支分支分布。

功用：理脾和中，调理肠胃。

主治病证：腹胀，腹痛，泄泻，痢疾，便秘，腰脊疼痛。

操作方法：选用 9 号、12 号或 16 号针和 00 ~ 2 号线，直刺 0.5 ~ 1.2 寸，局部酸胀。

关元俞

定位：在第五腰椎棘突下，旁开 1.5 寸处。（图 5 - 43）

取法：俯卧位，第五腰椎棘突下，后正中线旁开 1.5 寸处取穴。

穴位解剖：皮肤、皮下组织、胸腰筋膜浅层、竖脊肌。穴区内有第五腰神经和第一骶神经后内侧皮支及其伴行动静脉，深部有第五腰神经后支肌支和腰最下动脉背侧支分支分布。

功用：健脾益肾，调补下元。

主治病证：腹胀，腹泻，小便不利，遗尿，消渴，腰痛。

操作方法：选用 9 号、12 号或 16 号针和 00 ~ 2 号线，直刺 0.5 ~ 1.2 寸，局部酸胀。

小肠俞

定位：在骶正中嵴旁 1.5 寸，平第一骶后孔处。（图 5-43）

取法：俯卧位，后正中线旁开 1.5 寸，平第一骶后孔处取穴。

穴位解剖：皮肤、皮下组织、胸腰筋膜浅层、臀大肌、竖脊肌。穴区内有臀中皮神经，深层有臀上动脉分支、臀下神经分支和第一骶神经后支肌支分布。

功用：清热利湿，调理脾肾。

主治病证：腹痛，泄泻，痢疾，遗尿，尿血，痔疾，遗精，白带，腰腿痛。

操作方法：选用 9 号、12 号或 16 号针和 00~2 号线，由下往上斜刺 0.8~1.2 寸，局部酸胀。

膀胱俞

定位：在骶正中嵴旁 1.5 寸，平第二骶后孔处。（图 5-43）

取法：俯卧位，后正中线旁开 1.5 寸，平第二骶后孔处取穴。

穴位解剖：皮肤、皮下组织、臀大肌、竖脊肌。穴区内有臀中皮神经，深层有第二骶神经后支肌支、臀下皮神经分支和臀上动脉分支分布。

功用：强腰益肾，调理二便。

主治病证：遗尿，遗精，小便不利，泄泻，便秘，腰骶疼痛。

操作方法：选用 9 号、12 号或 16 号针和 00~2 号线，由下往上斜刺 0.8~1.2 寸，局部酸胀。

肾 俞

定位：在腰部，当第二腰椎棘突下，旁开 1.5 寸。（图 5-43）

取法：俯卧位，在第二腰椎棘突下，后正中线旁开 1.5 寸处取穴。

穴位解剖：皮肤、皮下组织、胸腰筋膜浅层和背阔肌腱膜、竖脊肌（骶棘肌）。皮肤有第二腰神经后支的内侧支分布。皮下组织有上述皮神经的分支通过。胸腰筋膜浅层位于竖脊肌浅面，也是背阔肌的起始筋膜，此层筋膜易受劳损，导致腰痛。此层筋膜深面有由第一、二、三腰神经后支的外侧支构成的臀上皮神经通过，刺及此神经，可产生臀部触电感；竖脊肌（骶棘肌）由脊神经后支节段性支配，到该区肌肉的神经主要是第二、三腰神经后支的内侧支。竖脊肌深面有横突脊肌等背深部的小肌肉，在背深部肌肉与腹后壁肌肉之间，有由第十二胸神经和第一、二、三腰神经交织而成的腰丛神经通过，刺及该神经丛，有触电感向臀部及大腿前内侧放射。

功用：益肾强腰，助阳利水。

主治病证：①肾虚病证：头晕，耳聋，耳鸣，腰膝酸软等。②妇科病：月经不调，带下。③生殖泌尿病证：遗尿，阳痿，遗精，不育等。

操作方法：选用9号、12号或16号针和00~2号线，由下向上斜刺0.8~1寸，局部酸胀，有电麻感向臀部及下肢放散。

提示：穴位深面为腹后壁，与肝脏、肾脏等器官较近，深刺或向外斜刺过深时，易伤及这些器官，故不宜深刺。

白环俞

定位：在骶正中嵴旁1.5寸，平第四骶后孔处。（图5-43）

取法：俯卧位。

穴位解剖：皮肤、皮下组织、臀大肌、梨状肌。穴区内有臀中皮神经，深层有臀下皮神经和臀下动脉分支分布。

功用：补益下焦，分清泌浊。

主治病证：遗尿，疝气，遗精，月经不调，白带，腰骶痛。

操作方法：选用9号、12号或16号针和00～2号线，向内横刺0.8～1寸，局部酸胀，有电麻感向骶部放射。

次　髎

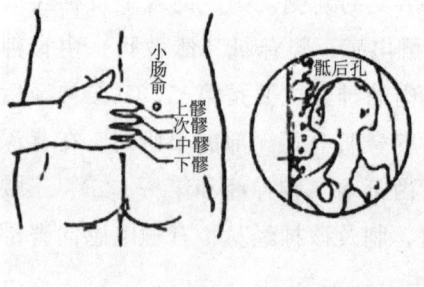

图 5 - 44

定位：在骶部，当髂后上棘内下方，适对第二骶后孔处。（图5－44）

取法：俯卧位，在第二骶后孔处取穴。

穴位解剖：皮肤、皮下组织、骶棘肌、第二骶后孔。穴位分布有骶外侧动静脉后支，为第二骶神经后支通过处。

功用：补益下焦，分清泌浊。

主治病证：①妇科病：月经不调，痛经，带下。②泌尿生殖病：小便不利，疝气，遗精。③经脉病：腰骶痛，下肢痿痹。

操作方法：选用9号、12号或16号针和00～2号线，向内横刺0.8～1寸，局部酸胀，有电麻感向骶部放射。

委　中

定位：在腘横纹中点，当股二头肌腱与半腱肌肌腱的中间。

取法：俯卧位，在腘窝横纹中央，股二头肌腱与半腱肌腱的中间处取穴。

穴位解剖：皮肤、皮下组织、腓肠肌内外侧头之间、腘窝动静脉。皮肤有股后皮神经分布，到该穴皮肤的神经纤维来自第二骶神经。皮下组织内有小隐静脉和股后皮神经的分支。腓肠肌内

100

外侧头均由胫神经支配，到该肌的神经纤维来自第一、二骶神经。穴位正中有胫神经，由第四、五腰神经和第一至第三骶神经的纤维组成。针的深面有腘窝动静脉，均属中等大血管，故不宜盲目深刺，以免造成出血。

功用：舒筋活络，泄热清暑，凉血解毒。

主治病证：①经脉病：背痛，腰痛，下肢痿痹。②胃肠病：腹痛，吐泻。③前阴病：小便不利，遗尿。④皮肤病：丹毒，瘾疹，皮肤瘙痒，疔疮。

操作方法：选用 9 号或 12 号针和 00 ~ 1 号线，直刺 0.5 ~ 1 寸，局部酸麻胀重，有电麻感向足部放散。

膏　肓

定位：在背部，当第四胸椎棘突下，旁开 3 寸。（图 5 – 45）

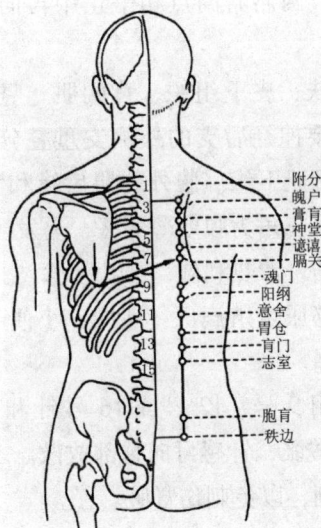

图 5 – 45

取法：俯卧位，两手抱肘，平第四胸椎棘突下，后正中线旁开 3 寸，当肩胛骨脊柱缘处取穴。

穴位解剖：皮肤、皮下组织、斜方肌筋膜、斜方肌、菱形肌、第四肋间隙。皮肤有第三、四、五胸神经后支内侧支分布。其他参看心俞等穴。

功用：补虚益损，调理肺气。

主治病证：①肺病：肺痨，咳嗽，气喘，盗汗，咯血。②神志病：失眠，健忘，多梦。③经脉病：项强，肩背痛。④其他病：虚劳羸瘦。

操作方法：选用9号、12号或16号针和00~2号线，由下向上斜刺0.5~0.8寸，局部酸胀，针感可向肩胛部放散。

提示：体内对应肺脏，故不可深刺，以防气胸。

志 室

定位：在腰部，当第二腰椎棘突下，旁开3寸。（图5-45）

取法：俯卧位，两髂嵴高点相平正中再向上两个棘突下，旁开3寸处取穴。

穴位解剖：皮肤、皮下组织、背阔肌、竖脊肌、腰方肌。皮肤有第一、二、三腰神经后支的外侧支重叠分布。腰三角位于志室穴稍外侧，由背阔肌下缘、腹外斜肌后缘和髂嵴后部之间围成，其底为腹内斜肌。该三角为腹壁薄弱区，易发生腰疝。

功用：益肾固精，清热利湿，强壮腰膝。

主治病证：①泌尿生殖病证：遗尿，小便不利，遗精，阳痿。②经脉病：腰脊强痛。

操作方法：选用9号、12号或16号针和00~2号线，斜刺0.5~0.8寸，局部酸胀，针感可向臀部放散。

提示：不可深刺，以免刺伤肾脏。

秩 边

定位：在臀部，平第四骶后孔，骶正中嵴旁开3寸。（图5-

45）

取法：俯卧位，在骶管裂孔旁开 3 寸处取穴。

穴位解剖：皮肤、皮下组织、臀大肌。皮肤有第一、二、三腰神经后支形成的臀上皮神经分布。针由皮肤、浅筋膜穿臀肌浅膜，经臀大肌至梨状肌或其下方的结构。梨状肌起于骶前孔外侧，经坐骨大孔，在臀大肌深面，向外止于股骨大转子。该肌将坐骨大孔分成梨状肌上、下孔，为支配和营养臀部和下肢主要神经、血管出入部位。在梨状肌下孔内，穿经该孔的结构由外向内依次为坐骨神经、股后皮神经、臀下神经、臀下动静脉、阴部内动静脉和阴部神经。

功用：舒筋活络，强壮腰膝，调理下焦。

主治病证：①前阴病：阴痛，小便不利。②肛肠病：便秘，痔疾。③经脉病：腰骶痛，下肢痿痹。

操作方法：选用 9 号、12 号或 16 号针和 00 ~ 2 号线，直刺1.5 ~ 3 寸，局部酸胀，有电麻感向下肢放散，用以治疗下肢痿痹、坐骨神经痛等；斜刺 2.5 ~ 4 寸，针尖向前阴方向呈 80 度角，针感向少腹及前阴方向放散，治疗前阴及少腹疾病；斜刺 1.5 ~ 2 寸，针尖向肛门方向呈 70 度角，针感向肛门方向放散，以治疗痔疮、脱肛。

承　山

定位：在小腿后面正中，委中与昆仑之间，当伸直小腿或足跟上提时腓肠肌肌腹下出现尖角凹陷处。（图 5 - 46）

取法：正坐或俯卧位，于腓肠肌肌腹下方，伸足时呈人字纹处取之。

穴位解剖：皮肤、皮下组织、腓肠肌、比目鱼肌、胫神经。皮肤有腓肠内侧皮神经分布，到该穴皮肤的神经纤维来自第四腰

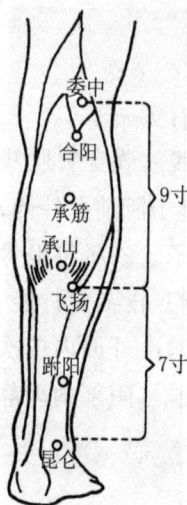
图 5 – 46

神经。皮下组织内有上述皮神经和小隐静脉。腓肠肌、比目鱼肌由胫神经支配，到达腓肠肌的神经纤维来自第一、二骶神经。穴位深处为胫神经，刺中会有触电感至足底。

功用：理气止痛，舒筋活络，消痔。

主治病证：①肛肠病：痔疮，便秘，脱肛。②经脉病：腰腿拘急痛，腿肚转筋。

操作方法：选用 9 号或 12 号针和 00 ~ 1 号线，直刺 0.7 ~ 1 寸，局部酸胀，针感可向足底放散。

飞　扬

定位：在小腿后面，当外踝后，昆仑穴直上 7 寸，承山外下方 1 寸处。（图 5 – 46）

取法：正坐垂足，在承山穴外下方，当昆仑上 7 寸处取穴。

穴位解剖：皮肤、皮下组织、小腿三头肌、胫骨后肌。皮肤有腓总神经的分支腓肠外侧皮神经分布。小隐静脉起自足背静脉网的外侧部，经外踝后下方，至小腿后面中线上行，与腓肠神经伴行。

特异性：足太阳膀胱经络穴。

功用：清热安神，舒筋活络。

主治病证：①头面五官病：头痛，目眩，鼻塞，鼻衄。②经脉病：腰背痛，腿软无力。③肛肠病：痔疾。

操作方法：选用 9 号或 12 号针和 00 ~ 1 号线，直刺 0.7 ~ 1 寸，局部酸胀，针感可向下肢放散。

昆　仑

定位：在足部外踝后方，当外踝尖与跟腱之间的凹陷处。（图5－47）

取法：正坐垂足着地或俯卧位，在跟腱与外踝之间凹陷处取穴。

穴位解剖：皮肤、皮下组织、腓骨长短肌。皮肤有腓肠神经分布。该穴深层结构的血液营养来自腓动脉，该动脉是胫后动脉在腘肌下方2～3cm

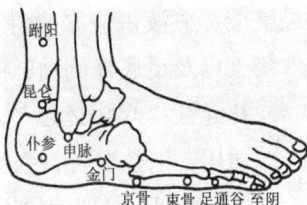

图5－47

发出的，经胫骨后面与拇长屈肌之间下降至外踝，终于跟外侧皮。在外踝上方4～6cm处，发出穿支，穿经肌肉和小腿肌间膜至小腿前面，与胫前动脉的分支吻合，该吻合对于小腿侧支循环的形成和血液供应有实际应用意义。

特异性：足太阳膀胱经经穴。

功用：清热安神，舒筋活络。

主治病证：①头面五官病：头痛，目眩，鼻衄。②经脉病：项强，腰痛，足跟肿痛，外踝疼痛。③产科病：难产。④神志病：癫痫。

操作方法：选用9号或12号针和00～0号线，直刺0.5～1寸，局部酸胀；深刺透太溪穴，针感可向足趾放散；向上斜刺2～3寸，局部酸胀，针感扩散至足跟或足趾，治疗甲状腺肿大。

提示：孕妇禁针，以防堕胎、流产。

申　脉

定位：在足外侧部，外踝直下方凹陷中。（图5－47）

取法：正坐垂足着地或俯卧位，在外踝正下方凹陷处取穴。

穴位解剖：皮肤、皮下组织、腓骨肌下支持带、腓骨长短肌。皮肤有腓肠神经分布。深筋膜形成腓骨肌下支持带，限制腓骨长、短肌（腱）于外踝下方的踝沟内。二肌腱穿经支持带的内面时，有一总腱鞘包绕，以减少肌腱在运动过程的摩擦。二肌由腓浅神经支配，血液供应来自外踝前后动脉、跗外侧动脉、腓动脉的跟外侧支以及足底外侧动脉的分支等形成的外踝网供应。

特异性：八脉交会穴，通于阳跷脉。

功用：清热安神，强筋健骨。

主治病证：①头面五官病：头痛，眩晕，目赤痛，眼睑下垂。②神志病：癫狂，痫症，失眠，嗜卧。③经脉病：中风偏瘫，腰腿痛，项强，足外翻。

操作方法：选用9号或12号针和00～0号线，向下斜刺0.2～0.3寸，局部酸胀。

京　骨

定位：在足外侧，第五跖骨粗隆下方，赤白肉际处。（图5－47）

取法：正坐垂足着地或俯卧位，在足跗外侧，第五跖骨粗隆下，赤白肉际处取穴。

穴位解剖：皮肤、皮下组织、小趾展肌、第五跖骨（骨膜）。皮肤有足背外侧皮神经分布。

特异性：足太阳膀胱经原穴。

功用：清热明目，舒筋止痉。

主治病证：①头部病：头痛。②经脉病：项强，腰腿疼痛。③神志病：癫痫。

操作方法：选用9号或12号针和00～0号线，斜刺0.3～0.5寸，局部酸胀，针感可向足背部扩散。

八、足少阴肾经

本经共有 27 个穴位，其中 10 个穴位分布在下肢内侧，17 个穴位分布在胸腹部前正中线的两侧。首穴涌泉，末穴俞府。本经腧穴可治泌尿生殖系统、精神神经系统、呼吸系统、消化系统、循环系统等病证和本经所过部位的病证，如遗精、阳痿、带下、月经不调、哮喘、泄泻及下肢内侧疼痛等症。本经着重介绍穴位埋线常用的 7 个穴位。

涌　泉

定位：在足底部，卷足时足前部凹陷处，约当足底二、三趾趾缝纹头端与足跟连线的前 1/3 与后 2/3 交点上。（图 5 - 48）

取法：俯卧或仰卧位，五趾跖屈，足心前部正中凹陷处取穴。

穴位解剖：皮肤、皮下组织、趾短屈肌、第二蚓状肌、拇收肌、骨间跖侧肌。足底皮肤坚厚致密，有足底内、外侧神经及其伴行的动脉分布。跖腱膜的浅面发出许多纤维束，止于皮肤，其深面向足底深层肌发出两个肌间隔，分别止于第一、五跖骨，将足底分为三个足筋膜鞘。针经皮肤、浅筋膜穿跖腱膜，入中间鞘内的上列结构。足底外侧神经支配拇收肌、足底骨间肌；足底内侧神经支配趾短屈肌和第二蚓状肌。

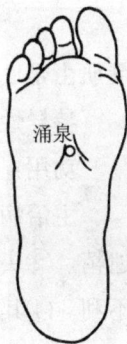

图 5 - 48

特异性：足少阴肾经井穴。

功用：醒神开窍，滋阴益肾，平肝息风。

主治病证：①头面五官病：头痛，眩晕，咽喉肿痛，舌干，失音。②神志病：昏厥，癫狂，痫症，小儿惊风，失眠。③二阴病：便秘，小便不利。④经脉病：足心热。

操作方法：选用9号或12号针和00～0号线，直刺0.5～0.8寸，局部胀痛，针感可扩散至整个足底部。

提示：涌泉穴埋线配合语言诱导治疗癔症性失语或瘫痪有一定疗效。

然 谷

定位：在足内侧缘，足舟骨粗隆下方，赤白肉际。（图5-49）

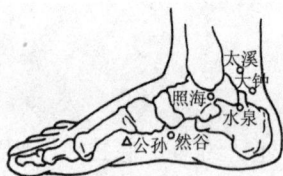

图 5-49

取法：正坐或仰卧位，在舟骨粗隆下缘凹陷处取穴。

穴位解剖：皮肤、皮下组织、足大趾外展肌、趾长屈肌。皮肤有隐神经的小腿内侧皮神经支分布。该处为足底与足背皮肤移行部位。足大趾外展肌由足底内侧神经支配，趾长屈肌由胫神经的肌支支配。

特异性：足少阴肾经荥穴。

功用：益气固肾，清热利湿。

主治病证：①妇科及男性病：月经不调，阴挺，阴痒，带下，遗精。②头面五官病：咽喉肿痛，口噤。③二阴病：泄泻，小便不利。④其他病：脚踝痛，消渴，小儿脐风。

操作方法：选用9号或12号针和00～0号线，斜刺0.5～0.8寸，局部胀痛，针感可向足底部扩散。

太 溪

定位：在足内侧，内踝后方，当内踝尖与跟腱之间的凹陷处。（图5-49）

取法：正坐或仰卧位，在足内踝与跟腱之间的凹陷处取穴。

穴位解剖：皮肤、皮下组织、胫骨后肌腱、趾长屈肌腱与跟腱、跖肌腱之间、拇长屈肌。皮肤有小腿内侧支分布，到该穴皮肤的神经纤维来自第四腰神经。皮下组织内有上述皮神经的分支。针的前方是胫骨后肌腱和趾长屈肌腱，后方是跟腱和跖肌腱，均由胫神经支配。拇长屈肌由胫神经支配，到该肌的神经纤维来自第五腰神经和第一、二骶神经。

特异性：足少阴肾经输穴、原穴。

功用：滋阴壮阳，强腰益肾。

主治病证：①头面五官病：头痛，眩晕，耳聋，耳鸣，咽喉肿痛，齿痛。②肺病：咳喘，咯血。③妇科及男科病：月经不调，遗精，阳痿。④神志病：失眠，多梦。⑤二便病：小便频数，泄泻。⑥其他病：消渴，腰痛。

操作方法：选用9号或12号针和00～0号线，直刺0.5～0.8寸，局部酸胀；可深刺透昆仑穴，局部酸胀，电麻感向足底扩散。

大　钟

定位：在足内侧，内踝后下方，当跟腱附着部的内侧前方凹陷处。

取法：正坐或仰卧位，内踝下缘平齐靠跟腱前缘处取穴。

穴位解剖：皮肤、皮下组织、跖肌腱和跟腱的前方、跟骨。皮肤有隐神经的小腿内支分布。皮下组织疏松，其内的浅静脉向前注入大隐静脉，跟腱前及两侧脂肪组织较多。在跟腱前，有胫后动、静脉和胫神经。针经皮肤、浅筋膜穿小腿深筋膜刺入跟腱和胫神经干之间，或刺于神经干上，神经的前方即是与该神经伴行的胫后动脉和静脉。

特异性：足少阴肾经络穴。

功用：纳肾平喘，调理二便。

主治病证：①肺病：咳嗽，气喘，咯血。②经脉病：腰脊强痛，脚踝肿痛，足跟痛。

操作方法：选用 9 号或 12 号针和 00 ~ 0 号线，直刺 0.3 ~ 0.5寸，局部酸胀。

照 海

定位：在足内侧，内踝尖下方凹陷处。

取法：正坐垂足或仰卧位，由内踝尖下推至其下缘凹陷处，上与踝尖相对。

穴位解剖：皮肤、皮下组织、胫骨后肌腱。皮肤有隐神经的小腿内侧支分布。在小腿深筋膜的下面，内踝的周围，由内踝前后动脉、跗内侧动脉、跟内侧支和足底内侧动脉的分支组成内踝网，营养内踝周围的结构。

特异性：八脉交会穴，通阴跷脉。

功用：滋阴清热，调经止痛。

主治病证：①妇科病：月经不调，痛经，带下，阴挺，阴痒。②二阴病：小便不利或频数，便秘。③五官病：咽喉干痛，目赤肿痛。④神志病：痴呆，失眠，多梦。⑤经脉病：踝关节肿痛。

操作方法：选用 9 号或 12 号针和 00 ~ 0 号线，直刺 0.5 ~ 0.8寸，局部酸胀。

复 溜

定位：在小腿内侧，太溪直上 2 寸，跟腱的前方。（图 5 - 50）

取法：正坐垂足或仰卧位，在太溪上 2 寸，当跟腱之前缘处取穴。

穴位解剖：皮肤、皮下组织、趾长屈肌、胫骨后肌。皮肤有隐神经的小腿内侧支分布。隐神经是股神经中最长的一支，该神经自股三角内下降，经其尖进入股管。在该管的下端，与膝最上动脉共同穿股收肌腱板，离开该管。继在膝内侧缝匠肌和股薄肌之间，穿深筋膜，伴大隐静脉下降至小腿内侧，至小腿下三分之一处，分为二支：一支继续沿胫骨内侧缘下降至内踝，另一支经内踝的前面，下降至足的内侧缘。隐神经可与腓浅神经的足背内皮神经结合。上述的趾长屈肌和胫骨后肌等由胫神经的肌支支配。

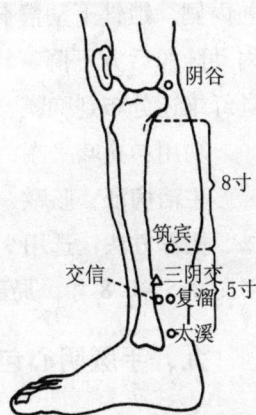

图 5 - 50

特异性：足少阴肾经经穴。

功用：补益肾阴，温阳利水。

主治病证：①脾肾病：腹胀，肠鸣，泄泻，水肿。②汗证：盗汗，热病无汗或汗出不止。③经脉病：腰脊强痛，下肢痿痹。

操作方法：选用 9 号或 12 号针和 00 ~ 1 号线，直刺 0.8 ~ 1 寸，局部酸胀，或有电麻感向足底放散。

俞　府

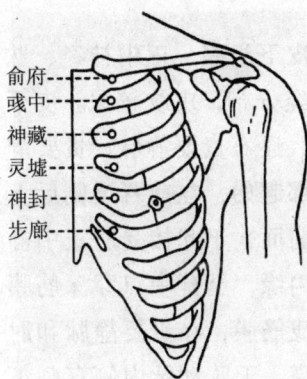

图 5 - 51

定位：在胸部，当锁骨下缘，前正中线旁开 2 寸。（图 5 - 51）

取法：仰卧位，在锁骨下缘，前正中线旁开 2 寸处取穴。

穴位解剖：皮肤、皮下组织、胸大肌、锁骨下肌。皮肤有锁骨上神经的前皮支分布。锁骨下肌起于第一肋，向上外方而止于锁骨的肩峰端，由臂丛的锁骨下神经支配。膈神经由颈丛发出以后，在颈根部走行于胸膜顶的

111

前内侧、锁骨下动静脉之间、迷走神经的外侧进入胸腔，在胸廓内动脉的后方下降，经肺根前面下至膈肌。除支配膈肌外，其感觉纤维还分布到胸膜、心包膜及膈下腹膜等。

功用：止咳平喘，和胃降逆。

主治病证：咳嗽，气喘，胸痛，乳痛。

操作方法：选用9号、12号或16号针和00~2号线，斜刺或平刺0.5~0.8寸，局部酸胀，针感可放散至胸部。

九、手厥阴心包经

本经一侧有9穴。其中有8个穴位分布于上肢掌面，1个穴位分布于胸部外上方。首穴天池，末穴中冲。本经腧穴主治心、心包、胸、胃、神志病及本经经脉所过部位的病证。本经着重介绍穴位埋线常用的6个穴位。

曲　泽

定位：在肘横纹中，当肱二头肌腱的尺侧缘。（图5-52）

取法：仰掌，微屈肘，在肘横纹上，肱二头肌腱的尺侧缘取穴。

穴位解剖：皮肤、皮下组织、正中神经、肱肌。皮肤有臂内侧皮神经分布，皮纹较深。皮下组织内除上述皮神经外，还有贵要静脉，贵要静脉由手背静脉网的尺侧部起始，在前臂尺侧后上方上升，在肘窝下方转前面，于此接受肘正中静脉，再向上经肱二头肌内缘，至臂中点穿深筋膜入肱静脉。针由皮肤、浅筋膜，在贵要静脉和肘正中静脉之间穿肘前筋膜，于肱动脉内侧直刺正中神经干及其深面的肱肌。该肌由肌皮神经支配。

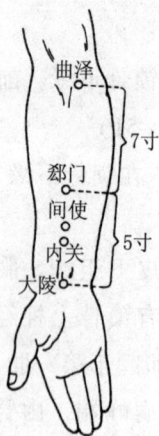

图5-52

曲泽
郗门
间使
内关
大陵
7寸
5寸

112

特异性：手厥阴心包经合穴。

功用：清暑泄热，和胃降逆。

主治病证：①心病：心痛，心悸。②胃肠病：胃痛，呕吐，泄泻。③经脉病：肘臂疼痛，屈伸不利。

操作方法：选用 9 号或 12 号针和 00～1 号线，直刺 1～1.5寸，局部酸胀，针感可向中指放散。

郄　门

定位：在前臂掌侧，当曲泽与大陵的连线上，腕横纹上 5 寸。（图 5－52）

取法：仰掌，微屈腕，在腕横纹上 5 寸，当曲泽穴与大陵穴的连线上，于掌长肌腱与桡侧腕屈肌腱之间取穴。

穴位解剖：皮肤、皮下组织、桡侧腕屈肌、指浅屈肌、正中神经、指深屈肌、前臂骨间膜。皮肤有前臂内、外侧皮神经双重分布。在皮下组织内，除上述皮神经外，前臂正中静脉上行，注入肘正中静脉。针由皮肤、浅筋膜穿前臂深筋膜后，依序入肌层，直抵其深面的骨间膜。所经诸肌，除指深屈肌尺侧半由尺神经支配外，其他均由正中神经支配。

特异性：手厥阴心包经郄穴。

主治病证：①心胸病：心痛，心悸。②其他病：肘臂痛。

操作方法：选用 9 号或 12 号针和 00～1 号线，直刺 0.5～1寸，局部酸胀，针感可向指端放散。

提示：局部有血管及正中神经分布，出针时应按压片刻。

间　使

定位：在前臂掌侧，当曲泽与大陵的连线上，腕横纹上 3 寸，掌长肌腱与桡侧腕屈肌腱之间。（图 5－52）

取法：伸臂仰掌，在腕横纹上3寸，掌长肌腱与桡侧腕屈肌腱之间取穴。

穴位解剖：皮肤、皮下组织、桡侧腕屈肌腱和掌长肌腱之间、指浅屈肌、指深屈肌、旋前方肌、前臂骨间隙。皮肤有前臂内侧皮神经分布，到达该穴区的神经纤维由第八颈神经组成。前臂浅筋膜内除上述神经外，还有前臂正中静脉行经。以上诸肌除指深屈肌的尺侧半由尺神经支配外，其他均由正中神经的分支支配。到桡侧腕屈肌和掌长肌的神经纤维由第六、七颈神经组成；到指浅屈肌、指深屈肌桡侧半和旋前方肌的神经纤维由第七、八颈神经和第一胸神经组成；到指深屈肌尺侧半的神经纤维由第八颈神经和第一胸神经组成。

特异性：手厥阴心包经经穴。

功用：宽胸理气，和胃降逆，清心安神，截疟。

主治病证：①心病：心痛，心悸。②胃病：胃痛，呕吐。③经脉病：肘臂疼痛。④其他病：热病，疟疾。

操作方法：选用9号或12号针和00～1号线，直刺0.5～1寸，深刺可透支沟穴，局部酸胀，针感向指端放散。

内 关

定位：在前臂掌侧，当曲泽与大陵的连线上，腕横纹上2寸，掌长肌腱与桡侧腕屈肌腱之间。（图5－52）

取法：伸臂仰掌，在腕横纹上2寸，掌长肌腱与桡侧腕屈肌腱之间取穴。

穴位解剖：皮肤、皮下组织、指浅屈肌、指深屈肌、旋前方肌、前臂骨间膜。针由皮肤、浅筋膜穿前臂深筋膜，在桡侧腕屈肌和掌长肌之间入指浅屈肌，在正中神经的尺侧进入指深屈肌，经前臂屈肌后间隙入旋前方肌，直抵前臂骨间膜。皮肤有前臂内、外侧皮神经双重分布，到达穴区的神经纤维由第七颈神经组成。以上诸肌除指深屈肌尺侧半由尺神经支配外，其他肌肉均正中神经的肌支支配；到达桡侧腕屈肌的神经纤维由第六、七颈神经组成，到达掌长肌、指浅屈肌、指伸屈肌桡侧半及旋前方肌的神经纤维由第七、八颈神经和第一胸神经组成，到达指伸屈肌尺侧半的神经纤维由第八颈神经和第一胸神经组成。

特异性：手厥阴心包经络穴。

功用：宁心安神，和胃降逆，理气止痛。

主治病证：本穴为针麻、镇痛常用穴之一。①心胸病：心痛，心悸，胸闷。②胃病：胃痛，呕吐，呃逆。③神志病：失眠，多梦，癫狂，痫症。④经脉病：中风偏瘫，肘臂挛痛。

操作方法：选用9号或12号针和00~1号线，向上斜刺0.5~1寸，直刺可透外关穴，局部酸胀，有电麻感向指端放散。

提示：局部有血管及正中神经分布，出针时应按压片刻。

大　陵

定位：在腕掌横纹的中点处，当掌长肌腱与桡侧腕屈肌腱之间。（图5-52）

取法：伸臂仰掌，在腕横纹正中，掌长肌腱与桡侧腕屈肌腱之间取穴。

穴位解剖：皮肤、皮下组织、正中神经干、腕骨间关节囊。皮肤有前臂内、外侧皮神经双重分布。腕前区的皮肤及浅筋膜均较薄弱，筋膜内有前臂正中静脉的属支、尺神经和正中神经的掌皮支经过。前臂深筋膜在腕骨的前方增厚，形成腕横韧带，该韧带与腕骨共同构成腕管，管的后壁为腕关节前面的筋膜。在腕管内，有正中神经、指浅深屈肌腱和拇长屈肌腱等，腱周围有疏松的结缔组织形成腱旁系膜（或腱旁组织），以保证肌腱的血液供应和滑动功能。

特异性：手厥阴心包经输穴、原穴。

功用：宁心安神，和营通络，宽胸理气。

主治病证：①心胸病：心痛，心悸，胸闷。②神志病：失眠，癫狂。③经脉病：手腕麻痛。

操作方法：选用9号或12号针和00~1号线，直刺0.3~0.5寸，局部酸胀，针感可向指端放散；向腕管内斜刺0.8~1.5寸，用于治疗腕管综合征。

劳　宫

定位：在手掌心，当第二、三掌骨之间偏于第3掌骨，握拳屈指时中指尖处。（图5-53）

取法：屈指握掌，在掌心横纹中，第三掌骨的桡侧，屈指握拳时，中指指尖所点处取穴。

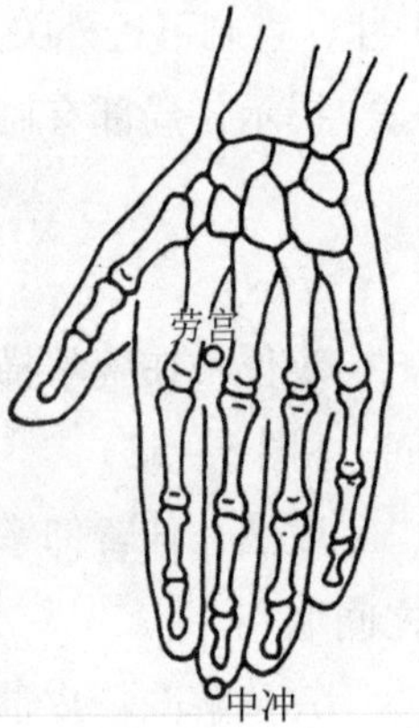

穴位解剖：皮肤、皮下组织、第二蚓状肌、拇收肌（横头）、骨间肌。掌部皮肤厚而坚韧，无汗毛及皮脂腺，但汗腺丰富。穴位皮肤有正中神经的掌皮支分布。皮纹处的皮肤直接与深筋膜连而不易滑动。浅筋膜在掌心处非常致密，由纤维隔将皮肤和掌腱膜紧密相连，将浅筋膜分成许多小隔样结构，其间穿行有浅血管、淋巴管和皮神经。当手掌的浅静脉与淋巴管受压时，除掌正中一小部血液与淋巴流向前臂外，大部分流向手背，并经指蹼间隙与深层的静脉与淋巴管相通。针由皮肤、皮下组织穿掌腱膜后，经桡侧两条指浅、深屈肌腱之间的第二蚓状肌，入拇收肌的横头，直

图5-53

抵第二、三掌骨之间的骨间肌。第二蚓状肌由正中神经支配；拇收肌、骨间肌由尺神经支配。

特异性：手厥阴心包经荥穴。

功用：清心泄热，开窍醒神，祛风止痒。

主治病证：①五官病：口疮，口臭。②神志病：癫狂，痫症，中风昏迷。③热病：中暑。④其他病：手癣，掌心热。

操作方法：选用9号或12号针和00～0号线，直刺0.3～0.5寸，局部胀痛，针感可扩散至整个手掌。

十、手少阳三焦经

本经一侧有23穴。其中有13个穴分布在上肢背面，10个穴在颈部、耳翼后缘、眉毛外端。首穴关冲，末穴丝竹空。本经腧穴主治热病、头面五官病证和本经经脉所过部位的病证，如头痛、耳聋、耳鸣、目赤肿痛、颊肿、水肿、小便不利、遗尿以及肩臂外侧疼痛等证。本经着重介绍穴位埋线常用的11个穴位。

中　渚

定位：在手背，第四、五掌指关节后方凹陷中。（图5－54）

取法：微握拳，第四、五掌指关节后方，掌骨小头间凹陷中取穴。

穴位解剖：皮肤、浅筋膜、手背深筋膜、第四骨间背侧肌。皮肤有尺神经的指背神经分布。手背深筋膜可分为浅深两层。浅深两层筋膜在指蹼处相互结合，并在掌骨底以纤维膈相连。针由皮肤、浅筋膜，穿过第四、五伸肌腱之间，深达第四掌骨间隙的

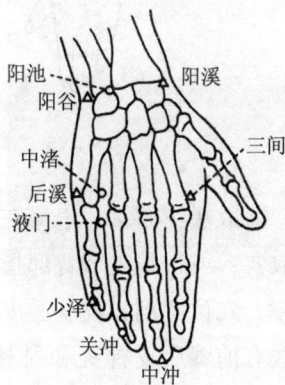

图5－54

骨间肌。

特异性：手少阳三焦经输穴。

功用：通络止痛，开窍益聪。

主治病证：①头面五官病：头痛，耳鸣，耳聋，目赤，咽喉肿痛。②经脉病：手指屈伸不利，肘臂肩背疼痛。

操作方法：选用 9 号或 12 号针和 00 ~ 0 号线，直刺 0.3 ~ 0.5 寸，局部酸胀，并有麻窜感向指端放散；向上斜刺 0.5 ~ 1 寸，其酸胀感可向腕部放散。

阳　池

定位：在腕背横纹中，指总伸肌腱的尺侧凹陷处。（图 5 - 55、56）

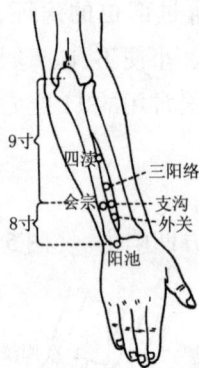

图 5 - 55

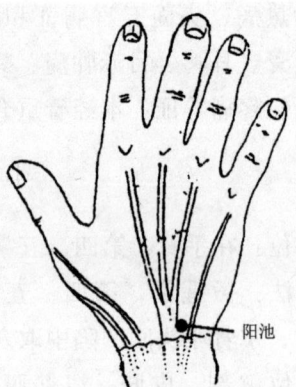

图 5 - 56

取法：俯掌，于第三、四掌骨间直上与腕横纹交点处凹陷中取穴，或于腕关节背部指总伸肌腱和小指固有伸肌腱之间处取穴。

穴位解剖：皮肤、皮下组织、腕背侧韧带、三角骨（膜）。皮肤有前臂后皮神经和尺神经的手背支双重分布。浅筋膜致密，手背静脉网的尺侧部和小指的指背静脉渐汇成贵要静脉的起始部。

深筋膜增厚并形成韧带。针由皮肤、浅筋膜穿过深筋膜，在小指固有伸肌和指总伸肌腱之间，直抵三角骨。以上二肌（腱）均包裹有腱鞘，由桡神经支配。

功用：通络止痛，调理三焦，益阴增液。

主治病证：①经脉病：手腕疼痛，不能屈伸，肩背痛，踝关节扭伤。②其他病：消渴，疟疾。

操作方法：选用 9 号、12 号或 16 号针和 00 ~ 2 号线，直刺 0.3 ~ 0.5 寸，深刺可透大陵，局部酸胀，可扩散至中指；平刺 0.5 ~ 1 寸，向左向右平刺，局部酸胀，可扩散至整个腕关节。

外　关

定位：在腕背横纹上 2 寸，尺桡骨之间，阳池与肘尖的连线上。（图 5 - 55）

取法：伸臂俯掌，于手背腕横纹中点直上 2 寸，尺桡骨之间，与内关穴相对取穴。

穴位解剖：皮肤、皮下组织、小指伸肌、指伸肌、拇长伸肌及示指伸肌。针由皮肤、浅筋膜穿前臂深筋膜，经小指伸肌的桡侧入指伸肌，深进，在拇长伸肌的尺侧入示指伸肌。皮肤有桡神经发出的前臂后皮神经分布，到达该穴区的神经纤维由第七颈神经组成。以上诸肌（腱）均由桡神经分支（骨间后神经）支配，到达该处的神经纤维均由第六、七、八颈神经组成。

特异性：手少阳三焦经络穴；八脉交会穴，通于阳维脉。

功用：疏风解表，通经活络。

主治病证：①热病：外感热病。②头面五官病：头痛，目赤肿痛，耳鸣耳聋。③经脉病：胸胁痛，肩背痛，上肢痿痹，屈伸不利，手颤。

操作方法：选用 9 号、12 号或 16 号针和 00 ~ 2 号线，直刺

0.5~1寸，或透内关穴，局部酸胀，有时可扩散至指端；或向上斜刺1.5~2寸，局部酸胀，向上扩散至肘、肩部，治疗肘肩及躯干疾病；或向阳池方向斜刺运针，治疗腕关节疾病。

支　沟

定位：手背腕横纹上3寸，尺骨与桡骨之间，阳池与肘尖的连线上。（图5-55）

取法：伸臂俯掌，于手背腕横纹中点直上3寸，尺骨与桡骨之间，与间使穴相对取穴。

穴位解剖：皮肤、皮下组织、小指伸肌、拇长伸肌、前臂骨间膜。针由皮肤、浅筋膜穿前臂深筋膜，入小指伸肌，深抵其下面的拇长伸肌。皮肤有前臂后皮神经分布，到达穴区的神经纤维由第七颈神经组成。皮下组织内有贵要静脉和头静脉的属支。小指伸肌、拇长伸肌及前臂骨间膜均由桡神经深支（骨间后神经）支配，到前两肌的神经纤维由第六、七、八颈神经组成。前臂后区的血管神经束由桡神经深支（骨间后神经）和骨间背侧动脉及两条静脉组成。

特异性：手少阳三焦经经穴。

功用：清利三焦，通腑降逆。

主治病证：针麻常用穴之一。多用于治疗胁痛，习惯性便秘胁肋痛，落枕，手臂疼痛等。

操作方法：选用9号、12号或16号针和00~2号线，直刺0.5~1寸，局部酸胀，针感可向上扩散至肘部，有时有电麻感向指端放散。

三阳络

定位：在支沟穴上1寸，尺骨与桡骨之间。（图5-55）

取法：伸臂俯掌，于手背腕横纹中点直上4寸，尺骨与桡骨之间取穴。

穴位解剖：皮肤、皮下组织、小指伸肌、拇短伸肌。穴区内有前臂背侧皮神经，深层有骨间背神经和骨间后动脉分布。

功用：清热利咽，通络止痛。

主治病证：耳聋，暴喑，齿痛，上肢痹痛。

操作方法：选用9号、12号或16号针和00~2号线，直刺0.8~1.2寸。

天　井

定位：在上臂外侧，屈肘时，肘尖直上1寸凹陷处。（图5-57）

取法：以手叉腰，于肘尖（尺骨鹰嘴）后上方1寸凹陷处取穴。

穴位解剖：皮肤、皮下组织、肱三头肌。皮肤有桡神经发出的臂后神经分布。肘后皮肤较厚，移动性很大。在皮肤深面，相当于鹰嘴窝的高度，有一黏液囊，称鹰嘴滑囊，该囊与关节腔不相通。深筋膜与骨膜紧密相连。肱三头肌腱抵止于鹰嘴，腱下有鹰嘴腱下囊。鹰嘴外侧有起始于外上髁的伸肌，内侧在内上髁与鹰嘴之间有尺神经经过。在肘部可摸到肱骨内、外上髁和鹰嘴。当肘关节伸直时，这三个骨性标志位于一条横线上；如屈肘至90℃时，三者则成为尖朝下的等腰三角形。此三点的位置关系，有助于鉴别肘关节脱位和肱骨髁上骨折。针由皮肤、皮下组织、鹰嘴滑囊穿肘后深筋膜，旁经肱三头肌的肌腱，直抵肱骨后面下端的骨膜。肱三头肌由桡神经支配。

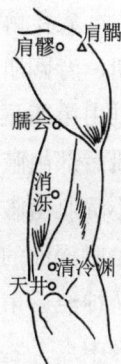

图5-57

特异性：手少阳三焦经合穴。

功用：宁心安神，行气散结，活血通络。

主治病证：①头面五官病：偏头痛，耳聋。②经脉病：肘臂疼痛。③其他病：瘰疬，瘾疹，癫痫。

操作方法：选用 9 号、12 号或 16 号针和 00～2 号线，直刺 0.5～1 寸，局部酸胀。

肩　髎

定位：在肩部，肩髃后方，当上臂外展时于肩峰后下方呈现凹陷处。（图 5 – 57）

取法：上臂外展平举，肩关节部即可出现两个凹陷窝，后面一个凹陷窝即是本穴。

穴位解剖：皮肤、皮下组织、三角肌（后部）、小圆肌、大圆肌、背阔肌。皮肤有锁骨上外侧神经分布，到达该穴区的神经纤维由第四颈神经组成。皮下组织有上述皮神经的分支通过。三角肌后部由腋神经支配，到该肌的神经纤维由第五、六颈神经组成。小圆肌由腋神经支配，到该肌的神经纤维由第五颈神经组成。三角肌深面的血管神经束有旋肱前、后血管和腋神经。腋神经为臂丛神经后束的分支，与旋肱后动脉一起通过四边孔，在三角肌后缘中点，紧靠肱骨外科颈后面走行。所以肱骨外科颈骨折或肩关节脱位时，都可以影响腋神经而导致三角肌麻痹和三角肌区域感觉消失。大圆肌由肩胛下神经支配，到该肌的神经纤维由第五、六颈神经组成。背阔肌由胸背神经支配，到该肌的神经纤维由第六、七、八颈神经组成。

功用：祛风湿，通经络。

主治病证：肩臂挛痛，上肢不遂。

操作方法：选用 9 号、12 号或 16 号针和 00～2 号线，直刺

1~1.5寸，局部有酸胀感，或向肩后、肩上及手臂放散。

翳　风

定位：在耳垂后方，当乳突与下颌角之间凹陷处。（图5-58）

取法：取正坐或侧伏，耳垂后缘，当乳突与下颌角之间凹陷处取穴。

穴位解剖：皮肤、皮下组织、腮腺。皮肤有耳大神经分布。皮下组织疏松，耳后静脉面后静脉汇合成颈外（浅）静脉，在胸锁乳突肌浅面向下后斜行，至该肌后缘，在锁骨上约2.5cm处，穿深筋膜汇入锁骨下静

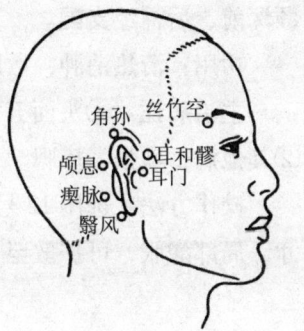

图5-58

脉。沿颈外静脉排列的淋巴结称为颈淋巴结。针由皮肤、浅筋膜穿腮腺、咬肌筋膜，在乳突肌与胸锁乳突肌前缘，进达腮腺的下颌后突部，可深抵起于基突的肌肉。

功用：聪耳开窍，祛风通络。

主治病证：面瘫，耳聋，耳鸣，牙关紧闭，齿痛，颊肿。

操作方法：选用12号或16号针和0~1号线，直刺0.5~1寸，耳后酸胀，可扩散至舌前部及半侧面部，以治面瘫、腮腺炎等。

角　孙

定位：在头部，折耳郭向前，当耳尖所指之发际处。（图5-58）

取法：正坐或侧伏，以耳郭向前方折曲，当耳尖所指之发际处。

穴位解剖：皮肤、皮下组织、耳上肌、颞筋膜、颞肌。皮肤有下颌神经的耳颞神经分布。浅筋膜内除上述神经外，还有颞浅动、静脉，无深筋膜。针由皮肤、浅筋膜穿由颞神经支支配的耳上肌（皮肌），继经颞筋膜入颞肌，直抵骨膜。颞肌属咀嚼肌，由颞深前、后神经支配。

功用：清热消肿，散风止痛。

主治病证：①头面五官病：偏头痛，目翳，目赤肿痛，齿痛。②其他病：项强，疟腮。

操作方法：选用 12 号或 16 号针和 0～1 号线，平刺 0.3～0.5寸，局部酸胀，可扩散至耳周。

耳 门

定位：在面部，当耳屏上切迹的前方、下颌骨髁状突后缘，张口有凹陷处。（图 5 - 58）

取法：正坐或侧伏，微开口，当听宫穴直上 0.5 寸之凹陷处取穴。

穴位解剖：皮肤、皮下组织、腮腺。皮肤有三叉神经的上颌神经的分支耳颞神经分布。浅筋膜内除含有上述皮神经外，还有颞浅动、静脉经过。针由皮肤、浅筋膜穿腮腺上端的筋膜入该腺，直抵外耳道软骨上方的骨膜。

功用：开窍聪耳，清热泻火。

主治病证：耳聋，耳鸣，齿痛，齿龈肿痛。

操作方法：微张口，选用 12 号或 16 号针和 0～1 号线，直刺0.5～1 寸，局部有酸胀感。

丝竹空

定位：在面部，当眉梢凹陷处。（图 5 - 58）

取法：正坐或侧伏位，眼眶外侧，眉梢凹陷处取穴。

穴位解剖：皮肤、皮下组织、眼轮匝肌。皮肤有三叉神经眼支的眶上神经和上颌神经分布，该处皮肤较薄，移动性很大，皮下组织内除皮肤、皮下组织外，还有颞浅动、静脉的额支经过。针由皮下组织直入眼轮匝肌，抵达额骨骨膜。眼轮匝肌受面神经的颞支支配。

功用：清利头目，镇惊醒神。

主治病证：①头面五官病：头痛，目赤肿痛，眼睑瞤动，目眩。②神志病：癫狂，痫证。

操作方法：选用 12 号或 16 号针和 0 ~ 1 号线，向后或向下平刺 0.5 ~ 1 寸，或向攒竹方向透刺。

十一、足少阳胆经

本经共有 44 个穴位。15 个穴位分布在下肢的外侧面，29 个穴位在臀、侧胸、侧头部。首穴瞳子髎，末穴足窍阴。本经腧穴可治头面五官病证、神志病、热病以及本经脉所经过部位的病证，如口苦、目眩、头痛、颔痛、腋下肿、胸胁痛、缺盆部肿痛、下肢外侧疼痛等。本经着重介绍穴位埋线常用的 22 个穴位。

瞳子髎

定位：在面部，目外眦旁，当眶外侧缘处。（图 5 - 59）

取法：正坐仰靠，令患者闭目，在目外眦外侧，眶骨外侧缘凹陷中取穴。

穴位解剖：皮肤、皮下组织、眼轮匝肌、睑外侧韧带、眶脂体。皮肤有眼神经的泪腺神经分布。眼轮匝肌的睑部肌纤维为横纹肌，肌纤维收缩时，可使眼睑闭合。该肌受面神经分支支配。睑外侧韧带由致密结缔组织形成，连接睑外侧联合与颧骨眶面的

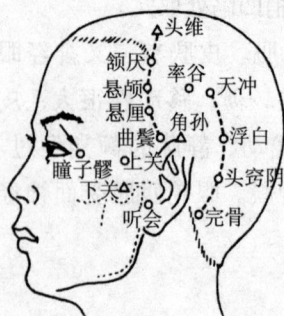

图 5 - 59

骨膜和眶结节之间，与睑内侧韧带配合，使眼睑和眼球紧密相贴。

功用：平肝息风，明目退翳。

主治病证：头痛，目赤肿痛，畏光流泪，目翳，青盲，口眼歪斜等。

操作方法：选用 12 号或 16 号针和 0 ~ 1 号线，平刺 0.3 ~ 0.5 寸，局部胀痛。

提示：针刺不宜过深。

听 会

定位：在面部，当耳屏间切迹的前方，下颌骨髁状突的后缘，张口有凹陷处。（图 5 - 59）

取法：正坐仰靠位，在耳屏间切迹前，当听宫直下，下颌骨髁状突后缘，张口有空处取穴。

穴位解剖：皮肤、皮下组织、腮腺囊、腮腺。皮肤有上颌神经的耳颞神经分布。腮腺内部的血管主要有颈外动脉、颞浅动静脉、上颌动静脉、面横动静脉、面后静脉，神经有耳颞神经和面神经丛。

功用：通经活络，开窍聪耳。

主治病证：耳鸣，耳聋，聤耳，齿痛，口歪，面痛，下颌关节疼痛或脱臼。

操作方法：微张口，选用 12 号或 16 号针和 0 ~ 1 号线，直刺 0.5 ~ 0.8 寸，局部酸胀。

曲 鬓

定位：在头部，当耳前鬓角发际后缘的垂线与耳尖水平线交

点处。（图 5 - 59）

取法：正坐仰靠或侧伏，在耳前鬓角发际后缘的垂线，约当角孙穴前一横指处取穴。

穴位解剖：皮肤、皮下组织、颞肌。针经皮肤、皮下组织至颞肌中。穴位处分布有颞动、静脉顶支，布有耳颞神经和枕大神经会合支。

功用：清热泻火，通络止痛。

主治病证：偏头痛，齿痛，颌颊肿，目赤肿痛，牙关紧闭，暴喑。

操作方法：选用 12 号或 16 号针和 0 ~ 1 号线，向后平刺0.5 ~ 0.8 寸，局部酸胀。

率　谷

定位：在头部，当耳尖直上入发际 1.5 寸，角孙穴直上方。（图 5 - 59）

取法：正坐或侧伏，在耳尖上方，角孙穴直上，入发际 1.5 寸处取穴。

穴位解剖：皮肤、皮下组织、耳上肌（提耳肌）、颞筋膜、颞肌。皮肤有下颌神经的耳颞神经分布。耳上肌是皮肌，起自帽状腱膜而止于耳郭软骨，其作用可上提耳郭，受面神经分支支配。在皮下组织内，有颞浅动、静脉和耳颞神经。

功用：平肝息风，通经活络。

主治病证：①头面五官病：偏正头痛，眩晕，耳鸣，耳聋。②其他病：小儿惊风。

操作方法：选用 12 号或 16 号针和 0 ~ 1 号线，平刺 0.5 ~ 0.8 寸，局部酸胀，可扩散至颞侧头部。

完 骨

定位：在头部，当耳后乳突的后下方凹陷处。（图5-59）

取法：正坐或侧卧位，在乳突后下方凹陷中取穴。

穴位解剖：皮肤、皮下组织、枕额肌（止点）。皮肤有颈丛的耳大神经分布。在皮下组织内，耳大神经与耳后动、静脉伴行。枕额肌起于枕骨外侧和乳突的上部，止于帽状腱膜的后缘，拉牵帽状腱膜，由面神经的耳后支支配。

功用：宁心安神，祛风通络。

主治病证：①头面五官病：头痛，齿痛，颊肿，口歪，口噤不开。②经脉病：颈项强痛。③其他病：失眠，癫痫，疟疾。

操作方法：选用12号或16号针和0~1号线，平刺0.5~0.8寸，局部酸胀，可扩散至头顶部。

本 神

定位：在头部，入前发际0.5寸，神庭旁开3寸。（图5-60）

取法：正坐或卧位，在入前发际0.5寸，神庭与头维连线的内2/3与外1/3的交点处取穴。

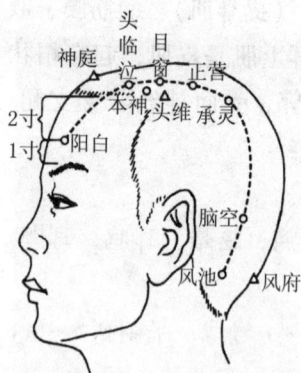

图5-60

穴位解剖：皮肤、皮下组织、枕额肌、帽状腱膜下结缔组织、骨膜（额骨）。皮肤有额神经的眶上神经分布。在皮下组织内除分布神经外，还有额动、静脉及其分支。额腹是枕额肌的前部，起自帽状腱膜（该膜分两层，包绕额腹的止部），肌纤维向前下方，止于眉部皮肤，并和眼轮匝肌纤维相互交错。其深面的筋膜，则止于眶上缘的上部。该肌由面神经的颞支支配。

功用：祛风止痛，安神定惊。

主治病证：①头面五官病：头痛，眩晕，目赤肿痛。②神志病：小儿惊风，癫痫，中风昏迷。

操作方法：选用9号或12号针和00~0号线，平刺0.5~0.8寸，局部酸胀。

阳　白

定位：在前额部，当瞳孔直上，眉上1寸。（图5-60）

取法：正坐或卧位，在前额，于眉毛中点上1寸处取穴。

穴位解剖：皮肤、皮下组织、枕额肌、帽状腱膜下结缔组织、骨膜（额骨）。皮肤有额神经的眶上神经和滑车上神经双重分布。其他参看本神穴。

功用：清利头目，祛风止痛。

主治病证：头痛，眩晕，目痛，视物模糊，眼睑瞤动，眼睑下垂，面痛，面瘫。

操作方法：选用9号或12号针和00~0号线，平刺0.5~0.8寸，局部胀痛；或向下透鱼腰；或向左右透攒竹、丝竹空穴，局部酸胀，可扩散至头部或眼眶。

头临泣

定位：在头部，当瞳孔直上入前发际0.5寸，神庭与头维连线的中点处。（图5-60）

取法：正坐仰靠或仰卧位，在前额阳白穴直上，入发际0.5寸处，于神庭穴与头维穴连线的中点处取穴。

穴位解剖：皮肤、皮下组织、枕额肌、腱膜下结缔组织、骨膜（额骨）。穴区布有眶上神经和眶上动、静脉。

功用：聪耳明目，安神定志。

主治病证：①头面五官病：头痛，目眩，目翳，目痛，流泪，鼻塞，鼻渊。②神志病：小儿惊风，癫痫。

操作方法：选用9号或12号针和00～0号线，平刺0.5～0.8寸，局部酸胀。

风　池

定位：在项部，当枕骨之下，与风府相平，胸锁乳突肌与斜方肌上端之间的凹陷处。（图5－60）

取法：正坐俯伏或俯卧位，在项后发际上1寸，当胸锁乳突肌与斜方肌上端之间的凹陷中取穴。

穴位解剖：皮肤、皮下组织、斜方肌外侧、头夹肌、头半棘肌、枕下三角。皮肤有颈丛的枕小神经分布，其纤维来自第三颈神经；皮下组织内有第三颈神经的皮支和皮下静脉。头夹肌由第二至第五颈神经后支的外侧支支配。头半棘肌位于头夹肌的深面，受相应的胸神经后支支配。枕下神经从枕下三角深面穿出。一般针刺该穴以不穿透枕下三角较为安全。

功用：平肝息风，祛风止痛，通利官窍。

主治病证：本穴为治疗头、目、耳、口、鼻、脑、神志疾患以及上肢病的常用要穴。①头面五官病：头痛，目赤肿痛，视物不明，鼻塞，鼻衄，耳鸣，咽喉肿痛。②外感病：感冒，热病。③内风所致病证：癫痫，眩晕，中风。④经脉病：颈项强痛。

操作方法：选用9号或12号针和00～0号线，针尖微向下，向鼻尖方向斜刺0.8～1.2寸，或平刺透风府穴，局部酸胀感明显，易扩散。

提示：深部中间为延髓，针刺时应严格掌握进针的角度、深度，一般以不超过1.2寸为宜。

肩　井

定位：在肩上，前直乳中，当大椎穴与肩峰端连线的中点上。
（图 5 - 61）

取法：正坐位，在肩上，当大椎穴与肩峰连线的中点取穴。

穴位解剖：皮肤、皮下组织、斜方肌筋膜、斜方肌、肩胛提肌、上后锯肌。针由皮肤、浅筋膜穿斜方肌筋膜及其下方斜方肌，在颈横动脉的内侧，深进肩胛提肌、上后锯肌。皮肤有锁骨上外侧神经分布。斜方肌由副神经支配。肩胛提肌，位于颈椎横突和肩胛骨内侧角与

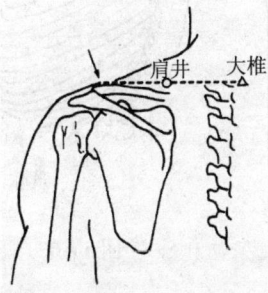

图 5 - 61

脊柱缘上部之间，由肩胛脊神经支配。上后锯肌在前肌的深面稍下方，由第六、七颈椎和第一、二胸椎棘突至第二至五肋角的外面，该肌由第一至第四胸神经后支支配。

功用：祛风通络，消肿止痛。

主治病证：①经脉病：颈项强痛，肩背疼痛，上肢不遂。②乳房病：乳汁少，乳癖，乳痈。③产科病：难产，胞衣不下。

操作方法：选用 9 号或 12 号针和 00 ~ 0 号线，直刺 0.5 ~ 0.8 寸，局部酸胀。

提示：深部正当肺尖，不可深刺，以防刺伤肺尖造成气胸。孕妇禁针。

辄　筋

定位：在侧胸部，渊腋穴前 1 寸，平乳头，第四肋间隙中。
（图 5 - 62）

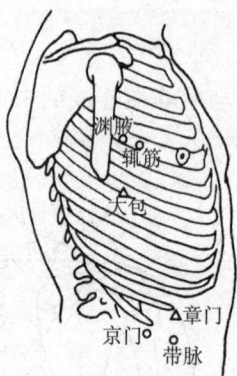

图 5 - 62

取法：平乳头，第四肋间隙中，腋中线前1寸。

穴位解剖：穴位在胸大肌外缘，穴下前锯肌和肋间内外肌，有胸外侧动、静脉，布有第四肋间神经外侧皮支。

功用：理气止痛，和胃降逆。

主治病证：胸胁疼痛，呕吐吞酸。

操作方法：选用9号、12号或16号针和00～2号线，斜刺或平刺0.5～0.8寸。

提示：不可深刺，以免伤及脏器。

日 月

定位：在上腹部，当乳头直下，第七肋间隙，前正中线旁开4寸。（图5-63）

取法：正坐或仰卧位，在乳头下方，当第七肋间隙处取穴。

穴位解剖：皮肤、皮下组织、胸部深筋膜、腹外斜肌（腱膜）、腹直肌、肋间外韧带、肋间内肌、腹横肌、胸内筋膜。皮肤有第六、七、八肋间神经的前皮支重叠分布。针刺该穴时，若盲目进针，除穿经上列结构以外，可经肋膈窦、肺、膈达肝（右侧）、胃（左侧），其后果是严重的。

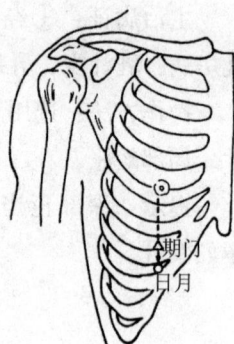

图 5 - 63

特异性：胆之募穴。

功用：疏肝利胆，和胃降逆。

主治病证：①肝胆病：黄疸，胁肋胀痛。②胃病：呕吐，吞酸，呃逆，胃脘痛。

操作方法：选用9号、12号或16号针和00~2号线，沿肋间隙向外斜刺或平刺0.5~0.8寸。

提示：右侧穴下为胆囊底部所在，故针刺时应注意掌握针刺的角度、深度。

京　门

定位：在侧腰部，章门后1.8寸，当第十二肋骨游离端的下方。（图5-62）

取法：侧卧位，于侧腹部，当第十二肋骨游离端下际取穴。

穴位解剖：皮肤、皮下组织、腹部深筋膜、腹外斜肌、腹内肌、腹横筋膜、腹膜下筋膜。皮肤有第十一、十二胸神经和第一腰神经的侧支的前支重叠分布。腹肌是腹壁的重要组成部。腹外斜肌位于腹前外侧最浅层，肌束由后上方向前下斜行，深层的腹肌由后下方向上方斜行，腹横肌则由后向前横行，因此，腹肌能保持腹腔内一定的压力（腹压），以维持腹腔内器官的正常位置。穴位腹腔内对应器官，有升（右）降（左）结肠、小肠、乙状结肠等。

特异性：肾之募穴。

功用：利湿通淋，温阳益肾。

主治病证：①肾病：腰痛，小便不利，水肿，遗精，阳痿等。②胃肠病：肠鸣，泄泻，腹胀。③经脉病：胁肋疼痛。

操作方法：选用9号、12号或16号针和00~2号线，斜刺0.5~1寸，局部酸胀，可扩散至季胁部。

提示：本经渊腋至京门穴深部内有重要脏器，不可直刺或深刺。

带　脉

定位：在侧腹部，当第十一肋骨游离端下方垂线与脐水平线的交点上。（图5-62）

取法：侧卧位，在第十一肋骨游离端直下，与脐相平处取穴。

穴位解剖：皮肤、皮下组织、腹横筋膜、腹膜下筋膜。皮肤有第十一、十二胸神经和第一腰神经前支的外侧皮支分布。腹横筋膜是腹内筋膜的一部分，由疏松结缔组织形成。其他参看京门穴。

功用：健脾利湿，调经止带。

主治病证：①妇科病：带下，月经不调，经闭，阴挺。②经脉病：胁痛，腰痛，小腹痛，疝气。

操作方法：选用9号、12号或16号针和00～2号线，直刺1～1.5寸，局部酸胀，可扩散至侧腰部。

居　髎

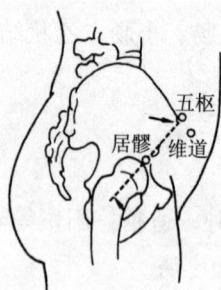

图5-64

定位：在髋部，当髂前上棘与股骨大转子最高点连线的中点处。（图5-64）

取法：侧卧位，在髂前上棘与股骨大转子之最高点连线的中点处取穴。

穴位解剖：皮肤、皮下组织、阔筋膜、阔筋膜张肌、臀中肌。皮肤有股外侧皮神经分布。阔筋膜张肌以短腱起于髂前上棘，约在股骨中上1/3处移行于髂胫束，束的下端止于胫骨外髁，并被阔筋膜包裹。阔筋膜张肌和臀中肌均由臀上神经和血管支配与供应。

功用：舒筋活络，益肾强骨。

主治病证：①经脉病：腰痛，下肢痿痹。②其他病：疝气，少腹痛。

操作方法：选用 9 号、12 号或 16 号针和 00～2 号线，直刺 1～1.5 寸，局部酸胀，可扩散至整个髋关节、臀部和腹外侧。

环　跳

定位：在股外侧部，侧卧屈股，当股骨大转子最高点与骶管裂孔连线的外 1/3 与中 1/3 交点处。（图 5－65）

取法：侧卧屈股位（下面的腿伸直，上面屈髋、屈膝），在股骨大转子最高点与骶管裂孔的连线上，外 1/3 与中 1/3 的交点处取穴。

穴位解剖：皮肤、皮下组织、臀肌筋膜、臀大肌、坐骨神经、股方肌。皮肤有髂腹下神经的外侧支和臀上皮神经的双重分布，该穴处皮肤的神经纤维来自第二腰

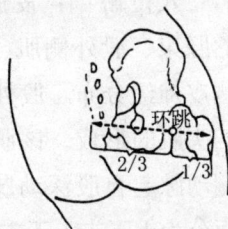

图 5－65

神经后支的皮支。臀大肌由臀下神经支配，到该肌的神经纤维来自第五腰神经和第一、二骶神经。坐骨神经由第四、五腰神经及第一至第三骶神经的前支纤维构成，刺中坐骨神经可有触电感放射至足部。针尖偏向内侧 0.5cm 左右，可刺中股后皮神经和臀下动、静脉，刺中该神经触电感可放射至大腿上部，不到足底。股方肌由骶丛分出的股方肌神经支配，到该肌的神经纤维来自第四、五腰神经和第一骶神经。

功用：祛邪除痹，强健腰膝。

主治病证：①经脉病：下肢痿痹，半身不遂，腰胯腿痛。

②其他病：风疹。

操作方法：选用 9 号、12 号或 16 号针和 00 ~ 2 号线，直刺 2 ~ 3 寸，局部有胀重感，或有触电感向下肢远端放散。

风　市

定位：在大腿外侧部的中线上，当腘横纹上 7 寸处。（图 5 - 66）

取法：①侧卧位，大腿外侧，腘横纹上 7 寸，股外侧肌与股二头肌之间。②当直立垂手时，中指止点处取穴。

穴位解剖：皮肤、皮下组织、阔筋膜、髂胫束、股外侧肌、股中间肌。皮肤有股外侧皮神经分布。股外侧肌和股中间肌参与股四头肌的形成，该肌由股神经支配。旋股外侧动脉起自股深动脉的外侧壁，在股直肌深面分为上下支，下支营养股前外侧肌。

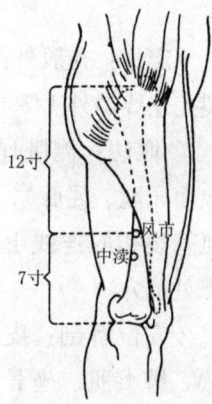

图 5 - 66

功用：祛风化湿，通经活络。

主治病证：①经脉病：半身不遂，下肢痿痹，麻木，脚气。②其他病：遍身瘙痒。

操作方法：选用 9 号或 12 号针和 00 ~ 1 号线，直刺 1 ~ 1.5 寸，局部酸胀，可向下放散。

阳陵泉

定位：在小腿外侧，当腓骨小头前下方凹陷处。（图 5 - 67）

取法：正坐屈膝垂足位，在腓骨小头前下方凹陷处取穴。

穴位解剖：皮肤、皮下组织、小腿深筋膜、腓骨长肌、趾长伸肌、胫腓关节。皮肤有腓肠外侧皮神经分布，到该穴皮肤的神经纤维来自第五腰神经。皮下组织内有上述皮神经和浅静脉。腓骨长肌由腓前神经支配，到该肌的神经纤维来自第四腰神经到第一骶神经。趾长伸肌位于腓骨长肌的内侧，由腓深神经支配，到该肌的神经纤维来自第四腰神经到第一骶神经。

特异性：足少阳胆经合穴，八会穴之筋会。

功用：疏肝利胆，强健腰膝。

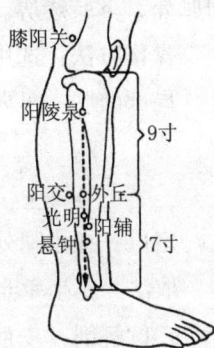

图 5 - 67

主治病证：①经脉病：肩痛，下肢痿痹，膝髌肿痛，腿肚转筋。②肝胆病：黄疸，口苦，呕吐，胁肋疼痛。③其他病：小儿惊风。

操作方法：选用 9 号或 12 号针和 00 ~ 1 号线，直刺 1 ~ 1.5 寸，局部酸胀，或有电麻感向下肢远端放散。

光　明

定位：在小腿外侧，当外踝尖上 5 寸，腓骨前缘。（图 5 - 67）

取法：正坐垂足或仰卧位，在外踝尖直上 5 寸，当腓骨前缘取穴。

穴位解剖：皮肤、皮下组织、小腿筋膜、腓骨长短肌、趾长伸肌、拇长伸肌。皮肤有腓浅神经分布。腓浅神经由腓总神经发出，进腓骨长、短肌之间，下降至腓骨肌和趾长伸肌之间，在小腿中下 1/3 交界处，穿小腿深筋膜至浅筋膜内下降，分布于小腿下部的外侧及足背皮肤。

特异性：足少阳胆经络穴。

功用：清肝明目，活络消肿。

主治病证：①目疾：目痛，夜盲，目视不明。②经脉病：胸胁胀痛，下肢痿痹。③乳房病：乳房胀痛，乳汁少。

操作方法：选用 9 号或 12 号针和 00 ~ 1 号线，直刺 0.5 ~ 0.8 寸，局部酸胀，可向足背扩散。

悬　钟

定位：在小腿外侧，当外踝尖上 3 寸，腓骨前缘。（图 5 - 67）

取法：正坐垂足或卧位，外踝尖上 3 寸，当腓骨前缘取穴。

穴位解剖：皮肤、皮下组织、小腿深筋膜、腓骨长短肌腱、趾长伸肌、拇长伸肌。皮肤有腓总神经的分支腓浅神经分布。腓骨长、短肌由腓浅神经的肌支支配，拇长屈肌和趾长屈肌由胫神经支配。其他参看光明穴。

特异性：八会穴之髓会。

功用：平肝息风，疏肝益肾。

主治病证：①经脉病：颈项强痛，胸胁胀痛，下肢痿痹。②痴呆、中风等髓海不足疾患。

操作方法：选用 9 号或 12 号针和 00 ~ 1 号线，直刺 0.5 ~ 0.8 寸，局部酸胀，可扩散至足。

丘　墟

定位：在足外踝的前下方，当趾长伸肌腱的外侧凹陷处。（图 5 - 68）

取法：正坐垂足着地或侧卧位，在外踝前下方，当趾长伸肌腱的外侧凹陷处取穴。

穴位解剖：皮肤、皮下组织、足背筋膜、趾短伸肌。皮肤有腓肠神经的足背外侧皮神经分布。足背深筋膜较薄弱，两筋膜之间有丰富的足背静脉网，分别汇入大、小隐静脉。针由皮肤、浅筋膜穿足深筋膜，在趾长伸肌腱外侧，深进骰骨表面的趾短伸肌。

外踝前动脉在踝关节附近发自胫前动脉，该血管向外在趾长伸肌腱的下方至外踝，与跗外侧动脉和腓动脉的穿支吻合。

特异性：足少阳胆经原穴。

功用：健脾利湿，泄热退黄，舒筋活络。

主治病证：①目疾：目赤肿痛，目翳等。②经脉病：胸胁胀痛，下肢痿痹，外踝肿痛，足内翻，足下垂等。

操作方法：选用 9 号或 12 号针和 00 ~ 1 号线，直刺 0.5 ~ 0.8 寸，局部酸胀；或向外斜刺 0.8 ~ 1.2 寸透申脉，局部酸胀，可扩散至足踝部。

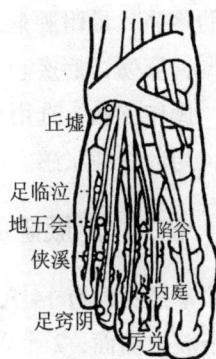

图 5 - 68

足临泣

定位：在足背外侧，当第四跖趾关节的后方，小趾伸肌腱的外侧凹陷处。（图 5 - 68）

取法：正坐垂足或仰卧位，在第四、五跖骨结合部的前方凹陷中取穴，穴当小趾伸肌腱的外侧。

穴位解剖：皮肤、皮下组织、足背筋膜、趾短伸肌、骨间背侧肌。皮肤有足背外侧皮神经和足中间皮神经双重分布。足背皮薄，活动度大，皮下组织结构疏松，浅筋膜中走行有足背静脉网及大、小隐静脉的起始部。针由皮肤、浅筋膜穿足背深筋膜，在趾长伸肌腱至第四、五趾的肌腱之间，经趾短伸肌腱外侧，入骨间背侧肌。

特异性：足少阳明经输穴。八脉交会穴，通带脉。

功用：疏肝息风，消肿止痛。

主治病证：①头面五官病：偏头痛，目赤肿痛。②经脉病：

胁肋疼痛，足跗肿痛。③乳房病：乳胀，乳痈。④其他病：月经不调，瘰疬，疟疾。

操作方法：选用 9 号或 12 号针和 00 ~ 1 号线，直刺 0.5 ~ 0.8 寸，局部有酸胀感。

十二、足厥阴肝经

本经一侧有 14 穴。其中有 3 个穴分布在足背，9 个穴位分布于下肢内侧面，2 个穴分布于胸胁部。首穴大敦，末穴期门。本经腧穴主治肝胆病、脾胃病、妇科病、少腹病、前阴病及本经经脉所过部位的病证。本经着重介绍穴位埋线常用的 6 个穴位。

行　间

定位：在足背部，当第一、二趾间，趾蹼缘的后方赤白肉际处。（图5 - 69）

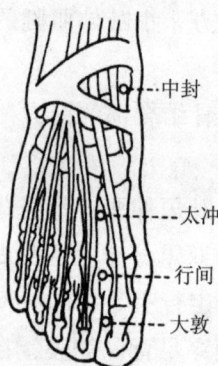

取法：正坐或仰卧位，于足背第一、二趾趾缝端凹陷处取穴。

穴位解剖：皮肤、皮下组织、骨间背侧肌。皮肤有腓深神经终末支的内侧支分布。趾蹼处足背与足底的皮肤和浅筋膜互相移行。针由皮肤、皮下组织穿足背深筋膜，在拇长、短伸肌腱 的外侧，穿经腓深神经的末支，继入第一骨间背侧肌。该肌由足底外侧神经的深支支配。

特异性：足厥阴肝经荥穴。

功用：清肝明目，平肝息风，通络止痛。

主治病证：①肝病：胁痛，口苦，黄疸，急躁易怒。②头面五官病：头顶痛，眩晕，目赤肿痛，青盲。③前阴病：疝气，小

图 5 - 69

便不利，尿痛。④妇科病：月经不调，痛经，经闭，崩漏。⑤经脉病：足背肿痛，足趾麻木。⑥神志病：中风，癫痫。

操作方法：选用9号或12号针和00～1号线，直刺或斜刺0.5～0.8寸，局部酸胀，可放散至足背。

太　冲

定位：在足背侧，当第一、二跖骨结合部之前凹陷中。（图5－69）

取法：正坐垂足或仰卧位，于足背第一、二跖骨结合部前方凹陷处取穴。

穴位解剖：皮肤、皮下组织、拇短伸肌与趾长伸肌腱之间、拇短伸肌腱外侧、第一骨间背侧肌。皮肤有腓深神经的皮支支配，到该穴皮肤的神经纤维来自第五腰神经。皮下组织内有上述神经的皮支、足背内侧皮神经和足背静脉网。拇长伸肌、趾长伸肌及拇短伸肌腱均受腓深神经支配。第一骨间背侧肌由足底外侧神经支配，到该肌的神经纤维来自第一、二骶神经。

特异性：足厥阴肝经输穴、原穴。

功用：平肝泄热，疏肝养血，清利下焦。

主治病证：针麻常用穴之一。①头面五官病：头痛，眩晕。②前阴病：疝气，遗尿。③妇科病：月经不调。④神志病：中风，癫痫。⑤局部病：足背肿痛。

操作方法：选用9号或12号针和00～1号线，直刺0.5～0.8寸，局部酸胀，或向足底放散。

蠡　沟

定位：在小腿内侧，当足内踝尖上5寸，胫骨内侧面的中央（图5－70）。

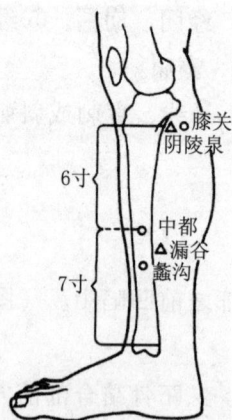

图 5-70

取法：正坐或仰卧位，当足内踝尖上5寸，胫骨内侧面的中央。

穴位解剖：皮肤、皮下组织、小腿三头肌（比目鱼肌）。皮肤有隐神经分布。皮下组织疏松，内行有浅静脉、皮神经和浅淋巴管。大隐静脉与隐神经伴行，并起自足背静脉网内侧部，经内踝的前方向上至小腿内侧面上行。下肢的浅淋巴管起自足趾，于足背、足底汇成淋巴管网。大部分浅淋巴管沿大隐静脉及属支汇入腹股沟浅淋巴结，仅小部分浅淋巴管，沿小隐静脉汇入腘淋巴结。针由皮肤、浅筋膜穿小腿深筋膜后，可直抵无肌肉保护的胫骨骨膜，或经胫骨内侧，直抵骨后小腿三头肌中的比目鱼肌，该肌由胫神经支配。

特异性：足厥阴肝经络穴。

功用：疏肝理气，调经止带。

主治病证：针麻常用穴之一。①妇科及前阴病：月经不调，带下，外阴瘙痒，疝气，睾丸肿痛，小便不利，遗尿。②其他病：足胫疼痛。

操作方法：选用9号或12号针和00~1号线，平刺0.5~0.8寸，局部酸胀。

曲 泉

定位：屈膝，当膝内侧横纹头上方，股骨内侧髁的后缘，半腱肌、半膜肌止端的前缘凹陷处。（图5-71）

取法：屈膝正坐或卧位，股骨内侧髁的后缘，于膝内侧横纹端凹陷处取穴。

穴位解剖：皮肤、皮下组织、股内侧肌。皮肤有股内侧皮神经分布。皮下组织疏松，内含脂肪组织较多。大隐静脉由小腿内侧上升，经股骨内侧髁的后方，至大腿内侧，在大腿阔筋膜隐静脉裂孔汇入股静脉。深面有发自腘动脉的膝上内侧动脉，参与膝关节网。针由皮肤、浅筋膜穿大腿深筋，入股内侧肌，该肌由股神经支配。

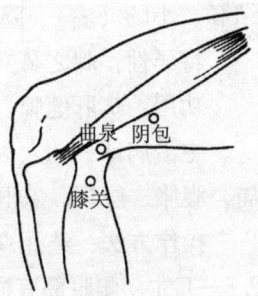

图 5 - 71

特异性：足厥阴肝经合穴。

功用：清利湿热，通调下焦。

主治病证：①前阴病：阴痒，遗精，小便不利。②经脉病：膝股肿痛，活动不利。

操作方法：选用 9 号或 12 号针和 00 ~ 1 号线，直刺 1 ~ 1.5 寸，局部酸胀，可向周围放散。

章　门

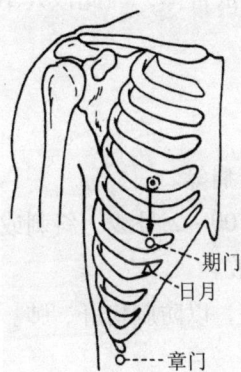

图 5 - 72

定位：在侧腹部，当十一肋游离端的下方处。（图 5 - 72）

取法：仰卧位或侧卧位，在腋中线上，合腋屈肘时，当肘尖止处是该穴。

穴位解剖：皮肤、皮下组织、腹外斜肌、腹内斜肌、腹横肌、腹横筋膜、腹膜下筋膜。皮肤有第十一、十二胸神经前支的外侧皮支分布。以上诸肌均由第五至十二对胸神经前支和髂腹下神经、髂腹股沟神经支配。穴位下腹腔内相对应器官为升

143

结肠、小肠（右）、降结肠（左）。

特异性：脾之募穴，八会穴之脏会。

功用：疏肝健脾，理气散结，清利湿热。

主治病证：此穴为脏会穴，统治五脏疾病。①脾胃病证：腹痛，腹胀，腹泻。②肝胆病证：胁痛，黄疸。

操作方法：选用9号、12号或16号针和00~2号线，直刺0.8~1寸，侧腹部有酸胀感，并可向腹后壁传导。

期　门

定位：在胸部，当乳头直下，第六肋间隙，前正中线旁开4寸。（图5－72）

取法：仰卧位，先定第四肋间隙的乳中穴，并于其下二肋（第六肋间）处取穴。对于女性患者则应以锁骨中线的第六肋间隙处定取。

穴位解剖：皮肤、皮下组织、腹外斜肌、肋间外肌、肋间内肌、胸横肌、胸内筋膜。皮肤有第五、六、七肋间神经重叠分布。肋胸膜和膈胸膜于肺下缘处相互移行，形成肋膈窦（为胸膜腔的一部分），其深面是膈肌，右侧可至肝，左侧抵胃体，因此该穴不可盲目深进针。

特异性：肝之募穴。

功用：健脾疏肝，理气活血。

主治病证：胸胁胀痛，咳喘，胸热，胆绞痛等。

操作方法：选用9号、12号或16号针和00~2号线，斜刺或平刺0.5~0.8寸，局部酸胀，可向腹后壁放散。

提示：针刺时应控制好方向、角度和深度，以防刺伤肝、肺。

十三、督脉

本经共有28穴。分布于人体后正中线，起于长强，止于龈交。

本经腧穴主治骶、背、头项局部病证及相应的内脏疾病、神志病。本经着重介绍穴位埋线常用的 17 个穴位。

长　强

定位：跪伏或胸膝位，当尾骨尖端与肛门连线的中点处。（图5 - 73）

取法：跪伏或胸膝位，于尾骨尖与肛门连线之中点取穴。

穴位解剖：皮肤、皮下组织、肛尾韧带。浅层主要布有尾神经的后支，深层有阴部神经的分支、肛神经，阴部内动、静脉的分支或属支，肛动、静脉。

特异性：督脉络穴。

功用：解痉缓急，通淋止痛。

主治病证：①肠腑病证：痔疾，脱肛，便血，便秘，腹泻，痢疾等。②其他：腰脊和尾骶骨疼痛，癫狂痫。

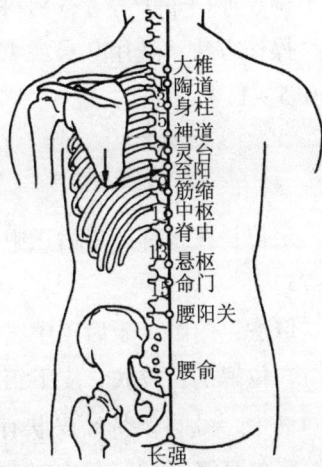

图 5 - 73

操作方法：选用 9 号或 12 号针和 00 ~ 1 号线，针尖向上紧靠尾骨斜刺 0.8 ~ 1 寸。

提示：不宜直刺，以免伤及直肠，引起感染。

腰阳关

定位：在腰部，当后正中线上，第四腰椎棘突下凹陷中。（图5 - 73）

取法：俯卧，两髂嵴最高点连线的中点下方凹陷处取穴。

穴位解剖：皮肤、皮下组织、棘上韧带、棘间韧带、弓间韧带。浅层主要布有第四腰神经后支的内侧支和伴行的动、静脉，深层有棘间的椎外（后）静脉丛，第四腰神经后支的分支，和第四腰动、静脉的背侧支的分支或属支。

功用：祛寒除湿，舒筋活络。

主治病证：①经脉病：腰骶疼痛，下肢痿痹。②妇科病：月经不调，赤白带下等。③男科病：遗精，阳痿等。

操作方法：选用9号或12号针和00～1号线，向上斜刺或直刺0.5～1寸。

命 门

定位：在腰部，当后正中线上，第二腰椎棘突下凹陷中。（图5－73）

取法：俯卧，于后正中线上，第二腰椎棘突下凹陷中取穴。

穴位解剖：皮肤、皮下组织、胸腰筋膜、棘上韧带或竖脊肌、棘间韧带、弓间韧带。皮肤有第二腰神经后支的内侧支分布。胸腰筋膜包裹竖脊肌；棘上韧带有第二腰神经后支分布，竖脊肌由脊神经后支支配；第二、三腰椎棘突间的棘间韧带有第二腰神经后支分布。深刺可刺过弓箭韧带进入椎管。

功用：补肾壮阳。

主治病证：①经脉病：腰脊强痛，下肢痿痹。②妇科病证：赤白带下，月经不调，痛经，经闭，不孕等。③男性病证：遗精，阳痿，精冷不育，小便频数等。④其他：小腹冷痛，腹泻。

操作方法：选用9号、12号或16号针和00～2号线，针尖稍向上斜刺0.5～1寸。

提示：①针刺过深，会刺过棘间韧带，进入蛛网膜下腔，此时针尖阻力突然消失，患者下肢出现强烈触电样感，应予注意。

146

②对于腰椎间盘突出症的患者可选 16 号针和 2 号线。

脊　中

定位：在背部，后正中线上，第十一胸椎棘突下凹陷中（图 5 - 73）

取法：俯卧位，在第十一胸椎棘突下凹陷中取穴。

穴位解剖：皮肤、皮下组织、棘上韧带、棘间韧带。穴区内有胸神经后支皮支，深层有胸神经后支和肋间动脉背侧支分布。

功用：止泻，利胆，通络止痛。

主治病证：泄泻，黄疸，痔疾，癫痫，小儿疳积，脱肛，腰脊强痛。

操作方法：选用 9 号或 12 号针和 00 ~ 1 号线，向上微斜刺 0.5 ~ 1 寸，局部有酸胀感，或向下背或前胸放散。

筋　缩

定位：在背部，后正中线上，在第九胸椎棘突下凹陷中（图 5 - 73）

取法：俯伏或俯卧位，在第九胸椎棘突下凹陷中取穴。

穴位解剖：皮肤、皮下组织、棘上韧带、棘间韧带。穴区内有胸神经后支皮支，深层有胸神经后支和肋间动脉背侧支分布。

功用：祛风止痉，通络止痛。

主治病证：癫痫，抽搐，脊强，胃痛。

操作方法：选用 9 号或 12 号针和 00 ~ 1 号线，向上斜刺 0.5 ~ 1 寸，局部有酸胀感，或向下背或前胸放散。

至　阳

定位：在背部，后正中线上，第七胸椎棘突下凹陷中。（图

5 – 73）

取法：俯伏或俯卧位，与两肩胛骨下角平齐的第七胸椎棘突下凹陷中取穴。

穴位解剖：皮肤、皮下组织腰背筋膜、棘上韧带及棘间韧带。穴区内有第七肋间动脉后支和棘间皮下静脉丛，布有第九胸神经后支的内侧支。

功用：利胆退黄，通络止痛。

主治病证：①肝胆病证：黄疸，胸胁胀满等。②经脉病证：腰背疼痛，脊强。③其他：咳嗽，气喘。

操作方法：选用 9 号或 12 号针和 00 ~ 1 号线，向上斜刺0.5 ~ 1 寸，局部有酸胀感，或向下背或前胸放散。

灵　台

定位：在背部，后正中线上，第六胸椎棘突下凹陷中。（图 5 –73）

取法：俯卧位。在第六胸椎棘突下凹陷中取穴。

穴位解剖：皮肤、皮下组织、棘上韧带、棘间韧带。穴区内有胸神经后支皮支，深层有胸神经后支和肋间动脉背侧支分布。

功用：解毒敛疮，通络止痛。

主治病证：咳嗽，气喘，疔疮，脊背强痛。

操作方法：选用 9 号或 12 号针和 00 ~ 1 号线，向上斜刺0.5 ~ 1 寸。

神　道

定位：在背部，后正中线上，第五胸椎棘突下凹陷中。（图 5 –73）

取法：俯卧位，在第五胸椎棘突下凹陷中取穴。

穴位解剖：皮肤、皮下组织、棘上韧带、棘间韧带。穴区内有胸神经后支皮支，深层有胸神经后支和肋间动脉背侧支分布。

功用：养心安神，通络止痛。

主治病证：心悸，健忘，咳嗽，脊背强痛。

操作方法：选用 9 号或 12 号针和 00~1 号线，向上斜刺0.5~1 寸。

身　柱

定位：在背部，后正中线上，第三胸椎棘突下凹陷中。（图 5-73）

取法：俯卧位，在第三胸椎棘突下凹陷中取穴。

穴位解剖：皮肤、皮下组织、棘上韧带、棘间韧带。穴区内有胸神经后支皮支，深层有胸神经后支和肋间动脉背侧支分布。

功用：止咳平喘，通络止痛。

主治病证：咳嗽，气喘，癫痫，脊背强痛。

操作方法：选用 9 号或 12 号针和 00~1 号线，向上斜刺0.5~1 寸。

大　椎

定位：当后正中线上，第七颈椎棘突下凹陷中。（图 5-73）

取法：俯伏或正坐低头，于第七颈椎棘突下凹陷处取穴。

穴位解剖：皮肤、皮下组织、斜方肌腱、棘上韧带、棘间韧带。皮肤有第八颈神经后支的内侧皮支分布。斜方肌由副神经及第三、四颈神经前支支配。棘上韧带有第八颈神经后支的内侧支分布；第七颈椎棘突与第一胸椎棘突间的棘间韧带有第八颈神经后支的内侧支分布。深刺会刺过黄韧带而进入椎管。

功用：清热解表，截疟止痛。

主治病证：①外感病证：热病，疟疾，恶寒发热，咳嗽，气喘等。②神志病证：癫狂，痫症，小儿惊风等。③经脉病：项强，脊痛。④其他：风疹，痤疮。

操作方法：选用 9 号或 12 号针和 00～1 号线，向上斜刺0.5～1寸。

提示：针刺时若针尖阻力突然消失，出现触电感向四肢放散，应立即退针，否则会伤及脊髓。

哑　门

定位：正坐位，在项部，当后发际正中直上 0.5 寸，第一颈椎下。（图 5 - 74）

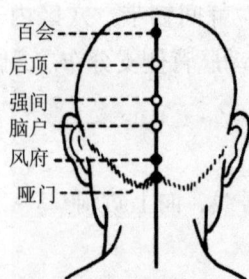

百会
后顶
强间
脑户
风府
哑门

图 5 - 74

取法：正坐，头稍前倾，于后正中线，入发际 0.5 寸之凹陷中取穴。

穴位解剖：皮肤、皮下组织、左右斜方肌之间、项韧带、左右头夹肌之间、左右头半棘肌之间。皮肤有枕大神经和第三枕神经分布，分别来自第二、第三颈神经。皮下组织内有上述皮神经和皮下静脉，左、右头夹肌及左、右头半棘肌由颈神经后支支配。

功用：平肝息风，开窍醒神。

主治病证：①言语障碍：舌强不语，暴喑。②经脉病：头痛，颈项强痛。③神志病证：癫狂痫、癔症等。

操作方法：选用 9 号或 12 号针和 00～1 号线，伏案正坐位，使头微前倾，项肌放松，向下颌方向缓慢刺入 0.5～1 寸。

提示：针尖不可向上深刺，以免刺入枕骨大孔，误伤延髓。

风　府

定位：正坐位，在项部，当后发际正中直上 1 寸，枕外隆突直下，两侧斜方肌之间凹陷中。（图 5 - 74）

取法：正坐，头微前倾，于后正中线上，后发际直上 1 寸处取穴。

穴位解剖：皮肤、皮下组织、左右斜方肌之间、颈韧带、左右头半棘肌之间、左右头后大小直肌之间。皮肤有枕大神经和第三枕神经分布，分别来自第二、第三颈神经。皮下组织内有第二、三颈神经的皮支和皮下静脉。针刺该穴一般不宜穿透项韧带。

功用：平肝息风，通关开窍。

主治病证：①神志病证：中风、癫狂痫、癔症等。②内外风为患病证：头痛，眩晕，颈项强痛，咽喉肿痛，失音，目痛，鼻衄等。

操作方法：选用 9 号或 12 号针和 00 ~ 1 号线，伏案正坐，使头微前倾，项肌放松，向下颌方向缓慢刺入 0.5 ~ 1 寸。

提示：针尖不可向上，以免刺入枕骨大孔，误伤延髓。

脑　户

定位：当后发际正中直上 2.5 寸。（图 5 - 74）

取法：正坐位，风府穴上 1.5 寸处。

穴位解剖：皮肤、皮下组织、枕额肌枕腹。穴区内有枕大神经，深层有面神经耳后支和枕动脉分布。

功用：醒脑开窍，镇惊安神。

主治病证：头痛，头晕，项强，失音，癫狂。

操作方法：选用 9 号或 12 号针和 00 ~ 1 号线，平刺 0.5 ~ 0.8 寸。

百 会

定位：正坐位，在头部，当前发际正中直上5寸，或两耳尖连线的中点处。（图5-75）

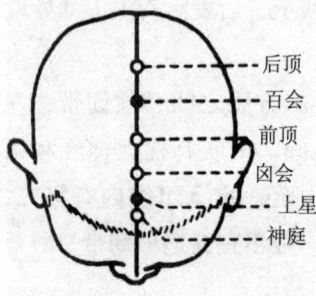

图5-75

取法：正坐或俯伏，在前发际正中直上5寸，或于两耳尖连线的交点处取穴。

穴位解剖：皮肤、皮下组织、帽状腱膜、腱膜下疏松结缔组织、颅骨外膜与颅骨。皮肤有颅前部来的眶上神经，颅后部来的枕大神经和颅两侧来的耳颞神经，眶上神经是三叉神经第一支的分支，枕大神经为第二颈神经后支的内侧支，耳颞神经为三叉神经第三支的分支。皮下组织内有上述神经纤维和枕动、静脉，颞浅动静脉的吻合网。帽状腱膜为坚韧致密的结缔组织膜。腱膜下疏松结缔组织又称腱膜下隙，范围较广，若出血可形成较大的血肿。

功用：息风醒脑，升阳固脱。

主治病证：①神志病证：痴呆，中风，失语，瘛疭，失眠，健忘，癫狂痫证、癔症等。②头面病证：头痛，眩晕，头风，耳鸣等。③中气下陷证：脱肛，阴挺，胃下垂，肾下垂等。

操作方法：选用9号或12号针和00～0号线，平刺0.5～0.8寸。

提示：皮下组织内有丰富的纤维束和血管，针尖进入此层有一定阻力，并易出血，故出针时用棉球按压片刻。

上 星

定位：在头部，当前发际正中直上1寸。（图5-76）

取法：正坐或仰靠，在头部中线入前发际 1 寸处取穴。

穴位解剖：皮肤、皮下组织、帽状腱膜、腱膜下疏松组织。穴区布有额神经的分支和额动、静脉的分支或属支。

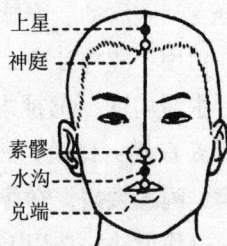

图 5 - 76

功用：息风通窍，醒脑安神。

主治病证：①头面部病证：眩晕，头痛，目赤肿痛，迎风流泪，鼻渊，鼻衄等。②外感病证：热病汗不出，疟疾。③神志病：癫狂。

操作方法：选用 9 号或 12 号针和 00 ~ 0 号线，平刺 0.5 ~ 0.8 寸。

素　髎

定位：仰靠坐位，在面部，当鼻尖的正中央。（图 5 - 76）

取法：正坐仰靠或仰卧，当鼻尖处取穴。

穴位解剖：皮肤、皮下组织、鼻中隔软骨、鼻外侧软骨。穴区布有筛前神经鼻外支及面动、静脉的鼻背支。

功用：清热消肿，通利鼻窍。

主治病证：①鼻部病证：鼻塞流涕，鼻渊，鼻衄。②神志病：抽搐，昏迷，休克，新生儿窒息。

操作方法：选用 12 号针和 0 ~ 1 号线，向上斜刺 0.3 ~ 0.5 寸。

水　沟

定位：仰靠坐位，在面部，当人中沟的上 1/3 与下 2/3 交点处。（图 5 - 76）

取法：仰靠或仰卧，于人中沟的上 1/3 与下 2/3 交点处取穴。

穴位解剖：皮肤、皮下组织、口轮匝肌。穴区布有眶下神经的分支和上唇动、静脉。

功用：醒神开窍，清热息风。

主治病证：①神志病：昏迷，晕厥，抽搐，中风，癫痫。②头面五官病：口歪，唇肿，齿痛，鼻塞，鼻衄，牙关紧闭。③经脉病：闪挫腰痛，脊膂强痛。④其他病：消渴，黄疸，遍身水肿。

操作方法：选用 12 号针和 0～1 号线，向上斜刺 0.3～0.5 寸。

十四、任脉

本经共有 24 穴，分布于人体前正中线，起于会阴，止于承浆。本经腧穴主治腹、胸、颈、头面的局部病证及相应的内脏器官病证，部分腧穴有强壮作用，少数腧穴可治疗神志病。本经着重介绍穴位埋线常用的 10 个穴位。

中 极

定位：仰卧位，在下腹部，前正中线上，当脐下 4 寸。（图 5-77）

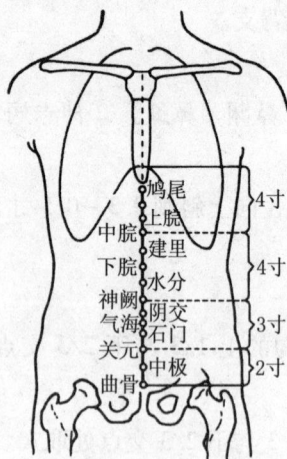

图 5-77

取法：腹中线上，仰卧取穴，耻骨联合中点上 1 寸。

穴位解剖：皮肤、皮下组织、腹白线、腹横筋膜、腹膜外脂肪、壁腹膜。皮肤有髂腹下神经分布，髂腹下神经是腰丛的分支，支配腹内斜肌、腹横肌及耻骨区和臀前部的皮肤。皮下组织内有上述神经纤维和腹壁浅动静脉。腹直肌包裹于腹直肌鞘内，该肌由肋间神经（第六至十二胸神经组成）支配。

特异性：膀胱募穴。

功用：益肾壮阳，调经止带。

主治病证：①前阴病：癃闭，尿频，疝气偏坠。②妇科及男科病：带下，痛经，带下，崩漏，阳痿，遗精。③其他病：水肿。

操作方法：选用 9 号、12 号或 16 号针和 00～2 号线，由上向下斜刺 1～1.5 寸。需在排尿后进行针刺。

提示：针刺过深，会进入腹腔而刺中小肠，膀胱充盈亦可刺中膀胱。孕妇不宜针刺。

关　元

定位：仰卧位，在下腹部，前正中线上，当脐下 3 寸。（图 5－77）

取法：在脐下 3 寸，腹中线上，仰卧取穴。

穴位解剖：皮肤、皮下组织、腹白线、腹横筋膜、腹膜外脂肪、壁腹膜。皮肤有肋下神经前皮支的内侧支分布。皮下组织内有上述神经分支和腹壁浅动静脉。腹直肌包裹于腹直肌鞘内，该肌由肋间神经（第六至十二胸神经组成）支配。

特异性：小肠募穴。

功用：培补元气，导赤通淋。

主治病证：①妇科及男科病：带下，痛经，带下，崩漏，阳痿，遗精。②二阴病：癃闭，尿频，疝气偏坠，腹痛泄泻。③虚劳病：中风脱肛，虚劳，羸瘦无力。④其他病：水肿。

操作方法：选用 9 号、12 号或 16 号针和 00～2 号线，由上向下斜刺 0.5～0.8 寸。需在排尿后进行针刺。

提示：针刺过深，会进入腹腔而刺中小肠，膀胱充盈亦可刺中膀胱。孕妇不宜针刺。

气 海

定位：在下腹部，前正中线上，当脐中下1.5寸。（图5-77）

取法：在脐下1.5寸，腹中线上，仰卧取穴。

穴位解剖：皮肤、皮下组织、腹白线或腹直肌。皮肤有第十一肋间神经前皮支的内侧支分布。皮下组织内有上述神经分支和腹壁浅动静脉。腹直肌包裹于腹直肌鞘内，该肌由肋间神经（第六至十二胸神经组成）支配。

特异性：肓之原穴。

功用：益气助阳，调经止带。

主治病证：①气虚病证：虚脱，真气不足，形体羸瘦，乏力等。②肠腑病证：下腹疼痛，大便不通，泻痢不止等。③泌尿生殖病证：癃淋，遗尿，阳痿，遗精，滑精。④妇科病：月经不调，痛经，闭经，崩漏，带下，阴挺，产后恶露不止等。

操作方法：选用9号、12号或16号针和00~2号线，由上向下斜刺1~1.5寸。

提示：针刺过深，会进入腹腔而刺中小肠。孕妇慎用。

下 脘

定位：仰卧位，在上腹部，前正中线上，当脐中上2寸。（图5-77）

取法：在脐上2寸，腹中线上，仰卧取穴。

穴位解剖：皮肤、皮下组织、腹白线、腹横筋膜、腹膜外脂肪、壁腹膜。浅层主要布有第九胸神经前支的前皮支和腹壁浅静脉的属支，深层有第九胸神经前支的分支。

功用：健脾和胃，降逆止呕。

主治病证：腹痛，腹胀，腹泻，呕吐，完谷不化，小儿疳积等脾胃病证。

操作方法：选用 9 号、12 号或 16 号针和 00 ~ 2 号线，由上向下斜刺 0.5 ~ 0.8 寸。

中　脘

定位：在上腹部，前正中线上，当脐中上 4 寸。（图 5 - 77）

取法：腹中线上，仰卧取穴，在脐上 4 寸，或脐与胸剑联合的中点处。

穴位解剖：皮肤、皮下组织、腹白线或腹直肌。皮肤有第八肋间神经分布。皮下组织内有上述神经和胸腹壁浅静脉。腹直肌由肋间神经支配。

特异性：胃之募穴，八会穴之腑会。

功用：和胃健脾，降逆止呕。

主治病证：①脾胃病证：胃痛，腹痛，腹胀，呕逆，反胃，纳呆，小儿疳积等。②其他：黄疸，癫狂，脏躁。

操作方法：选用 9 号、12 号或 16 号针和 00 ~ 2 号线，由上向下斜刺 1 ~ 1.5 寸。

提示：此穴深刺可刺破腹横筋膜、腹膜外脂肪、壁腹膜进入腹膜腔而刺中胃，肝脾肿大者尤不宜深刺。

膻　中

定位：仰卧位，在胸部，前正中线上，平第四肋间，两乳头连线的中点。

取法：在两乳头之间，胸骨中线上，平第四肋间隙，仰卧取穴。（图 5 - 78）

穴位解剖：皮肤、皮下组织、胸骨体。主要布有第四肋间神经的前皮支和胸廓内动、静脉的穿支。

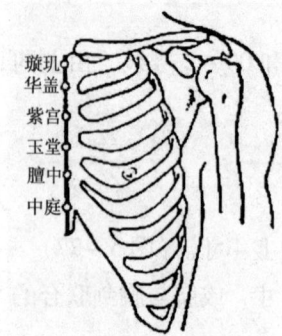

图 5 - 78

特异性：心包募穴，八会穴之气会。

功用：理气止痛，增液生津。

主治病证：①胸中气机不畅的病证：咳嗽，气喘，胸闷，心痛，噎膈，呃逆等。②胸乳病证：产后乳少，乳痈，乳癖等。

操作方法：选用 9 号、12 号或 16 号针和 00 ~ 2 号线，由上向下斜刺或平刺 0.3 ~ 0.5 寸。

华　盖

定位：在胸部正中线上，平第一肋间处。（图 5 - 78）

取法：仰卧位，前正中线平第一肋间处取穴。

穴位解剖：皮肤、皮下组织、胸骨。穴区内有第一肋间神经前皮支，深层有第一肋间神经和胸廓内动脉前穿支分布。

功用：止咳平喘，理气止痛。

主治病证：咳嗽，气喘，胸胁胀痛。

操作方法：选用 9 号、12 号或 16 号针和 00 ~ 2 号线，由内向外斜刺或平刺 0.3 ~ 0.5 寸。

璇　玑

定位：在胸部正中线上，当天突下 1 寸处。（图 5 - 78）

取法：前正中线，胸骨柄的中央处。

穴位解剖：皮肤、皮下组织、胸骨。穴区内有第一肋间神经前皮支，深层有第一肋间神经和胸廓内动脉前穿支分布。

功用：止咳平喘，理气止痛。

主治病证：咳嗽，气短，胸痛，咽喉肿痛。

操作方法：选用 9 号、12 号或 16 号针和 00～2 号线，由内向外斜刺或平刺 0.3～0.5 寸。

廉　泉

定位：在颈部喉结上方，当前正中线上，舌骨体上缘的中点处。（图 5 - 79）

取法：正坐，微仰头，在喉结上方，当舌骨的上缘中点处取穴。

穴位解剖：皮肤、皮下组织（含颈阔肌）、左右二腹肌前腹之间、下颌骨肌、舌骨肌、舌肌。浅层布有面神经颈支和颈横神经上支的分支，深层有舌动、静脉的分支或属支，舌下神经的分支和下颌舌骨肌神经等。

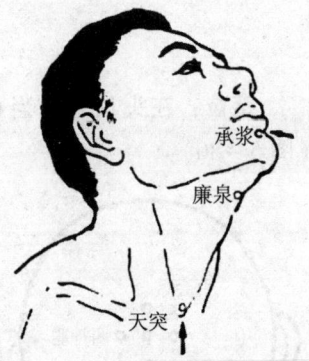

图 5 - 79

功用：利咽润喉，消肿止痛。

主治病证：中风失语，暴喑，吞咽困难，舌缓流涎，舌下肿痛，口舌生疮，喉痹等咽喉口舌病证。

操作方法：选用 9 号针和 00 号线，由上向下斜刺，向舌根刺入 0.5～0.8 寸。

承　浆

定位：仰靠坐位，在面部，当颏唇沟的正中凹陷处。（图 5 - 79）

取法：正坐仰靠，于颏唇沟的正中凹陷处取穴。

穴位解剖：皮肤、皮下组织、口轮匝肌、降下唇肌。穴区布有下牙槽神经的终支神经和动、静脉。

功用：生津敛液，舒筋活络。

主治病证：口歪、齿龈肿痛、流涎等口部病证；暴喑；癫狂。

操作方法：选用 9 号或 12 号针和 00 ~ 1 号线，斜刺 0.3 ~ 0.5 寸。

十五、经外奇穴

四神聪

定位：在头顶部，当百会前后左右各 1 寸处，共 4 个穴位。（图 5 – 80）

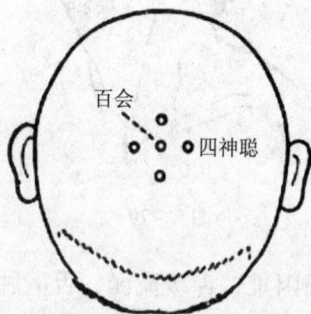

图 5 – 80

取法：取穴时患者取坐位或仰卧位，先取头部前后正中线与耳尖连线的中点（百会穴），在其前后左右各 1 寸处取穴。

穴位解剖：皮肤、皮下组织和帽状腱膜。皮肤有额神经、耳郭神经、耳小神经和枕大神经交织分布。该处血管有枕动、静脉，颞浅动、静脉的额支和顶支，眶上动、静脉的吻合网分布。

功用：镇静安神，清利头目，醒脑开窍。

主治病证：头痛，眩晕，失眠，健忘，癫痫等神志病证。

操作方法：选用 9 号针和 00 号线，针尖向后平刺 0.5 ~ 0.8 寸，局部酸胀。

印　堂

定位：在前额部，当两眉头间的中点。（图 5 - 81）

取法：在两眉头间的中点取穴。

穴位解剖：皮肤、皮下组织和降眉间肌。皮肤有额神经的滑车上神经分布。肌肉由面神经的颞支支配，血液供应来自滑车上动脉和眶上动脉的分支及伴行同名静脉。

功用：清利头目，通鼻开窍。

主治病证：①痴呆，痫证，失眠，健忘等神志病证。②头痛，头晕。③鼻衄，鼻渊。④小儿惊风，产后血晕，子痫。

操作方法：选用 9 号或 12 号针和 00～1 号线，提捏局部皮肤，向下平刺 0.3～0.5 寸。

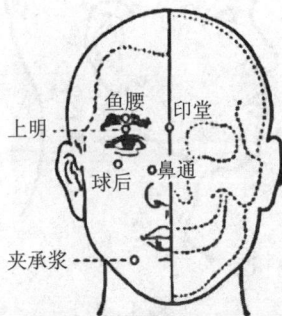

图 5 - 81

太　阳

定位：在颞部，当眉梢与目外眦之间，向后约一横指的凹陷处。

取穴：正坐位或侧伏位，在颞部，当眉梢与目外眦之间，向后约一横指的凹陷处。（图 5 - 82）

穴位解剖：皮肤、皮下组织、眼轮匝肌、颞筋膜和颞肌。皮肤有颧神经的分支颧面神经分布，颧面神经是三叉神经第二支（上颌神经）的分支。皮下组织内有上述神经和颞浅动静脉。眼轮匝肌受面神经的颞支和颧支支配。颞肌由三叉神经的第三支（下颌神经）的分支颞深神经支配。

功用：清肝明目，通络止痛。

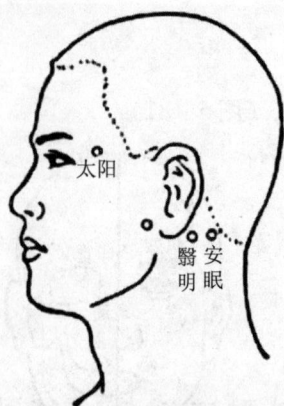

图 5 - 82

主治病证：头痛，目疾，面瘫。

操作方法：选用 9 号或 12 号针和 00 ~ 1 号线，直刺或斜刺 0.3 ~ 0.5 寸。

翳 明

定位：在项部，当翳风后 1 寸。（图 5 - 82）

取穴：正坐位，头略前倾，在项部翳风穴后 1 寸处取穴。

穴位解剖：皮肤、皮下组织、胸锁乳突肌、头夹肌和头最长肌。皮肤有耳大神经、枕小神经分布，耳大神经为颈丛皮支，由二、三颈神经纤维组成，枕小神经由第二颈神经纤维组成。皮下组织内有上述神经纤维和耳后动静脉的分支或属支。胸锁乳突肌由副神经脊髓根及第二、三颈神经前支支配。头夹肌受颈中部脊神经后支的外侧支支配。头最长肌受颈下部脊神经后支支配。

功用：聪耳明目，宁心安神。

主治病证：头痛，眩晕，失眠，目疾，耳鸣。

操作方法：选用 9 号针和 00 号线，直刺 0.5 ~ 1 寸。

提示：穴位深面有颈深动静脉，再深面有椎动脉，故不宜针刺过深，以免损伤深部血管。

安 眠

定位：在翳风与风池穴连线中点处。（图 5 - 82）

取穴：正坐位，在翳风与风池连线中点处取穴。

穴位解剖：皮肤、皮下组织、胸锁乳突肌、头夹肌。穴区内有耳大神经、枕小神经，深层有副神经、颈神经后支和耳后动脉分布，在深层有迷走神经干、副神经干和颈内动脉、颈内静脉经过。

功用：聪耳明目，宁心安神。

主治病证：头痛，失眠，眩晕，心悸，癫狂。

操作方法：选用 9 号或 12 号针和 00 ~ 1 号线，斜刺0.8 ~ 1.2 寸。

子　宫

定位：在下腹部，当脐下 4 寸，旁开 3 寸。（图 5 - 83）

取穴：患者卧位，在脐下 4 寸，旁开 3 寸处取穴。

穴位解剖：皮肤、皮下组织、腹直肌。浅层有髂腹下神经和腹壁浅动脉分布，深层有髂腹股沟神经的肌支和腹壁下动脉分布。

功用：理气调经，升提下陷。

主治病证：阴挺，月经不调，痛经，崩漏，不孕等妇科病证。

图 5 - 83

操作方法：选用 9 号或 12 号针和 00 ~ 1 号线，直刺0.8 ~ 1.2 寸，局部酸胀感向外生殖器放散。

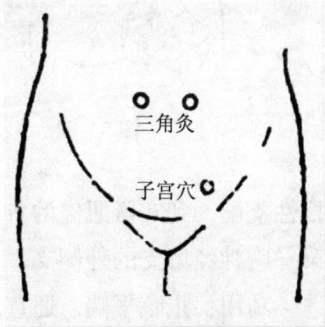

定　喘

定位：在背部，第七颈椎棘突下，旁开 0.5 寸。（图 5 - 84）

取穴：患者俯卧位或正坐低头，穴位于后正中线上，第七颈椎棘突下（大椎穴）旁开 0.5 寸处。

穴位解剖：皮肤、皮下组织、斜方肌、菱形肌、颈夹肌、上

163

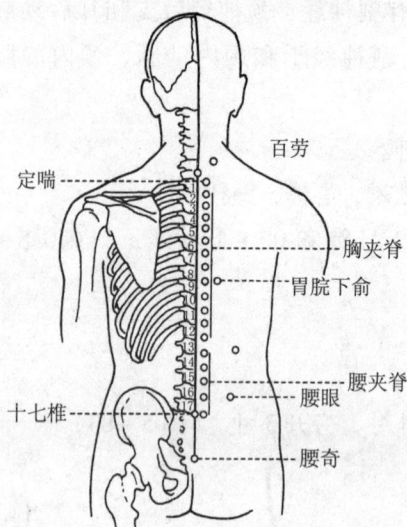

图 5 – 84

后锯肌、竖脊肌（骶棘肌）。皮肤由第八颈神经后支的内侧支支配。皮下组织有上述皮神经的分支通过。斜方肌由副神经及第三、四颈神经前支支配。菱形肌由肩胛背神经支配，到该肌的神经纤维由第四、五颈神经组成。颈夹肌由第二、三、四、五颈神经后支的外侧支支配。上后锯肌由第一、二、三、四肋间神经支配。竖脊肌（骶棘肌）由脊神经后支节段性支配，到穴区肌肉的神经主要是第八颈神经后支的外侧支和第一胸神经后支的外侧支。

功用：止咳平喘，通宣理肺。

主治病证：哮喘，咳嗽，肩背痛，落枕。

操作方法：选用 9 号或 12 号针和 00 ~ 1 号线，直刺或针尖向上斜刺 0.5 ~ 0.8 寸。

夹 脊

定位：在背腰部，当第一胸椎至第五腰椎棘突下两侧，后正中线旁开 0.5 寸，一侧 17 个穴位，左右共 34 穴。

取穴：患者俯伏或俯卧位，当脊柱棘突间两侧，后正中线旁开 0.5 寸处取穴。

穴位解剖：皮肤、皮下组织、浅肌层（斜方肌、背阔肌、菱形肌、上后锯肌、下后锯肌）、深层肌（竖脊肌、横突棘肌）。分布有第一胸神经至第五腰神经的内侧皮支和伴行的动、静脉。深层布有第一胸神经至第五腰神经后支的肌支，肋间后动、静脉背侧支的分支或属支。

功用：调节脏腑机能。

主治病证：上胸部穴位治疗心肺、上肢疾病，下胸部穴位治疗胃肠疾病，腰部的穴位治疗腰、腹及下肢疾病。

操作方法：选用 9 号或 12 号针和 00 ~ 1 号线，针尖向上斜刺 0.3 ~ 0.5 寸。

腰　眼

定位：在腰部，位于第四腰椎棘突下，旁开 3.5 寸凹陷中。（图 5 - 84）

取穴：患者俯卧位，先取与髂嵴相平的腰阳关穴，在与腰阳关穴相平左右各旁开 3.5 寸处取穴。

穴位解剖：皮肤、皮下组织、背阔肌和骶棘肌。浅层有第三腰神经后支的皮支分布，深层有第四腰神经后支的肌支和腰动脉分布。

功用：强腰健肾。

主治病证：腰痛，月经不调，带下，虚劳。

操作方法：选用 9 号或 12 号针和 00 ~ 1 号线，直刺或针尖向上斜刺 1 ~ 1.5 寸。

腰　奇

定位：在尾骨端直上 2 寸，骶角之间凹陷中。（图 5 - 84）

取穴：俯卧位，在骶部尾骨端直上 2 寸，骶角之间凹陷处取穴。

穴位解剖：皮肤、皮下组织、棘上韧带。穴区内有臀中皮神经，深层有骶神经后支和骶中动脉分布，再深处为骶管裂孔。

功用：舒筋通络，化瘀止痛。

主治病证：癫痫，头痛，失眠，便秘。

操作方法：选用 9 号针和 00 号线，向下平刺 1~1.5 寸。

二 白

定位：在前臂掌侧腕横纹上 4 寸，桡侧腕屈肌腱两侧各有一穴，一臂两穴，左右共四穴。（图 5-85）

取穴：仰掌取穴。

穴位解剖：皮肤、皮下组织、指浅屈肌、拇长屈肌（桡侧穴）或指深屈肌（尺侧穴）。穴区内有前臂内外侧皮神经，深层有桡

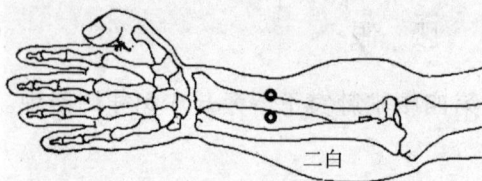

二白

图 5-85

动脉干、桡神经浅支（桡侧穴）和正中神经（尺侧穴）经过，并有正中神经肌支和骨间前动脉分布。

功用：升阳固脱，通络止痛。

主治病证：痔疾，脱肛，前臂痛，胸胁痛。

操作方法：选用 9 号针和 00 号线，向下平刺 1~1.5 寸。

腰痛点

定位：在手背，当第二、三掌骨及第四、五掌骨之间，当腕横纹与掌指关节中点处，一侧两穴，左右共四穴。（图 5-86）

取穴：患者伏掌取穴。

穴位解剖：皮肤、皮下组织、指伸肌腱和桡侧腕短伸肌腱。

另一穴下有皮肤、皮下组织、小指伸肌腱与第四指伸肌腱之间。穴区浅层有桡神经浅支的手背支（桡侧穴）和尺神经手背支（尺侧穴）分布，深层有桡神经肌支和掌背动脉分布。

功用：舒筋通络，化瘀止痛。

主治病证：急性腰扭伤。

操作方法：选用 9 号针和 00 号线，由两侧向掌中斜刺 0.5～0.8 寸。

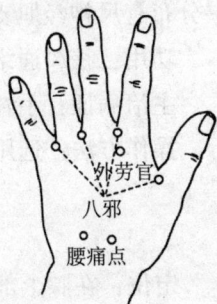

图 5－86

外劳宫

定位：在手背侧，第二、三掌骨之间，掌指关节后 0.5 寸。（又名落枕穴）

取穴：患者伏掌取穴。

穴位解剖：皮肤、皮下组织、第二掌骨间背侧肌和第二骨间掌侧肌。穴区分布有桡神经浅支的指背神经、手背静脉网和掌背动脉。

功用：通经活络，祛风止痛。

主治病证：落枕，手臂肿痛，脐风。

操作方法：选用 9 号针和 00 号线，直刺 0.5～0.8 寸。

八 邪

定位：在手背侧，微握拳，第一至第五指间，指蹼缘后方赤白肉际处，左右共 8 个穴位。（图 5－86）

取穴：患者握拳取穴。

穴位解剖：皮肤、皮下组织、拇收肌和骨间肌之间。穴区浅层分布有桡神经浅支的手背支、尺神经手背支及手背静脉网，深层分布有尺神经肌支和掌背动脉。

功用：祛风通络，清热解毒。

主治病证：手背肿痛，手指麻木，烦热，目痛，毒蛇咬伤。

操作方法：选用 7 号针和 000 号线，斜刺 0.5~0.8 寸。

鹤　顶

定位：在膝上部，髌底的中点上方凹陷处。（图 5-87）

取穴：患者屈膝取穴。

穴位解剖：皮肤、皮下组织和股四头肌腱。穴区浅层有股神经前皮支分布，深层有股神经肌支和膝关节动脉网分布。

功用：通利关节。

主治病证：各种膝关节病，膝痛，足胫无力，瘫痪。

操作方法：选用 9 号针和 00 号线，平刺 0.8~1 寸。

膝　眼

定位：屈膝，在髌韧带两侧凹陷处，在内侧的称内膝眼，在外侧的称外膝眼。（图 5-87）

取穴：患者屈膝取穴。

穴位解剖：皮肤、皮下组织、髌韧带与髌内侧支持带之间、膝关节囊。浅层有隐神经分支和股神经前皮支分布，深层有股神经关节支和膝关节动脉网分布。

功用：活血通络，疏利关节。

主治病证：各种原因引起的膝关节病，髌骨软化症等。

操作方法：选用 9 号针和 00 号线，针尖向膝外平刺 1~1.5 寸。

阑　尾

定位：在小腿外侧，当犊鼻下 5 寸，胫骨前缘旁开一横指。

（图5－87）

取穴：患者正坐位或仰卧屈膝，于足三里与上巨虚两穴之间压痛最明显处取穴。

穴位解剖：皮肤、皮下组织、胫骨前肌、小腿骨间膜和胫骨后肌。皮肤有腓肠外侧皮神经分布，到该穴皮肤的神经纤维来自第五腰神经。皮下组织内有上述皮神经。胫骨前肌由腓深神经支配，针经过其外侧部。小腿骨间膜前面由腓深神经的分支支配，膜后面由胫神经的分支支配。胫骨后肌由胫神经支配，到该肌的神经纤维来自第五腰神经和第一骶神经。

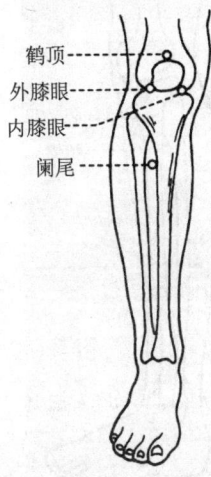

图5－87

功用：清热解毒，化瘀通腑。

主治病证：①急慢性阑尾炎。②消化不良。③下肢痿痹。

操作方法：选用9号针和00号线，直刺1.5～2寸。

胆 囊

定位：在小腿外侧，当腓骨小头前下方凹陷处直下2寸。（图5－88）

取穴：患者正坐位或侧卧位，于阳陵泉直下2寸左右之压痛最明显处取穴。

穴位解剖：皮肤、皮下组织和腓骨长肌。皮肤有腓肠外侧皮神经分布，到该穴皮肤的神经纤维来自第五腰神经。皮下组织内有上述皮神经。腓骨长肌由腓浅神经支配，到该肌的神经纤维来自第四腰神经至第一骶神经；深处是腓深神经和胫前动静脉，有可能刺中。

功用：利胆通腑。

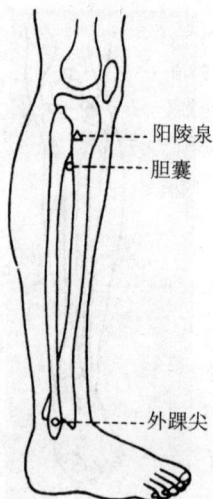

阳陵泉

胆囊

外踝尖

图 5 - 88

主治病证：①急慢性胆囊炎、胆石症、胆道蛔虫症等胆腑疾患。②下肢痿痹。

操作方法：选用 9 号针和 00 号线，直刺 1～1.5 寸。

八　风

定位：在足背侧，第一至五趾间，趾蹼缘后方赤白肉际处，一侧四穴，左右共八穴。

取穴：患者正坐位或仰卧位，于足五趾各趾间缝纹头尽处取穴。

穴位解剖：皮肤，皮下组织，第三、四趾的趾长、短伸肌腱。穴区有趾背神经（八风 1 为腓深神经终末支，八风 2、3、4 为腓浅神经终末支）和趾背动脉分布。

功用：祛风通络，清热解毒。

主治病证：①足跗肿痛，趾痛。②毒蛇咬伤。③脚气。

操作方法：选用 7 号针和 000 号线，向上斜刺 0.5～0.8 寸。

第六章　中医穴位埋线疗法的临床运用

咳　嗽

咳嗽是指肺失宣降，肺气上逆作声，咳吐痰液而言。中医学认为，"皮毛先受邪气，邪气以从其合也"，"五脏六腑，皆令人咳，非独肺也。"五脏六腑之咳"皆聚于胃，关于肺"，说明外邪犯肺可以致咳，其他脏腑受邪，功能失调而影响于肺者亦可致咳。

［诊断依据］

1. 咳逆有声，或伴咽痒、咳痰。

2. 外感咳嗽，起病急，可伴有寒热等表证。

3. 内伤咳嗽，每因外感反复发作，病程较长，可咳而伴喘。

4. 急性期查血白细胞总数和中性粒细胞增高。

5. 两肺听诊可闻及呼吸音增粗，或伴散在干湿性啰音。

6. 肺部 X 线摄片检查，正常或肺纹理增粗。

［证候分类］

（一）外感咳嗽

1. 风寒袭肺：咳嗽声重，咳痰稀薄色白，恶寒，或有发热，无汗。舌苔薄白，脉浮紧。

2. 风热犯肺：咳嗽气粗，咳痰黏白或黄，咽痛或咳声嘶哑，或有发热，微恶风寒，口微渴。舌尖红，苔薄白或黄，脉浮数。

3. 燥邪伤肺：干咳少痰，咳痰不爽，鼻咽干燥，口干。舌尖

171

红，苔薄黄少津，脉细数。

（二）内伤咳嗽

1. 痰热壅肺：咳嗽气粗，痰多稠黄，烦热口干。舌质红，苔黄腻，脉滑数。

2. 肝火犯肺：咳呛气逆阵作，咳时胸胁引痛，甚则咯血，舌红，苔薄黄少津，脉弦数。

3. 痰湿蕴肺：咳声重浊，痰多色白，晨起为甚，胸闷脘痞，纳少。舌苔白腻，脉滑。

4. 肺阴亏虚：咳久痰少，咯吐不爽，痰黏或夹血丝，咽干口燥，手足心热。舌红，少苔，脉细数。

5. 肺气亏虚：病久咳声低微，咳而伴喘，咳痰清稀色白，食少，气短胸闷，神倦乏力，自汗畏寒。舌淡嫩，苔白，脉弱。

［治法处方］

1. 外感咳嗽

治法：疏风祛邪，宣肺止咳。

主穴：肺俞、列缺、膻中、合谷。

配穴：大椎、曲池、风门、外关。

加减：风寒袭肺加风池；燥热伤肺加尺泽。

2. 内伤咳嗽

治法：理肺止咳。

主穴：肺俞、膻中、太渊、太白、丰隆。

配穴：列缺、足三里。

加减：痰热壅肺加内关、曲池；肺气亏虚兼喘加定喘；肝火犯肺加太冲；痰湿蕴肺加脾俞、内关；肺阴亏虚兼咽干、咳血加孔最、照海。

［操作方法］

穴位常规消毒，取利多卡因注射液5ml（0.1g），地塞米松注射液 1ml（2mg），鱼腥草注射液 2ml，混合，局部麻醉，每处穴位注射 0.5~1ml，药物注射完后，将所选的生物蛋白线装入所对应的一次性埋线针中，采用"两快一慢"手法，退针后消毒，贴创可贴。

每次选 3~5 个穴位，半月做埋线一次，一月为一疗程。

［特别提示］

1. 注意保暖，避风寒。

2. 慎酒戒烟。

3. 忌辛辣食物，宜清淡。

哮　病

哮病是一种发作性的痰鸣气喘疾患，发时喉中有哮鸣声，呼吸气促困难，甚则喘息不能平卧，痰多清稀或黄稠而黏，舌苔腻或黄厚腻，脉浮数或滑数。病因多为外邪侵袭、饮食不当、情志刺激、体质劳倦等诱因引动而触发，以致痰壅气道，肺气宣降功能失常。此病相当于西医的支气管哮喘。

［诊断依据］

1. 发作时喉中哮鸣有声，呼吸困难，甚至张口抬肩，鼻翼扇动，不能平卧，口唇发绀。

2. 呈反复发作性，常因气候突变、饮食不当、情志失调、劳累等因素诱发，发作前多有鼻痒、喷嚏、咳嗽、胸闷等先兆。

3. 有过敏史或家族史。

4. 两肺可闻及哮鸣音，或伴湿啰音。

5. 血嗜酸性粒细胞可增高。

6. 痰液涂片可见嗜酸细胞。

7. 胸部 X 线检查一般无特殊改变，久病可见肺气肿征。

8. 注意与喘病鉴别。

［证候分类］

（一）发作期

1. 冷哮：喉中哮鸣有声，胸膈满闷，咳痰稀白，面色晦滞，或有恶寒、发热、身痛。舌质淡，苔白滑，脉浮紧。

2. 热哮：喉中痰鸣如吼，气粗息涌，胸膈烦闷，呛咳阵作，痰黄黏稠，面红，伴有发热、心烦、口渴。舌质红，苔黄腻，脉滑数。

3. 虚哮：发复发作，甚则持续喘哮，咳痰无力，声低气短，动则尤甚，口唇爪甲紫绀。舌质紫暗，脉弱。

（二）缓解期

1. 肺气亏虚：平素自汗，怕风，常易感冒，每因气候变化而诱发，发病前喷嚏频作，鼻塞，流清涕。舌苔薄白，脉濡。

2. 脾气亏虚：平素痰多，倦怠无力，食少便溏，每因饮食失当而引发。舌苔薄白，脉细缓。

3. 肾气亏虚：平素气息短促，动则为甚，腰酸腿软，脑转耳鸣，不耐劳累，下肢欠温，小便清长。舌淡，脉沉细。

［治法］

宣肺化痰平喘。

［处方］

主穴：肺俞、膻中、华盖、八华、鱼际、内关。

配穴：尺泽、太渊、列缺、足三里、丰隆、肾俞。

加减：冷哮加风门、命门；热哮加大椎、曲池；虚哮加定喘；肺气亏虚加气海；脾气亏虚加脾俞；肾气亏虚太溪。

［操作方法］

穴位常规消毒，取利多卡因注射液5ml（0.1g），地塞米松注射液1ml（2mg），鱼腥草注射液2ml，混合，局部麻醉，每穴注射药物0.5~1ml，药物注射完后，将所选的生物蛋白线装入所对应的一次性埋线针中，用"两快一慢"埋线手法，将生物蛋白线埋入穴位，外敷创可贴。

每次选 5～6 个穴位，半月埋线一次，一个月为一疗程。

［特别提示］

1. 此疗法对于哮病治疗能起到立竿见影的效果且能根治。

2. 对麻药过敏者可不用局麻。

3. 禁辛辣和油腻食物。

4. 不能过分劳累。

5. 注意避风寒，预防感冒。

6. 该病病程较长，缓解期应做免疫调节，仍可采用穴位埋线疗法。中医调节免疫，重在调节肺、脾、肾三脏功能，效果很好。

［临床资料］

1. 穴位埋线治疗支气管哮喘 100 例，临床治愈 60 例，占 60%；显效 20 例，占 20%；好转 15 例，占 15%；无效 5 例，占 5%。总有效率为 95%。〔江海玲. 穴位埋线治疗支气管哮喘 100 例疗效观察. 河北中医，2003，25（5）：368－369〕

2. 穴位埋线治疗支气管哮喘 100 例，临床治愈 31 例，占 31%；好转 60 例，占 60%；无效 9 例，占 9%。总有效率为 91%。〔涂新生. 穴位埋线治疗支气管哮喘 100 例. 中医外治杂志，2009，18（2）：47〕

喘　病

喘病是以呼吸困难，甚至张口抬肩，鼻翼扇动，不能平卧为临床特征的证证。多因久患肺系疾病或他脏病变影响致肺气上逆，肃降无权而致。此病相当于西医的阻塞性肺气肿、肺源性心脏病、心肺功能不全、喘息性支气管炎等。

[诊断依据]

1. 以气短喘促，呼吸困难，甚至张口抬肩，鼻翼扇动，不能平卧，口唇发干为特征。

2. 多有慢性咳嗽、哮病、肺痨、心悸等疾病史，每遇外感及劳累而诱发。

3. 呈桶状胸，叩诊胸部呈过清音，心浊音界缩小或消失，肝浊音界下移，肺呼吸音减弱，可闻及干、湿性啰音或哮鸣音，或肝肿大，下肢浮肿，颈静脉怒张。

4. 合并感染者白细胞总数及中性粒细胞可增高，必要时查血钾、钠、二氧化碳结合力、X 线胸部摄片、心电图、心肺功能测定、血气分析等。

[证候分类]

1. 风寒束肺：喘急胸闷，咳嗽，痰多清稀，伴有恶寒发热，头痛等症。舌苔薄白，脉浮紧。

2. 风热犯肺：喘息气粗，咳嗽，痰黄而稠黏，心胸烦闷，口干而渴，可有发热恶风。舌边红，苔薄黄，脉浮数。

3. 痰湿蕴肺：喘咳胸闷，痰多易咯，痰黏或咯吐不爽，胸中窒闷，口腻，脘痞腹胀。舌质淡，舌苔白腻，脉弦滑。

4. 水气凌心：气喘息涌，痰多呈泡沫状，胸满不能平卧，肢体浮肿，心悸怔忡，尿少肢冷。舌苔白滑，脉弦细数。

5. 肺脾两虚：喘息短促无力，语声低微，自汗心悸，面色㿠白，神疲乏力，食少便溏，舌淡苔薄，脉弱，或口干咽燥，舌红脉细。

6. 肺肾两虚：喘促日久，心悸怔忡，动则喘咳，气不接续，胸闷如窒，不能平卧，痰多而黏，或心烦不寐，唇甲紫绀，舌质紫或舌红苔少，脉微疾或结、代。

［治法］

宣肺化痰，降气平喘。

［处方］

主穴：肺俞、膈俞、膻中、定喘、华盖、八华、鱼际。

配穴：尺泽、气海、太渊。

加减：风寒加风池；风热加合谷；痰浊阻肺加列缺、丰隆；脾气虚加脾俞；肾不纳气加肾俞、关元；纳差、易感冒加足三里；心律不齐加内关。

［操作方法］

穴位常规消毒，取利多卡因注射液 5ml（0.1g），地塞米松注射液 1ml（2mg），鱼腥草注射液 2ml，混合，局部麻醉，每穴注射药物 0.5~1ml，药物注射完后，将所选的生物蛋白线装入所对应的一次性埋线针中，用"两快一慢"埋线手法将生物蛋白线埋入穴位，外敷创可贴。

每次选 5~6 个穴位，半月埋线一次，一个月为一疗程。

［特别提示］

1. 禁辛辣和油腻食物。

2. 不能过度劳累。

3. 注意避风寒，预防感冒。

4. 该病病程较长，缓解期应做免疫调节，仍可采用穴位埋线疗法。中医调节免疫，重在调节肺、脾、肾三脏功能，效果很好。

［临床资料］

1. 穴位埋线治疗慢性支气管炎 60 例，痊愈 40 例（66.7%），显效 12 例（20.0%），好转 3 例（5.0%），无效 5 例（8.3%）。总有效率 91.7%。〔郭艳波. 穴位埋线治疗慢性支气管炎 60 例. 实用中医药杂志，2009，25（5）：323〕

2. 穴位埋线治疗慢性支气管炎 96 例，其中临床治愈 20 例，占

20.83%；显效 41 例，占 42.71%；好转 31 例，占 32.29%；无效 4 例，占 4.17%。有效率为 95.83%。〔崔红，曹永贺，兰丽丽. 穴位埋线治疗慢性支气管炎 96 例. 河南中医，2006，26（9）：66〕

鼻 鼽

中医学认为，"肺开窍于鼻，鼻为肺窍，乃宗气之道，苦其为病，则窒塞者为鼽。"病因多为肺气素虚，卫阳不固，复感风寒或风热之邪；或烟尘异味，花粉等刺激，致营卫失和，腠理郁闭，上客鼻窍；或脾气虚弱，或肾虚摄纳无权，而致卫表不固，肺气不宣，津液停聚，鼻窍壅塞。临床以突发性鼻痒、喷嚏、流涕清稀量多、鼻塞为主症，以起病急、消失快、反复发作、病程长为特点。此病相当于西医的过敏性鼻炎。

〔诊断依据〕

1. 以阵发性鼻痒、连续喷嚏、鼻塞、鼻涕清稀量多为主要症状。伴有失嗅、眼痒、咽喉痒等症。

2. 起病迅速，症状一般持续数分钟至数十分钟。间歇期无喷嚏及鼻塞。可并发荨麻疹、哮喘等病。

3. 常因接触花粉、烟尘、化学气体等致敏物质而发病，有时环境温度变化亦可诱发。

4. 鼻腔检查黏膜多为苍白，少数充血，鼻甲肿胀。发作时有较多清稀分泌物。

5. 有条件时做鼻分泌物涂片检查、变应原皮试、血清或鼻分泌物 IgE 检查等，有助明确诊断。

6. 应与伤风鼻塞、鼻窒、血管运动性鼻炎等鉴别。

〔证候分类〕

1. 肺虚感寒：常因感受风冷异气发病，恶风寒，面白，气短，咳嗽，咳痰色白。舌苔薄白，脉浮。

2. 脾气虚弱：鼻痒而喷嚏连作，清涕量多，四肢乏力，大便溏薄。鼻黏膜色淡红。舌淡，苔白，脉细弱。

3. 肾阳亏虚：鼻痒，鼻塞，喷嚏较多，遇风冷则易发作，畏寒肢冷，小便清长，大便溏薄。鼻黏膜淡白，鼻甲水肿。舌淡，苔白，脉沉细。

［治法］

以宣肺通窍祛风为主，佐以益气固表，调补脾肾。

［处方］

主穴：迎香、肺俞、膻中、上星。

配穴：大椎、至阳。

加减：脾虚者加脾俞；肾虚者加肾俞、太溪；阳气虚者加足三里。

［操作方法］

穴位常规消毒，取利多卡因注射液5ml（0.1g），地塞米松注射液1ml（2mg），混合，局部麻醉，每穴注射药物0.5～1ml，药物注射完后，将所选的生物蛋白线装入所对应的一次性埋线针中，用埋线针由下向上斜刺入穴位，手法为"两快一慢"，快速进针过皮，慢推针至穴位后，边退针边放线，至皮下时快速出针，用酒精棉球擦净血迹，然后消毒，贴创可贴。

每次选3～5个穴位，一个月埋线一次，一个月为一疗程。一般1～3个疗程即愈。

［特别提示］

在做面部埋线时应注意：

1. 出血不要过多，左手中一定要准备棉球或纱布块。

2. 由于面部血管、神经丰富，在针刺过皮后一定要缓慢推针，沿皮下推进，尽量躲开血管。

3. 出针后用棉球按压穴位3～5分钟，以免出血过多形成血肿。

4. 忌辛辣刺激性食物。

[临床资料]

1. 临床报道穴位埋线治疗过敏性鼻炎 197 例,痊愈 148 例,占 75.12%;有效 37 例,占 18.78%;无效 12 例,占 6%。总有效率 94%。〔覃继锋,穴位埋线法治疗过敏性鼻炎 197 例. 针灸临床杂志,2006,22(8):36〕

2. 临床报道穴位埋线治疗过敏性鼻炎 40 例,治愈(症状消失,体征消退,鼻腔功能恢复正常)10 例,显效(症状部分消失或明显减轻,体征明显消退,鼻腔功能明显恢复)15 例,有效(症状和体征减轻,鼻腔功能有改善)12 例,无效(症状、体征及功能均无改善)3 例,总有效率为 92.5%。〔刘芳,穴位埋线疗法治疗过敏性鼻炎 40 例. 湖北中医杂志,2003,25(6):49〕

3. 穴位埋线治疗过敏性鼻炎 30 例,显效 23 例,好转 7 例,总有效率 100%。取穴:鼻旁沟穴、大椎、至阳、肺俞、脾俞、肾俞、膻中、手三里、驷马穴。〔陆红研. 穴位埋线治疗过敏性鼻炎 30 例〕

鼻 窒

鼻窒是因脏腑虚弱,邪滞鼻窍所致,以长期鼻塞、流涕为特征的慢性鼻病。此病相当于西医的慢性鼻炎。

[诊断依据]

1. 以长期持续鼻塞,或间歇性、交替性鼻塞,鼻涕量多为主要症状。或伴有头昏、记忆力下降、失眠、耳鸣、耳内闭塞感等症。

2. 病程较长,疲劳、感寒后症状加重。易并发耳胀、耳闭。

3. 鼻腔检查黏膜充血,呈红色或暗红色,鼻黏膜肿胀以下鼻甲为主。

4. 应与鼻鼽、鼻渊相鉴别。

[证候分类]

1. 肺虚邪滞：鼻塞多为间歇性，时轻时重，鼻涕白粘、量多，遇寒加重，或伴气短乏力、大便溏薄等症。鼻黏膜肿胀，色淡红。舌苔薄白，脉细弱。

2. 气滞血瘀：鼻塞多为持续性，鼻涕黏稠，不易擤出，嗅觉迟钝，伴头昏、耳鸣、记忆力减退等症。鼻黏膜充血，呈暗红或深红色。鼻甲肿大，表面不光滑，如桑椹样，触之较硬，缺乏弹性，对一般滴鼻剂收缩反应较差。舌质紫暗或有瘀点，脉涩。

[治法]

健脾益肺，化浊通窍。

[处方]

主穴：肺俞、风池、印堂、迎香、合谷。

配穴：脾俞、颧髎、足三里。

加减：肺虚邪滞加太渊；气滞血瘀加膈俞。

[操作方法]

穴位常规消毒，取利多卡因注射液 5ml（0.1g），地塞米松注射液 1ml（2mg），混合，局部麻醉，每穴注射药物 0.5~1ml，药物注射完后，将所选的生物蛋白线装入所对应的一次性埋线针中，用埋线针由下向上斜刺入穴位，手法为"两快一慢"，快速进针过皮，慢推针至穴位后，边退针边放线，至皮下时快速出针，用酒精棉球擦净血迹，然后消毒，贴创可贴。

每次选 3~5 个穴位，一个月埋线一次，一个月为一疗程。一般 1~3 个疗程即愈。

[特别提示]

1. 饮食宜清淡，忌辛辣刺激性食物。

2. 加强锻炼，预防感冒。

181

3. 避免花粉、粉尘等对鼻的刺激。

[临床资料]

临床报道穴位埋线治疗慢性鼻炎 580 例，临床治愈（症状消失，停止治疗后观察 1 个月不复发）542 例，占 93.4%，其中合并鼻甲肥大、鼻息肉者治愈 60 例；有效（症状减轻）38 例，占 6.6%。总有效率为 100%。2 个月内未见复发者，3 ~ 5 个月复发者 6 例，6 ~ 9 个月复发者 8 例，10 ~ 12 个月复发者 13 例。1 年内共复发 27 例（4.7%），1 年后终止跟踪观察。〔刘文汉，张琳. 埋线治疗慢性鼻炎 580 例. 中国针灸，2008，28（11）：791〕

鼻　渊

鼻渊是指以鼻流腥臭浊涕、鼻塞、嗅觉丧失等为主症的病证。本病多因外感风寒，蕴而化热；或风热袭肺，肺失清肃，邪热循经上蒸于鼻；或肝胆火盛，胆火循经上犯于脑，即"胆移热于脑"；或因湿热邪毒，伤及脾胃，运化失常，清气不升，浊气不降，湿热循阳明经上犯于鼻所致。此病相当于西医的急慢性鼻窦炎。

[诊断依据]

1. 以大量黏性或脓性鼻涕、鼻塞、头痛或头晕为主要症状。急性鼻渊伴发热及全身不适。

2. 急性鼻渊发病迅速，病程较短。若治疗不彻底，则迁延为慢性鼻渊，病程较长。

3. 鼻腔检查黏膜充血、肿胀，鼻腔或后鼻孔有较多的黏性或脓性分泌物。

4. X 线鼻窦炎摄片有阳性表现。急性发作时外周血白细胞总数及中性粒细胞增高。

5. 应与鼻窒相鉴别。

［证候分类］

1. 肺经风热：多见于发病初期，或慢性鼻渊因外感而急性发作。鼻塞，涕多色白或微黄，头痛，咳嗽，咳痰。鼻黏膜充血，鼻甲肿大。舌苔薄白，脉浮数。

2. 胆经郁热：多见于急性鼻渊，或慢性鼻渊急性发作。鼻塞、头痛较甚，涕多色黄而浊。身热，口渴，大便干燥。鼻黏膜充血明显，且肿胀，鼻腔内可见较多脓性分泌物。舌红，苔黄腻，脉弦数。

3. 脾胃湿热：多见于急性鼻渊后期。鼻塞，流涕缠绵不愈，伴头昏，食欲不振，大便溏薄。鼻黏膜充血肿胀，鼻腔内有较多黄浊分泌物。舌苔黄腻，脉濡数。

4. 肺脾气虚：多见于慢性鼻渊。鼻塞，头昏，记忆力减退，鼻涕混浊，时多时少，面色萎黄或白，少气乏力，大便溏薄。鼻腔黏膜不充血，但肿胀，并有黏性或脓性分泌物。舌淡，苔白，脉细弱。

［治法］

祛风清热利湿，健脾宣肺通窍。

［处方］

主穴：肺俞、风池、印堂、攒竹、迎香、合谷。

配穴：脾俞、三焦俞、足三里、中脘。

加减：肺经风热加曲池；胆经郁热加胆俞；脾胃湿热加阴陵泉；肺脾气虚加气海。

［操作方法］

穴位常规消毒，取利多卡因注射液5ml（0.1g），地塞米松注射液1ml（2mg），混合，局部麻醉，每穴注射药物0.5～1ml，药物注射完后，将所选的生物蛋白线装入所对应的一次性埋线针中，用埋线针由下向上斜刺入穴位，手法为"两快一慢"，快速进针过皮，慢推针至穴位后，边退针边放线，至皮下时快速出针，用酒精棉球擦净血迹，然后消毒，贴创可贴。

每次选 3~5 个穴位，一个月埋线一次，一个月为一疗程。一般 1~3 个疗程即愈。

［特别提示］

1. 饮食宜清淡，忌辛辣刺激性食物。

2. 加强锻炼，预防感冒。

3. 避免花粉、粉尘等对鼻的刺激。

［临床资料］

穴位埋线治疗慢性鼻窦炎 48 例，治愈 18 例，有效 24 例，无效 6 例，总有效率 87.5%。〔李江民，冷钰铃．穴位埋线配合 1% 呋麻液滴鼻治疗儿童慢性鼻窦炎 48 例．时珍国医国药，2003，14（3）：162〕

鼻　槁

鼻槁是因津液不能上濡鼻窍所致，以鼻中干燥、黏膜萎缩为特征的慢性鼻病，严重者常伴有恶臭，称臭鼻症。多发生于青年女性。此病相当于西医的萎缩性鼻炎。

［诊断依据］

1. 以鼻中干燥，鼻塞，无涕或少涕，或鼻腔有脓痂，有恶臭为主要症状，伴有头晕、头痛、记忆力下降、嗅觉丧失、鼻衄等症。

2. 起病缓慢，症状逐渐加重，病程较长，常易并发慢喉痹、干燥综合征等。

3. 多见于女性，气候干燥、寒冷、环境空气污染、体质虚弱等因素容易诱发。

4. 鼻腔检查：鼻黏膜干燥，鼻甲萎缩，鼻腔空旷，鼻腔内可有黄绿色痂皮。

［证候分类］

1. 燥热外犯：鼻干无涕，鼻腔痂皮积聚，时作鼻衄，伴口渴喜饮，小便短黄，大便干燥。鼻腔黏膜干燥、充血。舌红，苔黄燥，脉数。

2. 肺阴亏虚：鼻中干燥，痂皮积聚，鼻塞失嗅，不欲多饮，或有午后潮热，盗汗，头晕，手足心热。鼻甲萎缩，黏膜暗红。舌红，苔薄，脉细数。

3. 肺脾气虚：鼻燥少涕，头晕，神疲乏力，语声低弱，食少，便溏。鼻黏膜干燥萎缩，色淡红。舌淡，苔白润，脉细弱。

［治法］

滋阴清热，化浊通窍。

［处方］

主穴：肺俞、风池、印堂、迎香、合谷。

配穴：脾俞、三阴交、四白、足三里。

加减：燥热外犯加曲池；肺阴亏虚加阴郄；肺脾气虚加气海。

［操作方法］

穴位常规消毒，取利多卡因注射液 5ml（0.1g），地塞米松注射液 1ml（2mg），混合，局部麻醉，每穴注射药物 0.5~1ml，药物注射完后，将所选的生物蛋白线装入所对应的一次性埋线针中，用埋线针由下向上斜刺入穴位，手法为"两快一慢"，快速进针过皮，慢推针至穴位后，边退针边放线，至皮下时快速出针，用酒精棉球擦净血迹，然后消毒，贴创可贴。

每次选 3~8 个穴位，一个月埋线一次，一个月为一疗程。一般 1~3 个疗程即愈。

［特别提示］

1. 饮食宜清淡，忌辛辣刺激性食物。

2. 加强锻炼，预防感冒。

3. 避免花粉、粉尘等对鼻的刺激。

[临床资料]

穴位埋线治疗萎缩性鼻炎 34 例，显效 13 例，占 38.24%；好转 20 例，占 58.82%；无效 1 例，占 2.94%，总有效率为 97.06%。34 例均随访 10 年以上，均未见病情加重。〔王燕如，王俊环，李海燕，等. 迎香穴埋线治疗萎缩性鼻炎的临床研究. 山东医科大学基础医学院学报，2002，16（1）：34〕

急喉痹

急喉痹是因外邪客于咽部所致，以咽痛、咽黏膜肿胀为特征的急性咽病，本病多因风热犯肺，热邪熏灼肺系，或因过食辛辣煎炒，引动胃火上蒸，津液受灼，煎炼成痰，痰火蕴结所致。此病相当于西医的急性咽炎。

[诊断依据]

1. 咽痛，病情重者有吞咽困难及恶寒、发热等症。

2. 咽部检查：黏膜充血、肿胀，咽痛，咽侧索红肿，咽后壁淋巴滤泡增生。

3. 起病较急，病程较短。

4. 应与乳蛾、急喉风鉴别。

[证候分类]

1. 风寒外袭：咽痛，口不渴，恶寒，不发热或微发热，咽黏膜水肿，不充血或轻度充血。舌质淡红，苔薄白，脉浮紧。

2. 风热外侵：咽痛而口微渴，发热，微恶寒。咽部轻度充血，水肿。舌边尖红，苔薄白，脉浮数。

3. 肺胃实热：咽痛较剧，口渴多饮，咳嗽，痰黏稠，发热，大便偏干，小便短黄。咽部充血较甚。舌红，苔黄，脉数有力。

［治法］

清热利咽，消肿止痛。

［处方］

主穴：肺俞、华盖、合谷、关冲。

配穴：三焦俞、璇玑、大椎、内庭。

加减：风寒外袭加风池；风热外侵加尺泽；肺胃实热加曲池。

特殊刺法：少商、关冲点刺放血数滴。大椎针法同前，出针后要拔罐出血数滴。

［操作方法］

穴位常规消毒，取利多卡因注射液 5ml（0.1g），地塞米松注射液 1ml（2mg），双黄连注射液 2ml，混合，局部麻醉，每穴注射药物 0.5～1ml，药物注射完后，将所选的生物蛋白线装入所对应的一次性埋线针中，用埋线针由下向上斜刺入穴位，手法为"两快一慢"，快速进针过皮，慢推针至穴位后，边退针边放线，至皮下时快速出针，用酒精棉球擦净血迹，然后消毒，贴创可贴。

每次取 3～5 个穴位，半月埋线一次，一个月为一疗程，需 2～3 个疗程。

［特别提示］

1. 饮食宜清淡，忌辛辣刺激性食物。

2. 忌烟酒。

慢喉痹

慢喉痹是因脏腑虚热，咽部失养，或邪滞于咽所致，以咽部不适、咽黏膜肿胀或萎缩为特征的慢性咽病。本病多因肺肾阴虚，虚火上炎，灼于咽部而致咽喉肿痛。此病相当于西医的慢性咽炎。

［诊断依据］

1. 以咽部干燥，或痒、疼、异物感、胀紧感等为主要症状。

2. 病程较长，咽部不适症状时轻时重。

3. 常有急喉痹反复发作史，或因鼻窒而长期张口呼吸，或因烟酒过度、环境空气干燥、粉尘异气刺激等导致发病。

4. 咽部检查：黏膜肿胀，或有萎缩，或有暗红色斑块状、树枝状充血，咽侧索肿大，咽后壁淋巴滤泡增生。

5. 应与咽喉部及食道肿瘤相鉴别。

[证候分类]

1. 阴虚肺燥：咽喉干疼、灼热，多言之后症状加重，呛咳无痰，频频求饮，而饮量不多，午后及黄昏时症状明显。咽部充血呈暗红色，黏膜干燥，或有萎缩，或有淋巴滤泡增生。舌红，苔薄，脉细数。

2. 肺脾气虚：咽喉干燥，但不欲饮，咳嗽，有痰易咯，平时畏寒，易感冒，神疲乏力，语声低微，大便溏薄。咽部充血较轻。舌苔白润，脉细弱。

3. 痰热蕴结：咽喉不适，受凉、疲劳、多言之后症状较重，咳嗽，咳痰黏稠，口渴喜饮。咽黏膜充血，呈深红色，肥厚，有黄白色分泌物附着。舌红，苔黄腻，脉滑数。

[治法]

滋阴清热，利咽止痛。

[处方]

主穴：天突、膻中、合谷、廉泉、太溪。

配穴：肾俞、天枢、列缺。

加减：阴虚肺燥加肺俞、阴郄；肺脾气虚加脾俞、气海；痰热蕴结加大椎、丰隆。

[操作方法]

穴位常规消毒，取利多卡因注射液 5ml（0.1g），地塞米松注射液 1ml（2mg），鱼腥草注射液 2ml，混合，局部麻醉，每穴注射

188

药物 0.5~1ml，药物注射完后，将所选的生物蛋白线装入所对应的一次性埋线针中，用埋线针由下向上斜刺入穴位，手法为"两快一慢"，快速进针过皮，慢推针至穴位后，边退针边放线，至皮下时快速出针，用酒精棉球擦净血迹，然后消毒，贴创可贴。

每次取 5~8 个穴位，半月埋线一次，一个月为一疗程。

［特别提示］

1. 饮食宜清淡，忌辛辣刺激性食物。

2. 忌烟酒。

3. 保持心情愉快，忌恼怒。

［临床资料］

1. 穴位埋线治疗慢性咽炎 32 例，痊愈（症状消失，咽黏膜充血水肿消退，咽后壁肿大的淋巴滤泡恢复正常，黏膜分泌物消失）18 例，显效（大部分症状消失，只有轻微的咽部异物感，咽黏膜充血水肿明显减轻，咽后壁留有少量淋巴滤泡、少量的黏液）12 例，无效（经治疗，症状、体征无变化者）2 例。〔冯豪．天突穴埋线治疗慢性咽炎 32 例．浙江中西医结合杂志，2007，17（3）：161〕

2. 穴位埋线治疗慢性咽炎 68 例，治愈 56 例，占 82.3%；好转12 例，占 17.7%，总有效率为 100%。〔麦凤香．穴位埋线治疗慢性咽炎．山东中医杂志，2007，26（8）：576〕

急喉喑

急喉喑是因邪犯于喉所致，以声音嘶哑、声带水肿为特征的急性喉病，多发生于冬春季节，主要指西医的急性喉炎。

［诊断依据］

1. 以声音嘶哑，喉内干燥或疼痛为主要症状，重者伴发热、恶寒。婴幼儿患者可有呼吸困难。

2. 起病较急，病程较短。

3. 常以疲劳、感寒、发声过度为发病诱因。

4. 喉部检查：黏膜充血、肿胀，声带水肿，或有充血，声门闭合不密。

［证候分型］

1. 风寒袭肺：声音嘶哑，发音低沉，咽喉胀紧，鼻塞，流清涕，咳嗽，咳痰清稀。声带肿胀而不充血。舌苔薄白，脉浮紧。

2. 风热犯肺：声音粗糙，嘶哑，咽喉干燥、疼痛，咳嗽，咳痰黏白或微黄。咽喉黏膜充血、肿胀。舌边尖红，苔薄白，脉浮数。

3. 肺热壅盛：声嘶，咽痛，口渴，咳嗽，咳痰色黄，身热，便秘。咽喉黏膜充血深红、肿胀，有黄白色分泌物黏附于表面。舌红，苔黄，脉数。

［治法］

宣肺利咽，消肿止痛。

［处方］

主穴：大椎、肺俞、天突、尺泽。

配穴：天枢、膻中。

加减：风寒袭肺加风池；风热犯肺加合谷；肺热壅盛加曲池、合谷。

特殊刺法：少商、关冲点刺放血数滴。大椎针法同前，出针后要拔罐出血数滴。

［操作方法］

穴位常规消毒，取利多卡因注射液 5ml（0.1g），地塞米松注射液 1ml（2mg），双黄连注射液 2ml，混合，局部麻醉，每穴注射药物 0.5～1ml，药物注射完后，将所选的生物蛋白线装入所对应的一次性埋线针中。采用"两快一慢"手法，退针后消毒，贴创可贴。

每次选 3～8 个穴位，半月做埋线一次，一个月为一疗程。

［特别提示］

1. 少食辛辣刺激食物，多饮水。

2. 避风寒，防感冒。

慢喉暗

慢喉暗是因脏腑虚弱，声门失养，或气血瘀滞，痰浊凝聚于声门所致，以长期声音嘶哑为特征的慢性喉病。主要指西医的慢性喉病，亦包括声带小结、声带息肉。

［诊断依据］

1. 以长期声音嘶哑，喉部干燥不适为主要症状，伴有咳嗽、咳痰等症。

2. 病程较长，声音嘶哑时轻时重。

3. 从事教师、演员、营业员等用嗓较多职业者易患本病，多因急喉暗反复发作而转化为慢性，亦有长期发声过度，缓慢起病者。

4. 喉部检查：黏膜多有暗红色、充血、肿胀或萎缩，声带肿胀、肥厚，声门闭合不密，或有声带肥厚、超越。

（1）声带小结：两侧声带边缘在前中1/3处有对称性隆起。

（2）声带息肉：一侧或两侧声带上有赘生物，质软，表面光滑。

5. 应与喉癌相鉴别。

［证候分型］

1. 肺肾阴虚：声嘶日久，咽喉干燥，灼热微痛，口干，干咳无痰，或痰少而黏。声带微红。舌红，少苔，脉细数。

2. 肺脾气虚：语声低沉，气短懒言，咳嗽咳痰，色白略稀，体倦乏力，纳少便溏。声带肿而不红，声门关闭不密。舌淡，苔白，脉细弱。

3. 气滞血瘀：声音嘶哑，咳嗽痰少，多言后咽喉觉痛，痛处不移，胸胁胀闷。声带暗红、增厚，或有声带小结、声带息肉，或声带肥厚、超越。舌质紫暗或有瘀点,脉涩。

4. 痰浊凝聚:声带粗浊,喉中痰多,痰白而黏。声带水肿,或有声带小结、声带息肉,色灰白。舌质白腻,脉滑。

[治法]

活血化瘀,消肿止痛。

[处方]

主穴:肺俞、脾俞、尺泽、丰隆、膻中、天突。

配穴:太溪、合谷、大椎、天枢、廉泉。

加减:肺肾阴虚加太溪、阴郄;肺脾气虚加气海;气滞血瘀加膈俞;痰浊凝聚加丰隆。

[操作方法]

同急喉喑。

[特别提示]

1. 少食辛辣刺激食物,多饮水。

2. 避风寒,防感冒。

痫 病

痫病是一种反复发作性神志异常性病证,临床以突然意识丧失,甚则仆倒,不省人事,强直抽搐,口吐涎沫,两眼上视或口中怪叫,移时苏醒,一如常人为特征。发作前可伴眩晕、胸闷等先兆,发作后常有疲倦乏力等症状。本病多因七情失调,先天因素,脑部外伤,饮食不节,劳累过度,或患它病之后,造成脏腑失调,痰浊阻滞,气机逆乱,风阳内动所致,而尤以痰邪作祟最为重要。此病相当于西医的癫痫病。

[诊断依据]

1. 全身性发作时突然昏倒,项背强直,四肢抽搐,或仅两目瞪视,呼之不应,或头部下垂,肢软无力。

2. 部分性发作时可见多种形式，如口、眼、手等局部抽搐而无突然昏倒，或幻视，或呕吐，多汗，或言语障碍，或无意识的动作等。

3. 起病急骤，醒后如常人，反复发作。

4. 多有家族史，每因惊恐、劳累、情志过极等诱发。

5. 发作前常有眩晕、胸闷等先兆。

6. 脑电图检查有阳性表现，有条件做 CT、磁共振检查。

7. 应注意与中风、厥证、痉病等鉴别。

[证候分类]

1. 痰火扰神：猝然仆倒，不省人事，四肢强痉拘挛，口中有声，口吐白沫，烦躁不安，气高息粗，痰鸣漉漉，口臭便干。舌质红或暗红，苔黄腻，脉弦滑。

2. 血虚风动：或猝然仆倒，或面部烘热，或两目瞪视，或局限性抽搐，或四肢抽搐无力，手足蠕动，二便自遗。舌质淡，少苔，脉细弱。

3. 风痰闭窍：发则猝然昏仆，目睛上视，口吐白沫，手足抽搐，喉中痰鸣。舌质淡红，苔白腻，脉滑。

4. 瘀阻脑络：发则猝然昏仆，瘛疭抽搐，或单以口角、眼角、肢体抽搐，颜面口唇青紫。舌质紫暗或有瘀点，脉弦或涩。

5. 心脾两虚：久发不愈，猝然昏仆，或仅头部下垂，四肢无力，伴面色苍白，口吐白沫，四肢抽搐无力，口噤目闭，二便自遗。舌质淡，苔白，脉弱。

6. 肝肾阴虚：发则猝然昏仆，或失神发作，或语謇，四肢逆冷，肢搐瘛疭，手足蠕动，健忘失眠，腰膝酸软。舌质红绛，少苔或无苔，脉弦细数。

[治法]

镇肝息风，清心化痰开窍。

［处方］

主穴：大椎、腰奇、癫痫穴（胸十二椎与腰一椎之间）、脊中、筋缩、心俞、长强。

加减：痰火扰神加丰隆、神道；血虚风动加肝俞、太冲；风痰闭窍加丰隆、百会、水沟；瘀阻脑络加丰隆、膈俞、百会；心脾两虚加脾俞；肝肾阴虚加太溪、肾俞；白天发作加申脉；夜间发作加照海；心烦加神门、内关。

根据脑电图检查，异常放电区配穴：额叶异常加印堂、百会；颞叶异常加癫痫区（耳尖上二横指向后2cm处）；顶叶异常加百会、四神聪；枕叶异常加风府、脑户等。

［操作方法］

穴位常规消毒，取利多卡因注射液5ml（0.1g），地塞米松注射液1ml（2mg），每穴注射药物0.5~1ml，药物注射完后，将所选的生物蛋白线装入所对应的一次性埋线针中，采用"两快一慢"手法，退针后消毒，贴创可贴。

每次选穴5~8穴，一月埋线一次，3个月为一疗程。

［特别提示］

1. 埋线治疗癫痫一般1~2次即可见效，疗效比较好，如能配合中药疗效更好。

2. 如治疗前已经在应用药物治疗，埋线过程中不能停药，待发作控制稳定半年以后再逐步减药停药。

［临床资料］

1. 穴位埋线治疗小儿癫痫，总有效率治疗组为93.55%，对照组为72.41%，两组比较，差异有显著性意义（$P < 0.05$），说明穴位埋线加西药治疗小儿全身性发作型癫痫的疗效优于单纯西药治疗。〔吴剑辉，张静，庄礼兴. 埋线疗法治疗小儿癫痫的临床研究. 广州中医药大学学报，2010，27（6）：576-577〕

2. 穴位埋线治疗癫痫 105 例，痊愈 73 例，显效 18，有效 9 例，无效 5 例，愈显率为 86.67%，总有效率为 95.24%。对照组 50 例，痊愈 20 例，显效 10 例，有效 12 例，无效 8 例，愈显率为 60.00%，总有效率为 84.00%。经统计学处理，两组愈显率及总有效率均有高度显著性差异。〔姜守信. 穴位埋线治疗癫痫 105 例临床观察. 江苏中医药，2010，42（3）：52〕

癫　狂

癫狂为临床常见的精神失常疾病。癫病以精神抑郁，表情淡漠，沉默痴呆，语无伦次，静而多喜为特征。狂病以精神亢奋，狂躁不安，喧扰不宁，动而多怒为特征。二者在临床症状上不能截然分开，又能互相转化，故以癫狂并称。《素问·至真要大论》说："诸躁狂越，皆属于火。""癫属阴，狂属阳"，所以癫狂的发生与七情内伤、饮食失节、禀赋不足相关，损及心、脾、肝、胆、肾，导致脏腑功能失调和阴阳失于平秘，进而产生气滞、痰结、郁火、瘀血等，蒙蔽心窍或心神被扰，神明逆乱，而引起神志异常。

癫病

因情志内伤，脏腑功能失调，致痰气郁结，蒙蔽心窍所发。以精神抑郁，表情淡漠，沉默痴呆，语无伦次，静而少动为特征。主要指精神分裂症、忧郁症、强迫症等。

［诊断依据］

1. 精神抑郁，多疑多虑，或焦急胆怯，自语少动，或悲郁善哭，呆痴叹息等。

2. 多有情志刺激、意欲不遂等诱发因素，或有家庭史。

3. 排除药物原因导致者。

4. 应与郁病、脏躁鉴别。

［证候分类］

1. 痰气郁结：精神抑郁，神志呆钝，胸闷叹息，忧虑多疑，自语或不语，不思饮食。舌苔薄白而腻，脉弦细或弦滑。

2. 气虚痰结：精神抑郁，淡漠少语，甚则目瞪若呆，妄闻妄见，面色萎黄，便溏溲清。舌质淡，舌体胖，苔白腻，脉滑或脉弱。

3. 心脾两虚：神志恍惚，言语错乱，心悸易惊，善笑欲哭，夜寐不安，食少倦怠。舌质淡，苔白，脉细弱。

4. 阴虚火旺：神志恍惚，多言善惊，心烦易躁，不寐，形瘦面红，口干。舌质红，苔少或无苔，脉细数。

［治法］

清心泻热，理气解郁，化痰开窍。

［处方］

主穴：百会、灵台、神道、心俞、筋缩、膻中、神门。

配穴：肝俞、脾俞、水沟。

加减：痰气郁结加丰隆；气虚痰结加气海、丰隆；心脾两虚加内关、足三里；阴虚火旺加太溪、太冲。

［操作方法］

穴位常规消毒，取利多卡因注射液 5ml（0.1g），地塞米松注射液 1ml（2mg），每穴注射药物 0.5~1ml，药物注射完后，将所选的生物蛋白线装入所对应的一次性埋线针中，采用"两快一慢"手法，退针后消毒，贴创可贴。

每次选 3~8 个穴位，半月做埋线一次，6 次为一疗程。

［特别提示］

1. 保持心情愉快，忌恼怒，避免精神紧张。

2. 注意劳逸结合，避免劳累。

狂病

因七情化火，煎熬津液为痰，痰热壅盛，迷塞心窍所致。以精神亢奋，躁扰喧狂不宁，毁物打骂，动而多怒为特征。主要见于精神分裂症、躁狂症。

[诊断依据]

1. 精神错乱，哭笑无常，妄语高歌，狂躁不安，不避亲疏，打人毁物等。

2. 有情志刺激、意愿不遂或脑外伤等诱发因素，或有家族史。

3. 排除药物原因所致者。

[证候分类]

1. 痰火扰神：彻夜不眠，头痛躁狂，两目怒视，面红目赤，甚则狂乱莫制，骂人毁物，逾垣上屋，高歌狂呼。舌质红绛，苔多黄腻或黄燥，脉弦大滑数。

2. 火盛伤阴：狂躁日久，病势较缓，时而烦躁不安，时而多言善惊，恐惧不安，形瘦面红，心烦不寐，口干唇红。舌质红，无苔，脉细数。

3. 气血瘀滞：躁扰不安，恼怒多言，甚则登高而歌，或妄闻妄见，而色暗滞，胸胁满闷，头痛心悸。舌质紫暗有瘀斑，脉弦数或细涩。

[治法]

清心泻热，理气解郁，化痰开窍。

[处方]

主穴：百会、灵台、心俞、筋缩、太冲、膻中、神门。

配穴：肝俞、脾俞、丰隆、水沟、内关。

加减：痰火扰神加丰隆、神道；火盛伤阴加曲池、太溪；气血瘀滞加血海、膈俞。

［操作方法］

穴位常规消毒，取利多卡因注射液5ml（0.1g），地塞米松注射液1ml（2mg），混合，局部麻醉，每处穴位注射0.5~1ml，药物注射完后，将所选的生物蛋白线装入所对应的一次性埋线针中，采用"两快一慢"手法，退针后消毒，贴创可贴。

每次选3~8个穴位，半月做埋线一次，6次为一疗程。

［特别提示］

1. 保持心情愉快，忌恼怒，避免精神紧张。

2. 注意劳逸结合，避免劳累。

［临床资料］

穴位埋线治疗精神分裂症顽固性幻听216例，显效102例，占47.2%；有效71例，占32.9%；无效43例，占19.9%。总有效率为80.1%。〔王坚，叶银珍，范光煊，等.听宫穴埋线治疗精神分裂症顽固性幻听216例.中国针灸，1997：（3）：188〕

心　悸

心悸是指病人自觉心中悸动，惊惕不安，甚则不能自主的一种病证，临床一般多呈发作性，每因情志波动或劳累过度而发作，且常伴胸闷、气短、失眠、健忘、眩晕、耳鸣等症。病情较轻者为惊悸，病情较重者为怔忡，可呈持续性。多因体质虚弱、饮食劳倦、七情所伤、感受外邪及药食不当等，以致气血阴阳亏损，心神失养，心主不安，或痰、饮、火、瘀阻滞心脉，扰乱心神。此病相当于西医的心律失常。

［诊断依据］

1. 自觉心搏异常，或快速或缓慢，或跳动过重，或忽跳忽止，呈阵发性或持续不解，神情紧张，心神不安。

2. 伴有胸闷不适，心烦寐差，颤抖乏力，头晕等症。中老年患者，可伴有心胸疼痛，甚则喘促，汗出肢冷，或见晕厥。

3. 可见数、促、结、代、缓、迟等脉象。

4. 常有情志刺激、惊恐、紧张、劳倦、饮酒等诱发因素。

5. 血常规、血沉、抗"O"、T₃、T₄及心电图、X线胸部摄片等检查，有助明确诊断。

［证候分类］

1. 心虚胆怯：心悸因惊恐而发，悸动不安，气短自汗，神倦乏力，少寐多梦。舌淡，苔薄白，脉细弦。

2. 心脾两虚：心悸不安，失眠健忘，面色㿠白，头晕乏力，气短易汗，纳少胸闷。舌淡红，苔薄白，脉弱。

3. 阴虚火旺：心悸不宁，思虑劳心尤甚，心中烦热，少寐多梦，头晕目眩，耳鸣，口干，面颊烘热。舌质红，苔薄黄，脉细弦数。

4. 心血瘀阻：心悸怔忡，胸闷心痛阵发，或面唇紫暗。舌质紫气或有瘀斑，脉细涩或结代。

5. 水气凌心：心悸怔忡不已，胸闷气喘，咳吐大量泡沫痰涎，面浮足肿，不能平卧，目眩，尿少。苔白腻或白滑，脉弦滑数疾。

6. 心阳虚弱：心悸动则为甚，胸闷气短，畏寒肢冷，头晕，面色苍白。舌淡胖，苔白，脉沉细迟或结代。

［治法］

扶正祛邪，宁心安神。

［处方］

主穴：心俞、膻中、内关、足三里、神道。

配穴：肾俞、肝俞、膈俞、至阳、大椎。

加减：心虚胆怯加胆俞；心脾两虚加脾俞、内关；阴虚火旺加太溪、三阴交；心血瘀阻加血海、膈俞；水气凌心加水分、三阴交、阴陵泉；心阳虚弱加气海、内关。

［操作方法］

穴位常规消毒，取利多卡因注射液5ml（0.1g），地塞米松注射液1ml（2mg），丹参注射液2ml，混合，局部麻醉，每处穴位注射0.5～1ml，药物注射完后，将所选的生物蛋白线装入所对应的一次性埋线针中，手法为"两快一慢"，快速进针过皮，慢推针至穴位后，边退针边放线，至皮下时快速出针，用酒精棉球擦净血迹，消毒，贴创可贴。

每次取3～5个穴位，半月埋线一次，一个月为一疗程。

［特别提示］

1. 不要过度劳累。

2. 保持心情愉快，避免恼怒。

［临床资料］

穴位埋线治疗心悸73例，痊愈（埋线1～3次后症状消失，观察3个月至半年无复发者）57例，占78.1%；显效（埋线1～3次后症状明显减轻，观察3个月至半年，偶有复发者）14例，占19.2%；无效（埋线1～3次后症状无明显改变者）2例，占2.7%。总有效率达97.3%。〔刘国政，白晓娟，闻学林. 穴位埋线治疗心悸73例. 中国针灸，2009，29（4）：314〕

胸　痹

胸痹是指以胸部闷痛，甚则胸痛彻背，喘息不得卧为主症的一种疾病，轻者仅感胸闷如窒，呼吸欠畅，重者则有胸痛，严重者心痛彻背，背痛彻心。病因多与寒邪内侵、饮食失调、情志失节、劳倦内伤、年迈体虚等因素有关。其病机有虚实两方面。此病相当于西医的冠心病。

［诊断依据］

1. 心前区憋闷疼痛，甚则痛彻左肩背、咽喉、左上臂内侧等部位，呈发作性或持续不解，常伴有心悸，气短，自汗，甚则喘息不得卧。

2. 胸闷胸痛一般持续几秒到几十分钟而缓解。严重者疼痛剧烈，持续不解，汗出肢冷，面色苍白，唇甲青紫，心跳加快，或有心律失常，可发生猝死。

3. 多见于中年以上，常因操劳过度、抑郁恼怒、多饮暴食、感受寒冷而诱发。

4. 查心电图、动态心电图、运动试验等可以明确诊断。必要时做心肌酶谱测定、心电图动态观察。

［证候分类］

1. 心血瘀阻：心胸阵痛，如刺如绞，固定不移，入夜为甚，伴有胸闷心悸，面色晦暗。舌质紫暗，或有瘀斑，舌下络脉青紫，脉沉涩或结代。

2. 寒凝心脉：心胸痛如缩窄，遇寒而作，形寒肢冷，胸闷心悸，甚则喘息不得卧。舌质淡，苔白滑，脉沉细或弦紧。

3. 痰浊内阻：心胸窒闷或如物压，气短喘促，多形体肥胖，肢体沉重，脘痞，痰多口黏，舌苔浊腻，脉滑。痰浊化热则心痛如灼，心烦口干，痰多黄稠，大便秘结，舌红，苔黄腻，脉滑数。

4. 心气虚弱：心胸隐痛，反复发作，胸闷气短，动则喘息，心悸易汗，倦怠懒言，面色㿠白。舌淡暗或有齿痕，苔薄白，脉弱或结代。

5. 心肾阴虚：心胸隐痛，久发不愈，心悸盗汗，心烦少寐，腰酸膝软，耳鸣头晕，气短乏力。舌红，苔少，脉细数。

6. 心肾阳虚：胸闷气短，遇寒则痛，心痛彻背，形寒肢冷，动则气喘，心悸汗出，不能平卧，腰酸乏力，面浮足肿。舌淡胖，苔白，脉沉细或脉微欲绝。

［治法］

活血化瘀，通络止痛。

［处方］

主穴：内关、膻中、至阳、心俞、足三里、灵台、膈俞。

加减：心血瘀阻加膈俞、内关；寒凝心脉厥阴俞、命门；痰浊内阻加丰隆、太渊；心气虚弱加内关、通里；心肾阴虚加肾俞、三阴交；心肾阳虚加命门、关元。

［操作方法］

穴位常规消毒，取利多卡因注射液5ml（0.1g），地塞米松注射液1ml（2mg），丹参注射液2ml，混合，局部麻醉，每处穴位注射0.5～1ml，药物注射完后，将所选的生物蛋白线装入所对应的一次性埋线针中，手法为"两快一慢"，快速进针过皮，慢推针至穴位后，边退针边放线，至皮下时快速出针，用酒精棉球擦净血迹，然后消毒，贴创可贴。

每次取3～8个穴位，半月埋线一次，一个月为一疗程。

［特别提示］

本病发作期应中西结合综合治疗，缓解期以中医埋线加中药治疗效果较好，埋线疗法缓解疼痛较快。

［临床资料］

1. 穴位埋线治疗冠心病58例，显效36例，占62%；改善18例，占31%；基本无效4例，占7%。总有效率为93%。〔柏树祥，马永华．穴位埋线治疗冠心病．针灸临床杂志，2002，18（6）：49－50〕

2. 穴位埋线治疗冠心病，当治疗组治疗8例时，实验线段已接触到上界U，证明该法有效，应以（P1）作结论，而对照组在治疗到8例时，实验线段尚未接触到上界U，说明厥阴俞透心俞穴埋线治疗冠心病疗效优于对照组。〔丁章森．厥阴俞透心俞穴埋线

治疗冠心病的临床观察．针灸临床杂志，2002，18（7）：43－44〕

3. 穴位埋线治疗冠心病心绞痛96例，总有效率96.9%，对照组32例，总有效率84.4%，埋线治疗疗效优于对照组。〔薛广生，李庆海，朱树新，等．穴位埋线治疗冠心病心绞痛96例临床观察．河南中医药学刊，2000，15（1）：22－24〕

不 寐

不寐是以经常不能获得正常睡眠为特征的一类病证。病因多为饮食不节，情志失常，劳倦、思虑过度，及病后、年迈体虚等因素，导致心神不安，神不守舍，不能由动转静而致不寐病证。此病相当于西医的失眠。

[诊断依据]

1. 轻者入寐困难或寐而易醒，醒后不寐，重者彻夜难眠。

2. 常伴有头痛，头昏，心悸，健忘，多梦等症。

3. 各系统实验室检查未发现异常。

[证候分类]

1. 肝郁化火：心烦不能入睡，烦躁易怒，胸闷胁痛，头痛面红，目赤，口苦，便秘尿黄。舌红，苔黄，脉弦数。

2. 痰热内扰：睡眠不安，心烦懊恼，胸闷脘痞，口苦痰多，头晕目眩。舌红，苔黄腻，脉滑或滑数。

3. 阴虚火旺：心烦不寐，或时寐时醒，手足心热，头晕耳鸣，心悸，健忘，颧红潮热，口干少津。舌红，苔少，脉细数。

4. 心脾两虚：多梦易醒，或蒙眬不实，心悸，健忘，头晕目眩，神疲乏力，面色不华。舌淡，苔薄，脉细弱。

5. 心虚胆怯：夜寐多梦易惊，心悸胆怯。舌淡，苔薄，脉弦细。

［治法］

调和阴阳，宁心安神。

［处方］

主穴：心俞、神道、内关、神门、足三里、安眠1。

加减：肝郁化火加肝俞；痰热内扰加丰隆；阴虚火旺加太溪；心脾两虚加厥阴俞、脾俞；心虚胆怯加胆俞、大陵、丘墟；心肾不交加肾俞、神门；脾胃不和加胃俞、脾俞。

［操作方法］

穴位常规消毒，取利多卡因注射液5ml（0.1g）、地塞米松注射液1ml（2mg），混合，局部麻醉，每处穴位注射0.5～1ml，药物注射完后，将所选的生物蛋白线装入所对应的一次性埋线针中，手法为"两快一慢"，快速进针过皮，慢推针至穴位后，边退针边放线，至皮下时快速出针，用酒精棉球擦净血迹，然后消毒，贴创可贴。

每次取5～8个穴位，半月埋线一次，一个月为一疗程。

［特别提示］

1. 避免思虑过度。

2. 科学睡眠，避免熬夜。

3. 适当运动。

［临床资料］

穴位埋线治疗失眠症总有效率93.3%，较对照组76.7%为优。〔辜锐鑫，焦杨，徐丹丹. 俞募配穴埋线治疗失眠症临床观察. 上海针灸杂志，2011，30（2）：101－103〕

多　寐

多寐指不分昼夜，时时欲睡，呼之即醒，醒后复睡的病证，亦称"嗜睡"、"多眠"、"多卧"、"嗜眠"等。病位在心、脾，与肾关系密切，多属本虚标实。多因阴盛阳气不足，或气血虚损，脾虚湿盛所致。此病相当于西医的发作性嗜睡病、神经官能症等。

［诊断依据］

1. 以昼夜嗜睡为主症。

2. 常伴有头蒙如裹，肢体困重，或精神倦怠，肢怠乏力，或整日嗜睡懒言，畏寒肢冷。

3. 各系统实验室检查未发现异常。

［证候分类］

1. 湿盛困脾：昏昏嗜睡，兼见头蒙如裹，肢体困重，或见浮肿，胸脘痞闷，纳少泛恶。苔腻，脉濡。

2. 脾气不足：嗜睡多卧，兼见精神倦怠，肢怠乏力，饭后尤甚，面色萎黄，纳少便溏。苔薄白，脉虚弱。

3. 瘀血阻滞：神倦嗜睡，头晕头痛，病程较久，或有外伤史。舌质紫暗或有瘀斑，脉涩。

4. 阳气虚衰：心神昏浊，倦怠嗜卧，精神疲乏懒言，畏寒肢冷，面色㿠白，健忘。舌淡苔薄，脉沉细无力。

［治法］

燥湿健脾，活血通络。

［处方］

主穴：百会、大椎、至阳、神道、灵台、内关、四神聪、三阴交。

加减：湿盛困脾加阴陵泉、公孙、脾俞；脾气不足加脾俞、足三里；瘀血阻滞加膈俞；阳气虚衰加肾俞、命门、关元。

［操作方法］

穴位常规消毒，取利多卡因注射液5ml（0.1g），地塞米松注射液1ml（2mg），混合，局部麻醉，每处穴位注射0.5～1ml，药物注射完后，将所选的生物蛋白线装入所对应的一次性埋线针中，手法为"两快一慢",快速进针过皮,慢推针至穴位后,边退针边放线,至皮下时快速出针,用酒精棉球擦净血迹,然后消毒,贴创可贴。

每次取 3~8 个穴位,半月埋线一次,一个月为一疗程。

［特别提示］

该疗法治疗多寐疗效较好,病程较长,需坚持治疗。

厌食症

厌食是指较长时期食欲不振,甚至拒食的一种病证。各个年龄段都可发病,尤以 1~6 岁小儿多见,城市儿童发病率高。发病无明显季节性。小儿属纯阳体质,稚阴稚阳,脾常不足,如喂养不当,损伤脾胃,或他病及脾,脾胃功能失调,导致胃不思纳而引起厌食。

［诊断依据］

1. 长期食欲不振,而无其他疾病者。

2. 面色少华,形体偏瘦,但精神尚好,无腹膨。

3. 有喂养不当史,如进食无定时定量、过食生冷、甘甜厚味、零食或偏食等。

［证候分类］

1. 脾胃不和:厌食或拒食,面色少华,精神尚可,大便偏干,苔、脉无特殊改变。

2. 脾胃气虚:厌食或拒食,面色萎黄,精神稍差,肌肉松软,或形体消瘦,大便不成形,或夹不消化食物。舌质淡,苔薄白,脉无力。

3. 脾胃阴虚:厌食或拒食,面色萎黄,形瘦,口干,食少饮多,甚则每食必饮,烦热不安,便干溲赤。舌质红,苔净或花剥,脉细无力。

4. 肝旺脾虚：厌食或拒食，性躁易怒，好动多啼，咬齿磨牙，便溏溲少。舌光苔净，脉细弦。

［治法］

开胃健脾。

［处方］

主穴：中脘、足三里、脾俞、胃俞、天枢。

加减：脾胃不和加阴陵泉；脾胃气虚加气海、阴陵泉；脾胃阴虚加阴陵泉；肝旺脾虚加肝俞、阴陵泉。

［操作方法］

穴位常规消毒，取利多卡因注射液 5ml（0.1g），地塞米松注射液 1ml（2mg），混合，局部麻醉，每处穴位注射 0.5～1ml，药物注射完后，将所选的生物蛋白线装入所对应的一次性埋线针中，手法为"两快一慢"，快速进针过皮，慢推针至穴位后，边退针边放线，至皮下时快速出针，用酒精棉球擦净血迹，然后消毒，贴创可贴。

每次选 2～4 个穴位，半月做埋线一次，一个月为一疗程。

［特别提示］

1. 中医埋线适合 5 岁以上小儿。

2. 少食肥甘厚味、生冷食品。

久　痢

久痢的病因多为脾失健运，湿浊内生，郁而化热，湿热内蕴；或感受外邪，损伤脾胃，酿成湿热；或七情所伤，郁怒伤肝，肝木横逆犯脾，肝脾不和；湿热内生，蕴结大肠，以致肠道气血凝滞，壅而生脓，肠腑传导逆乱，发为本病。临床以大便次数增多、腹痛腹泻、便下黏液脓血、里急后重、时轻时重、反复发作为主要表现。此病类似于西医的痢疾、慢性非特异性溃疡性结肠炎。

［诊断依据］

1. 腹痛，里急后重，便次增多，大便常有脓血黏冻。

2. 急性痢疾发病骤急，可伴有恶寒发热；慢性痢疾则反复发作，迁延不愈。

3. 常见于夏秋季节，多有饮食不洁史。

4. 急性菌痢，血白细胞总数及中性粒细胞增高。

5. 大便常规检查可见白细胞及红细胞并有巨噬细胞。大便培养有痢疾杆菌生长。

6. 肠阿米巴病的新鲜大便可找到阿米巴滋养体或包囊。

7. 必要时做 X 线钡剂造影及结肠镜检查，有助于鉴别诊断。

［证候分类］

1. 湿热蕴结：腹痛，里急后重，大便赤白脓血，每日数次到数十次，肛门灼热，可伴发热。舌红，苔黄腻，脉滑数。

2. 寒湿困脾：腹痛，大便赤白黏冻，伴有头身困重，脘痞纳少，口黏不渴。舌苔白腻，脉濡缓。

3. 脾阳亏虚：病久迁延不已，大便呈白黏冻状，排便不畅，腹部冷痛时作，畏寒肢冷。舌淡，苔白滑，脉弱。

4. 热毒炽盛：发病骤急，腹痛剧烈，大便呈鲜紫脓血，气味腐臭。或恶心呕吐，噤口不食。或腹泻前即见高热，腹满胀痛，烦躁不安，面色苍白，四肢发冷，甚至昏迷。舌质红绛，苔黄燥，脉滑数。

5. 正虚邪恋：腹泻时发时止，发时大便呈赤白黏冻状或果酱样，腹痛后重；不发时疲劳乏力，食少，腹胀或隐痛。舌质淡，苔薄白，脉细。

［治法］

健脾化湿，理气止痛。

［处方］

主穴：脾俞、大肠俞、八髎、关元。

配穴：阿是穴、天枢、足三里。

加减：湿热蕴结加内庭、曲池；寒湿困脾加中脘、气海；脾阳亏虚加关元俞；热毒炽盛加曲池、阴陵泉；肝脾不和加肝俞；久病伤肾，阳虚五更泻加肾俞、命门。

［操作方法］

穴位常规消毒，取利多卡因注射液 5ml（0.1g），地塞米松注射液 1ml（2mg），混合，局部麻醉，每处穴位注射 0.5～1ml，药物注射完后，将所选的生物蛋白线装入所对应的一次性埋线针中，手法为"两快一慢"，快速进针过皮，慢推针至穴位后，边退针边放线，至皮下时快速出针，用酒精棉球擦净血迹，然后消毒，贴创可贴。

每次选穴 3～5 个穴位。半月埋线一次，一个月为一疗程。一般需 2～3 疗程即愈。

［特别提示］

1. 该种病人一般在左下腹均有压痛点，我们称为"阿是穴"，可有一处或两处，每一处都应针刺埋线，以提高疗效。

2. 治疗期间应嘱咐病人戒烟酒，忌生冷、辛辣刺激性食物。

3. 保持心情舒畅，忌恼怒，以免影响疗效，加重病情。

［临床资料］

穴位埋线治疗慢性非特异性溃疡性结肠炎 32 例，随访 6 个月，无脱失病例。临床各主要症状改善明显，治疗前症状发生为 131 例次，治疗后消失 111 例次，占 84.7%，减轻 19 例次，占 14.5%，无变化 1 例次，占 0.8%，总的症状改善率为 99.2%，经秩和检验，观察组临床各主要症状改善与治疗前比较差异均有显著性意义（$P < 0.01$）。〔李东冰，谢振年，苗春红，等．穴位强化埋线疗

法治疗慢性非特异性溃疡性结肠炎．中国临床医生杂志，2008，36（2）：43－44]

便　秘

便秘是指粪便在肠内滞留过久，秘结不通，排便周期延长，或周期不长，但粪质干结，排出艰难，或粪质不硬，虽有便意，但便而不畅的病证。多因饮食不节、情志失调、外邪犯胃、禀赋不足等，导致热结、气滞、寒凝、气血阴阳亏虚，引起肠道传导失司而发病。此病相当于西医的功能性便秘。

［诊断依据］

1. 排便时间延长，两天以上一次，粪便干燥坚硬。

2. 重者大便艰难，干燥如栗，可伴少腹胀急，神倦乏力，胃纳减退等症。

3. 排除肠道器质性疾病。

［证候分类］

1. 肠道实热：大便干结，腹部胀满，按之作痛，口干或口臭。舌苔黄燥，脉滑实。

2. 肠道气滞：大便不畅，欲解不得，甚则少腹作胀，嗳气频作。苔白，脉细弦。

3. 脾虚气弱：大便干结如栗，临厕无力努挣，挣则汗出气短，面色㿠白，神疲气怯。舌淡，苔薄白，脉弱。

4. 脾肾阳虚：大便秘结，面色萎黄无华，时作眩晕，心悸，甚则少腹冷痛，小便清长，畏寒肢冷。舌质淡，苔白润，脉沉迟。

5. 阴虚肠燥：大便干结，状如羊屎，口干少津，神疲纳差。舌红，苔少，脉细小数。

［治法］

理气、润肠、泄热、通便。

［处方］

主穴：大肠俞、中脘、天枢、大横、承山。

配穴：合谷、支沟、阴陵泉。

加减：肠道实热加合谷、曲池；肠道气滞加中脘、行间；脾虚气弱加脾俞、气海；脾肾阳虚加脾俞、气海、命门；阴虚肠燥加太溪、阴陵泉。

［操作方法］

穴位常规消毒，取利多卡因注射液 5ml（0.1g），地塞米松注射液 1ml（2mg），混合，局部麻醉，每处穴位注射 0.5~1ml，药物注射完后，将所选的生物蛋白线装入所对应的一次性埋线针中，手法为"两快一慢"，快速进针过皮，慢推针至穴位后，边退针边放线，至皮下时快速出针，用酒精棉球擦净血迹，然后消毒，贴创可贴。

每次取 5~8 个穴位，半月埋线一次，一个月为一疗程。

［特别提示］

1. 忌辛辣刺激性食物。

2. 多吃蔬菜、水果。

3. 适当运动。

［临床资料］

穴位埋线治疗阳虚型功能性便秘，治疗组与对照组临床总有效率分别为 92.85%、79.24%，两组比较有显著性差异（$P < 0.05$）。治疗后两组症状积分比较亦有显著性差异（$P < 0.05$）。〔韦艳碧. 穴位埋线配合中药治疗阳虚型功能性便秘 56 例疗效观察. 蛇志，2009，21（3）：200 – 202〕

胃脘痛

胃脘痛是以上腹胃脘部近心窝处疼痛为主症的病证。病因多为外邪犯胃、饮食伤胃、情志不畅和脾胃素虚等，导致胃气郁滞，胃失和降，不通则痛。此病相当于西医的胃、十二指肠炎、溃疡、痉挛病。

[诊断依据]

1. 胃脘部疼痛，常伴痞闷或胀满、嗳气、泛酸、嘈杂、恶心呕吐等症。

2. 发病常与情志不畅、饮食不节、劳累、受寒等因素有关。

3. 上消化道钡餐 X 线检查、纤维胃镜及组织病理活检等，可见胃、十二指肠黏膜炎症、溃疡等病变。

4. 大便或呕吐物隐血试验强阳性者，提示并发消化道出血。

5. B 超、肝功能、胆道 X 线造影有助于鉴别诊断。

[证候分类]

1. 肝胃气滞：胃脘痞胀疼痛，或攻窜胁背，嗳气频作。苔薄白，脉弦。

2. 寒邪犯胃：胃脘冷痛暴作，呕吐清水痰涎，畏寒喜暖，口不渴。苔白，脉弦紧。

3. 胃热炽盛：胃痛急迫，或痞满胀痛，嘈杂吐酸，心烦，口苦或黏。舌质红，苔黄或腻，脉数。

4. 食滞胃肠：胃脘胀痛，嗳腐吞酸，或呕吐不消化食物，吐后痛缓。苔厚腻，脉滑或实。

5. 瘀阻胃络：胃痛较剧，痛如针刺或刀割，痛有定处，拒按，或大便色黑。舌质紫暗，脉涩。

6. 胃阴亏虚：胃痛隐作，灼热不适，嘈杂似饥，食少口干，大便干燥。舌红少津，脉细数。

7. 脾胃虚寒：胃痛绵绵，空腹为甚，得食则缓，喜热喜按，泛吐清水，神倦乏力，手足不温，大便多溏。舌质淡，脉沉细。

［治法］

理气和胃，缓急止痛。

［处方］

主穴：内关、中脘、天枢、足三里。

配穴：脾俞、上脘、下脘。

加减：肝胃气滞加肝俞、太冲、期门；寒邪犯胃加胃俞；胃热炽盛加曲池、内庭；食滞胃肠加梁门；瘀阻胃络加膈俞、公孙。

［操作方法］

穴位常规消毒，取利多卡因注射液5ml（0.1g）局麻，每处穴位注射0.5～1ml，药物注射完后，将所选的生物蛋白线装入所对应的一次性埋线针中，采用"两快一慢"手法，消毒，贴创可贴。

每次取3～8个穴位，半月埋线一次，一个月为一疗程。

［特别提示］

1. 忌烟酒、辛辣刺激性食物。

2. 保持心情愉快，避免恼怒。

［临床资料］

穴位埋线治疗胃、十二指肠溃疡及慢性胃炎195例，溃疡完全愈合或糜烂面消失185例，占94.9%，仍可见溃疡灶或糜烂灶10例，占5.1%；对照组210例中，溃疡愈合或糜烂面消失183例，占87.1%，仍可见溃疡灶或糜烂灶27例，占12.9%。两组结果比较有非常显著性差异（$P<0.01$）。〔汤君明．穴位埋线治疗消化性溃疡及慢性胃炎的疗效观察．现代中西医结合杂志，2009，18（24）：2399〕

呕　吐

呕吐是指胃失和降，气逆于上，迫使胃中之物从口中吐出的一种病证。《素问·举痛论》曰："寒气客于肠胃，厥逆上出，故痛而呕也。"《素问·至真要大论》曰："诸呕吐酸……皆属于热。""少阳之胜，热客于胃，呕酸善饥。""燥湿所胜，民病喜呕，呕有苦。"外感六淫、内伤饮食、情志不调、禀赋不足均可影响于胃，使胃失和降，胃气上逆，发生呕吐。此病相当于西医的急性胃炎、神经性呕吐、幽门梗阻、幽门痉挛等病。

[诊断依据]

1. 呕吐食物残渣，或清水痰涎，或黄绿色液体，甚则兼夹少许血丝，一日数次不等，持续或反复发作。

2. 伴有恶心，纳谷减少，胸脘痞胀，或胁肋疼痛。

3. 多有骤感寒凉、暴伤饮食、劳倦过度及情志刺激等诱发因素，或有服用化学药物、误食毒物史。

4. 上腹部压痛或有振水声，肠鸣音增强或减弱。

5. 呕吐控制后，胃肠 X 线摄片及内镜检查可明确病变部位及性质。

6. 查肝肾功能、电解质、血气分析、B 超探查肝、胆、胰等，有助于鉴别诊断。

[证候分类]

1. 寒邪犯胃：呕吐食物残渣，量多如喷，胸脘满闷，可伴有恶寒发热，头身疼痛。苔白腻，脉浮滑。

2. 食滞胃肠：呕吐酸腐食物，吐出为快，大便秘结或秽臭不爽，嗳气厌食，脘痞腹胀。苔厚腻或垢，脉滑或沉实。

3. 痰饮停胃：呕吐清水痰涎，脘闷痞满，口干不欲饮，饮水则吐，或头眩心悸。苔白滑或腻，脉弦滑。

4. 肝气犯胃：呕吐泛酸，口苦嗳气，脘胁烦闷不适，嘈杂。舌边红，苔薄腻或微黄，脉弦。

5. 脾胃虚寒：呕吐反复，迁延日久，劳累过度或饮食不慎即发，神疲倦怠，胃脘隐痛，喜暖喜按，畏寒肢冷，面色㿠白。舌质淡或胖，苔薄白，脉弱。

6. 胃阴亏虚：时时干呕，呕吐少量食物黏液，反复发作。胃脘嘈杂，饥不欲食，口燥咽干，大便干结。舌红少津，脉细数。

［治法］

健运脾胃，和胃降逆。

［处方］

主穴：内关、足三里、中脘、胃俞、膈俞。

加减：寒邪犯胃加上脘、梁门；食滞胃肠加下脘；痰饮停胃加丰隆；肝气犯胃加肝俞、太冲；脾胃虚寒加命门；胃阴亏虚加脾俞。

［操作方法］

穴位常规消毒，取利多卡因注射液 5ml（0.1g），地塞米松注射液 1ml（2mg），混合，局部麻醉，每处穴位注射 0.5～1ml，药物注射完后，将所选的生物蛋白线装入所对应的一次性埋线针中，手法为"两快一慢"，快速进针过皮，慢推针至穴位后，边退针边放线，至皮下时快速出针，用酒精棉球擦净血迹，然后消毒，贴创可贴。

每次选 3～5 个穴位，半月做埋线一次，一个月为一疗程。

［特别提示］

1. 脾胃素虚者，饮食不宜过多，忌生冷食物。

2. 胃中有热者，忌辛辣、肥甘厚腻食物。

3. 肝气犯胃者应保持心情舒畅，避免精神刺激。

4. 呕吐不止的病人应卧床休息。

［临床资料］

穴位埋线防治化疗引起的迟发性呕吐，迟发性呕吐的发生率治疗组为 32.8%（59/180），对照组为 58.3%（105/180），两组之间差异存在显著性（$P < 0.01$）。〔黄国富，王继红，靳瑞 · 穴位埋

线加耳穴贴压防治化疗引起的迟发性呕吐.中国临床医生杂志,2006,34（9）：39－40]

呃 逆

呃逆是指胃气上逆动膈,以气逆上冲,喉间呃逆连声,声短而频,难以自制为主要表现的病证。多由饮食不当、情志不遂和正气亏虚等所致。胃失和降、气逆动膈是呃逆的主要病机。本病相当于西医的膈肌痉挛。

［诊断依据］

1. 呃逆以气逆上冲,喉间呃逆连声,声短而频,不能自止为主症,其呃声或高或低,或疏或密,间歇时间不定。

2. 常伴有胸膈痞闷、脘中不适、情绪不安等症状。

3. 多有受凉、饮食、情志等诱发因素,起病多较急。

［证候分类］

1. 胃中寒冷：呃声沉缓有力,胸膈及胃脘不舒,得热则减,遇寒更甚,进食减少,喜食热饮,口淡不渴。舌苔白润,脉迟缓。

2. 胃火上逆：呃声洪亮有力,冲逆而出,口臭烦渴,多喜冷饮,脘腹满闷,大便秘结,小便短赤。苔黄燥,脉滑数。

3. 气机郁滞：呃逆连声,常因情志不畅而诱发或加重,胸胁满闷,脘腹胀满,嗳气纳减,肠鸣矢气。苔薄白,脉弦。

4. 脾胃阳虚：呃声低长无力,气不得续,泛吐清水,脘腹不舒,喜温喜按,面色㿠白,手足不温,食少乏力,大便溏薄。舌质淡,苔薄白,脉细弱。

5. 胃阴不足：呃声短促而不得续,口干咽燥,烦躁不安,不思饮食,或食后饱胀,大便干结。舌质红,苔少而干,脉细数。

［治法］

理气和胃,降逆止呃。

［处方］

主穴：膈俞、中脘、天枢、胃俞。

配穴：内关、足三里。

加减：胃中寒冷加上脘、下脘；胃火上逆加天枢、内庭；气机郁滞加肝俞；脾胃阳虚加命门；胃阴不足加脾俞。

［操作方法］

穴位常规消毒，取利多卡因注射液 5ml（0.1g），地塞米松注射液 1ml（2mg），混合，局部麻醉，每处穴位注射 0.5～1ml，药物注射完后，将所选的生物蛋白线装入所对应的一次性埋线针中，手法为"两快一慢"，快速进针过皮，慢推针至穴位后，边退针边放线，至皮下时快速出针，用酒精棉球擦净血迹，然后消毒，贴创可贴。

每次选 3～8 个穴位，半月做埋线一次，一个月为一疗程。

［特别提示］

1. 忌辛辣、肥甘厚腻、生冷等食物，饮食宜清淡。

2. 应注意保暖，避免外邪侵袭。

3. 保持心情舒畅，避免精神刺激。

［临床资料］

穴位埋线治疗呃逆，埋线组痊愈 28 例，占 93.3%；好转 2 例，占 6.7%；无效 0 例；总有效率 100%。对照组痊愈 19 例，占 83.3%；好转 7 例，占 23.3%；无效 4 例，占 13.3%；总有效率 86.7%。埋线组的治愈率和总有效率高于对照组（$P < 0.05$）。〔孙刚，胡玉玲，安振麟，等.穴位埋线治疗顽固性呃逆临床观察.包头医学院学报，2009，25（6）：68－69〕

痞　满

痞满是指以自觉心下痞塞，胸膈胀满，触之无形，按之柔软，压之无痛为主要表现的病证。多因感受外邪、内伤饮食、情志失调等引起中焦气机不利，脾胃升降失职而发生痞满。按部位痞满可分为胸痞、心下痞即胃脘部。本节主要介绍以胃脘部出现上述症状的痞满，又可称胃痞。此病相当于西医的慢性胃炎（浅表性胃炎和萎缩性胃炎）、功能性消化不良病。

［诊断依据］

1. 临床以胃脘痞塞、满闷不舒为主症，并有按之柔软、压之无痛、望无胀形的特点。

2. 发病缓慢，时轻时重，反复发作，病程漫长。

3. 多由饮食、情志、起居、寒温等因素诱发。

［证候分类］

（一）实痞

1. 饮食内停：脘腹痞闷而胀，进食尤甚，拒按，嗳腐吞酸，恶食呕吐，或大便不调，矢气频作，味臭如败卵。舌苔厚腻，脉滑。

2. 痰湿中阻：脘腹痞塞不舒，胸膈满闷，头晕目眩，身重困倦，呕恶纳呆，口淡不渴，小便不利。舌苔白厚腻，脉沉滑。

3. 湿热阻胃：脘腹痞闷，或嘈杂不舒，恶心呕吐，口干不欲饮，口苦，纳少。舌红，苔黄腻，脉滑数。

4. 肝胃不和：脘腹痞闷，胸胁胀满，心烦易怒，善太息，呕恶嗳气，或吐口水，大便不爽。舌质淡红，苔薄白，脉弦。

（二）虚痞

1. 脾胃虚弱：脘腹满胀，时轻时重，喜温喜按，纳呆便溏，神疲乏力，少气懒言，语声低微。舌质淡，苔薄白，脉细弱。

2. 胃阴不足：脘腹痞闷，嘈杂，饥不欲食，恶心嗳气，口燥咽干，大便秘结。舌红少苔，脉细数。

［治法］

健脾和胃，益气消痞。

［处方］

主穴：中脘、梁门、天枢、足三里、阴陵泉。

加减：饮食内停加下脘；痰湿中阻加丰隆；湿热阻胃加天枢、内庭；肝胃不和加胃俞、肝俞；脾胃虚弱加脾俞、胃俞；胃阴不足加脾俞。

［操作方法］

穴位常规消毒，取利多卡因注射液 5ml（0.1g），地塞米松注射液 1ml（2mg），混合，局部麻醉，每处穴位注射 0.5～1ml，药物注射完后，将所选的生物蛋白线装入所对应的一次性埋线针中，手法为"两快一慢"，快速进针过皮，慢推针至穴位后，边退针边放线，至皮下时快速出针，用酒精棉球擦净血迹，然后消毒，贴创可贴。

每次选 5～8 个穴位，半月做埋线一次，一个月为一疗程。

［特别提示］

1. 避免情绪激动和恼怒。

2. 避免过度劳累。

3. 忌辛辣油腻刺激性食物。

［临床资料］

1. 穴位埋线治疗慢性胃炎，埋线组有效率为 88.89%，优于针刺组 76.46%，差异有显著性意义（$P < 0.05$）。埋线组各型治疗前后近期总疗效差异有显著性意义（$P < 0.05$）。其中，肝胃不和证与其他证比较，差异有显著性意义（$P < 0.05$）。脾胃湿热证、胃阴不足证与胃络瘀血证比较差异有显著性意义（$P < 0.05$）。病程在 3 年以下患者与 10 年以上患者的有效率相比差异有显著意义（$P < 0.05$）。〔李红，邹军，张家维. 穴位埋线治疗慢性胃炎的临床研究. 中国康复医学杂志，2005，20（2）：133 – 134〕

2. 穴位埋线治疗胃病，埋线组 87 例，三年内复发 5 例，复发率为 5.75%，对照组 13 例，三年内复发 9 例，复发率为 69.23%，有非常显著差异（$P < 0.01$）。〔邓小荣. 埋线治疗胃病 100 例分析. 医学信息，2010，23（4）：148〕

胁　痛

胁痛以一侧或两侧胁痛部疼痛为主要临床表现。病因多为情志不遂、饮食不节、跌仆损伤、久病体虚等。胁痛之病，主要在于肝胆。此病相当于西医的胆囊炎。

［诊断依据］

1. 一侧或两侧胁肋部疼痛为主要表现者，可以诊断为胁痛，其性质可以表现为刺痛、胀痛、灼痛、隐痛、钝痛等不同特点。

2. 部分病人可伴见胸闷、腹胀、嗳气呃逆、急躁易怒、口苦纳呆、厌食恶心等症。

3. 常有饮食不节、情志内伤、感受外湿、跌仆闪挫或劳欲久病等病史。

［证候分类］

1. 肝郁气滞：胁肋胀痛，走窜不定，甚则引及胸背肩臂，疼痛每因情志变化而增减，胸闷腹胀，嗳气频作，得嗳气而胀痛稍舒，纳少口苦。舌苔薄白，脉弦。

2. 肝胆湿热：胁肋胀痛，或灼热疼痛，口苦口黏，胸闷纳呆，恶心呕吐，小便黄赤，大便不爽，或兼有身热恶寒，身目发黄。舌红，苔黄腻，脉弦滑数。

3. 瘀血阻络：胁肋刺痛，痛有定处，痛处拒按，入夜痛甚，胁肋下或见有癥块。舌质紫暗，脉沉涩。

4. 肝络失养：胁肋隐痛，悠悠不休，遇劳加重，口干咽燥，心中烦热，头晕目眩。舌红少苔，脉细弦而数。

［治法］

疏肝理气，清热利湿止痛。

［处方］

主穴：肝俞、胆俞、支沟、胆囊穴。

配穴：阳陵泉、期门、足三里。

加减：肝郁气滞加膻中、太冲、支沟；肝胆湿热加曲池、阳陵泉、太冲；瘀血阻络加膈俞、三阴交；肝络失养加肾俞。

［操作方法］

穴位常规消毒，取利多卡因注射液 5ml（0.1g），地塞米松注射液 1ml（2mg），混合，局部麻醉，每处穴位注射 0.5～1ml，药物注射完后，将所选的生物蛋白线装入所对应的一次性埋线针中，用"两快一慢"埋线手法，将生物蛋白线埋入穴位，退针后消毒，外敷创可贴。

每次选 5～10 个穴位，半月做埋线一次，一个月为一疗程。

［特别提示］

1. 避免情绪激动和恼怒。

2. 避免过度劳累。

3. 忌辛辣食物。

［临床资料］

1. 穴位埋线治疗慢性胆囊炎，治愈（右上腹胀痛或不适感消失，B 超提示胆囊未见异常）12 例，好转（右上腹胀痛或不适感好转，但 B 超影像学变化不大）3 例。15 例患者全部有效。〔徐海云. 胆囊穴埋线治疗慢性胆囊炎. 中国针灸，2007，27（8）：628〕

2. 穴位埋线治疗慢性胆囊炎，经 1～2 个疗程治疗，90 例全部有效，其中临床治愈 67 例（占 74.44%），显效 11 例（占 12.22%），有效 12 例（占 13.33%）。有效率 100%。〔孟昭奇. 穴位埋线治疗慢性胆囊炎 90 例. 中医外治杂志，2001，10（2）：23〕

3. 穴位埋线治疗慢性胆囊炎，埋线组有效率98.5%，服药组有效率82.4%，两组有效率比较，$P < 0.01$，差别具有显著性。〔宋宏杰，宋洪涛，宋永贵. 穴位埋线治疗慢性胆囊炎疗效观察. 中国针灸，2000，(9)：533 – 534〕

头 痛

头痛是临床常见的自觉症状，可单独出现，亦可见于多种病的过程中，头为"诸阳之会，清阳之府"又为"髓之海"之所在，五脏六腑之气血精华皆上注于头。手足三阳经亦上会于头。无论外感六淫或内伤杂病，皆可引起头痛。本节篇重点介绍内伤头痛。多因情志、劳伤、体虚等原因，导致肝阳偏亢，痰浊中阻，瘀血阻窍，气血亏虚，肾精不足等，以致头窍失养或清窍被扰而发头痛。本病特点为病程较长，起病缓，多伴肝、脾、肾诸脏功能失调证候，病性虚实夹杂。此病类似于西医的血管神经性头痛。

［诊断依据］

1. 以头部疼痛为主要临床表现。

2. 头痛部位可发生在前额、两颞、颠顶、枕项或全头部，头痛性质可为跳痛、刺痛、胀痛、灼痛、重痛、空痛、昏痛、隐痛等，头痛发作形式可为突然发作，或缓慢起病，或反复发作，时痛时止，疼痛的持续时间可长可短，可数分钟、数小时或数天、数周，甚则长期疼痛不已。

3. 常有饮食不节、劳倦、房事不节、病后体虚等病史。

［证候分类］

1. 肝阳头痛：头昏胀痛，两侧为重，心烦易怒，夜寐不宁，口苦面红，或兼胁痛。舌红苔黄，脉弦数。

2. 血虚头痛：头痛隐隐，时时昏晕，心悸失眠，面色少华，神疲乏力，遇劳加重。舌质淡，苔薄白，脉细弱。

3. 痰浊头痛：头痛昏蒙，胸脘满闷，纳呆呕恶。舌苔白腻，脉滑或弦滑。

4. 肾虚头痛：头痛且空，眩晕耳鸣，腰膝酸软，神疲乏力，滑精带下。舌红少苔，脉细无力。

5. 瘀血头痛：头痛经久不愈，痛处固定不移，痛如锥刺，或有头部外伤史。舌紫暗，或有瘀斑、斑点，苔薄白，脉细或细涩。

[治法]

调理脏腑，通络止痛。

[处方]

主穴：百会、太阳、头维、风池、印堂。

配穴：脾俞、肝俞、足三里、太冲、太溪、中脘。

加减：肝阳头痛兼口苦咽干加肝俞、阳陵泉；血虚头痛加血海；痰浊头痛加丰隆；肾虚头痛加肾俞；瘀血头痛加膈俞；心悸加内关；少寐加心俞、神门；五心烦热加劳宫、太溪；遗精带下加关元、三阴交。

[操作方法]

穴位常规消毒，取利多卡因注射液 5ml（0.1g），地塞米松注射液 1ml（2mg），复方当归注射液 2ml，混合，局部麻醉，每处穴位注射 0.5~1ml，药物注射完后，将所选的生物蛋白线装入所对应的一次性埋线针中，采用"两快一慢"手法，退针后消毒，贴创可贴。

每次选 5~8 个穴位，半月做埋线一次，1 个月为一疗程。

[特别提示]

1. 保持心情愉快，忌恼怒，避免精神紧张。

2. 注意劳逸结合，避免劳累。

3. 内伤头痛病情复杂，有虚有实，尤易虚实夹杂，治疗多采取补虚泻实、标本兼顾的治则。切忌头痛医头，并应针对头痛部位不同，辨证选取穴位。

4. 中医穴位埋线治疗头痛有较好的疗效，如多次治疗无效，或头痛持续且加重，须查明原因，注意与颅脑实质性病变作鉴别，以便及时采取有效综合治疗。

［临床资料］

穴位埋线治疗头痛，显效（外感头痛 19 例，肝阳上亢 5 例，血瘀阻络 2 例）26 例，有效（外感头痛 11 例，肝阳上亢 4 例，血瘀阻络 9 例，气血不足 3 例）27 例，无效 2（血瘀阻络、气血不足各 1 例），总有效率 96.3%。〔勾宗文. 穴位埋线疗法治疗头痛 55 例. 中国中医药现代远程教育，2009，7（11）：213〕

黄　疸

黄疸是以目黄、身黄、小便黄为主症的一种病证，其中目睛黄染尤为本病的重要特征。病因有外感和内伤两个方面，外感多属湿热疫毒所致，内伤常与饮食、劳倦、病后有关。黄疸的病机关键是湿，由于湿邪困遏脾胃，壅塞肝胆，疏泄失常，胆汁泛溢而发生黄疸。临床一般分为阳黄和阴黄两类。阳黄：黄色鲜明，发热，口渴，小便黄而短赤，腹胀，大便秘结，胸闷呕恶，舌苔黄腻，脉滑数。阴黄：黄色晦暗，神疲乏力，食少便溏，畏寒，脘痞腹胀，舌淡苔腻，脉沉迟。

［诊断依据］

1. 目黄、肤黄、尿黄，以目黄为主。

2. 初起有恶寒发热，纳呆厌油，恶心呕吐，神疲乏力，或大便颜色变淡，黄疸严重者皮肤瘙痒。

3. 有饮食不节、肝炎接触或应用化学药物等病史。

4. 肝脏、脾脏或胆囊肿大，伴有压痛或触痛。

5. 血清胆红素（直接或间接）、尿三胆试验、血清谷丙转氨酶、谷草转氨酶、γ-谷酰转肽酶、碱性磷酸酶检查以及 B 超、胆囊造影、X 线胃肠造影等有助病因诊断。

6. 必要时作甲胎球白测定，胰、胆管造影，CT 等检查，以排除肝、胆、胰等恶性病变。

［证候分类］

1. 肝胆湿热：身目俱黄，黄色鲜明，发热口渴，心中懊侬，口干而苦，恶心欲吐，腹满胁痛，大便秘结或呈灰白色，小便短黄。舌红，苔黄腻，脉弦数。

2. 湿困脾胃：身目俱黄，黄色晦滞，头重身困，胸脘痞满，恶心纳少，腹胀，大便溏垢。苔腻微黄，脉弦滑或濡缓。

3. 热毒炽盛：发病急骤，黄疸迅速加深，色黄如金，伴有高热烦渴，神昏谵语，或见衄血、便血、肌肤瘀斑。舌质红绛，苔黄而燥，脉弦滑数。

4. 寒凝阳衰：病程较长，身目俱黄，黄色晦暗，纳少脘闷，或腹胀便溏，神疲畏寒，口淡不渴。舌淡，苔白腻，脉濡缓或沉迟。

［治法处方］

1. 阳黄

治法：清热化湿，疏泄肝胆。

主穴：肝俞、胆俞、阳陵泉、太冲、天枢。

配穴：公孙、中脘、内庭、阴陵泉。

2. 阴黄

治法：健脾利湿，温化寒湿。

主穴：肝俞、胆俞、至阳、脾俞。

配穴：中脘、足三里、三阴交。

加减：肝胆湿热加阳陵泉、太冲；湿困脾胃加中脘、阴陵泉；热毒炽盛加太冲；寒凝阳衰加命门、气海。

［操作方法］

穴位常规消毒，取利多卡因注射液5ml（0.1g），地塞米松注射液1ml（2mg），混合，局部麻醉，每处穴位注射0.5～1ml，药物注射完后，将所选的生物蛋白线装入所对应的一次性埋线针中，用"两快一慢"埋线手法，将生物蛋白线埋入穴位，退针后消毒，外敷创可贴。

每次选5～8个穴位，半月做埋线一次，一个月为一疗程。

［特别提示］

1. 要讲究卫生，避免不洁食物。

2. 忌辛辣、肥甘油腻食物，忌酒。

3. 保持心情愉快，忌恼怒。

4. 要注意休息。

［临床资料］

1. 穴位埋线治疗慢性乙型肝炎，治疗组显效20例（57.1%），有效13例（37.1%），无效2例（5.8%），总有效率是94.2%。对照组显效8例（32%），有效6例（24%），无效11例（44%），总有效率是56%。两组的显效率及总有效率均有显著性差异（$P < 0.05$）。〔王光义，陈睿，杨红. 穴位埋线加中药治疗慢性乙型肝炎35例. 时珍国医国药，2007，18（7）：1752〕

2. 穴位埋线治疗肝炎后综合征，治疗组显效20例（57.1%），有效13例（37.1%），无效2例（5.8%），总有效率是94.2%。对照组显效8例（32%），有效6例（24%），无效11例（44%），总有效率是56%。两组的显效率及总有效率均有显著性差异（$P < 0.05$）。〔杨焕彪. 穴位埋线治疗肝炎后综合征38例. 中国针灸，1997，（6）：371〕

中风后遗症

中风后遗症是以半身不遂、口眼歪斜、语言不利为主症的病证。本病多是在内伤积损的基础上，脏腑阴阳失调，血随气逆，肝阳暴张，内风旋动，夹痰夹火，横窜经脉，蒙蔽神窍，从而发生半身不遂、口眼歪斜诸症。

［诊断依据］

1. 以半身不遂、口舌歪邪、舌强言謇、偏身麻木为主症。

2. 做血压、神经系统、脑脊液及血常规、眼底等检查，有条件者做 CT、磁共振检查，可有异常表现。

3. 应注意与痫病、厥证、痉病等鉴别。

［证候分类］

1. 风痰瘀阻：口眼歪斜，舌强语謇或失语，半身不遂，肢体麻木。苔滑腻，舌暗紫，脉弦滑。

2. 气虚络瘀：肢体偏枯不用，肢软无力，面色萎黄。舌质淡紫或有瘀斑，苔薄白，脉细涩或细弱。

3. 肝肾亏虚：半身不遂，患肢僵硬，拘挛变形，舌强不语，或偏瘫，肢体肌肉萎缩。舌红脉细，或舌淡，脉沉细。

［治法］

活血祛痰通络。

［处方］

主穴：上肢：天宗、肩髃、曲池、手三里、外关、合谷。下肢：环跳、殷门、风市、鹤顶、阳陵泉、足三里、绝骨、丘墟。

配穴：心俞、脾俞、白环俞。

加减：风痰瘀阻加丰隆；气虚络瘀加气海、膈俞；肝肾亏虚加肝俞、肾俞、三阴交。

［操作方法］

穴位常规消毒，取利多卡因注射液 5ml（0.1g），地塞米松注射液 1ml（2mg），丹参注射液 2ml，混合，局部麻醉，每处穴位注射 0.5～1ml，药物注射完后，将所选的生物蛋白线装入所对应的一次性埋线针中，用"两快一慢"埋线手法，将生物蛋白线埋入穴位，退针后消毒，外敷创可贴。

每次选5~10个穴位，半月做埋线一次，一个月为一疗程。

［特别提示］

1. 饮食宜清淡，忌油腻。

2. 保持心情愉快，忌恼怒。

3. 加强肢体功能锻炼。

能近祛远

本病多因脾肾阳虚，精微不化，目失温养，或肝肾两亏，禀赋不足，精血较少，不得荣目，更加用眼过度，眼肌挛急，以致视力减退，发为近视。此病相当于西医的青少年近视。

［诊断依据］

1. 近视力正常，远视力低于1.0，但能用凹透镜矫正。小于−3D为轻度近视，−3D~−6D为中度近视，−6D以上为高度近视。

2. 青少年远视力在短期内下降，休息后视力又有提高，使用阿托品麻痹睫状肌后，检查近视度数消失或小于0.5D，为假性近视。

3. 眼底检查，中度以上轴性近视，视乳头颞侧出现弧形斑，高度近视眼底易发生退行性变性、黄斑出血、萎缩斑等。

［证候分类］

1. 心阳不足：视近清晰，视远模糊，或伴心烦，失眠健忘，神倦乏力。舌淡，苔白，脉弱。

2. 脾虚气弱：视近清晰，视远模糊，视疲劳，喜垂闭，或病后体虚，食欲不振，四肢乏力。舌淡红，苔薄白，脉弱。

3. 肝肾亏虚：远视力下降，眼前黑花飞舞，头昏耳鸣，腰膝酸软。舌淡红，无苔，脉细。

4. 肝血不足：远视力下降，视疲劳，视物变形，眼底检查可见黄斑部有萎缩斑或出血，面色不华。舌淡，苔薄白，脉弱。

[治法]

益气健脾，补益肝肾，缓挛解痉。

[处方]

主穴：风池、臂臑、足三里、光明。

配穴：脾俞、肝俞、肾俞。

加减：心阳不足加心俞、内关；脾虚气弱加阴陵泉；肝肾亏虚加太溪、三阴交；肝血不足加血海。

[操作方法]

穴位常规消毒，取利多卡因注射液 5ml（0.1g），地塞米松注射液 1ml（2mg），混合，局部麻醉，每处穴位注射 0.5～1ml，药物注射完后，将所选的生物蛋白线装入所对应的一次性埋线针中，用"两快一慢"埋线手法，将生物蛋白线埋入穴位，退针后消毒，外敷创可贴。

每次取 3～5 个穴位，半月埋线一次，一个月为一疗程。

[特别提示]

1. 本病用埋线疗法近期疗效较好，应坚持按疗程治疗。

2. 注意用眼卫生。

3. 属先天禀赋不足者，疗程较长。

眩　晕

眩晕是指病人以头晕眼花为临床表现的一类病证。主要由于情志失调、饮食失节和内伤虚损等造成，病之本为阴阳失调，病之标为内生之风、痰、瘀血，其病位在肝肾。此病类似于西医的高血压病、梅尼埃病等。

［诊断依据］

1. 头晕目眩，视物旋转，轻者闭目即止，重者如坐车船，甚则仆倒。

2. 可伴恶心呕吐，眼球震颤，耳鸣耳聋，汗出，面色苍白等。

3. 慢性起病逐渐加重，或急性起病，或反复发作。

4. 测血压，查血色素、红细胞计数心电图，电测听、脑干诱发电位、眼震电图及颈椎 X 线摄片、经颅多普勒检查等有助明确诊断。有条件做 CT、磁共振检查。

5. 应注意除外肿瘤、严重血液病等。

［证候分类］

1. 风阳上扰：眩晕耳鸣，头痛且胀，易怒，失眠多梦，或面红目赤，口苦。舌红，苔黄，脉弦滑。

2. 痰浊上蒙：头重如裹，视物旋转，胸闷作恶，呕吐痰涎。苔白腻，脉弦滑。

3. 气血亏虚：头晕目眩，面色淡白，神倦乏力，心悸少寐。舌淡，苔薄白，脉弱。

4. 肝肾阴虚：眩晕久发不已，视力减退，少寐健忘，心烦口干，耳鸣，神倦乏力，腰酸膝软。舌红，苔薄，脉弦细。

［治法］

滋阴潜阳，平肝息风，运脾化痰。

［处方］

主穴：曲池、丰隆、降压沟、太冲、太溪。

配穴：肝俞、脾俞、足三里、内关、三阴交。

加减：风阳上扰加太阳、太冲、风池；痰浊上蒙加丰隆、阴陵泉；气血亏虚加中脘、关元；肝肾阴虚加肝俞、肾俞、三阴交；头晕加太阳、印堂、后溪；失眠加安眠穴、神门。

［操作方法］

穴位常规消毒，取利多卡因注射液5ml（0.1g），地塞米松注射液1ml（2mg），混合，局部麻醉，每处穴位注射0.5～1ml，药物注射完后，将所选的生物蛋白线装入所对应的一次性埋线针中，用"两快一慢"埋线手法，将生物蛋白线埋入穴位，退针后消毒，外敷创可贴。

每次选5～8个穴位，半月做埋线一次，一个月为一疗程。

［特别提示］

1. 耳背降压沟操作时应注意：麻药用量不宜太少；要沿皮下进针；药线"00"为宜，不宜太粗；出针时用棉球按压针眼时间要长点；消毒一定要十分严格。

2. 如遇面红目赤、气促、舌红、脉洪大者，急刺百会穴或头顶肿胀部位放血，可预防高血压患者出现脑出血。

［临床资料］

穴位埋线治疗顽固性高血压，治疗组总有效率84.8%，两组对比，经卡方检验，$P < 0.01$，差别有统计学意义。〔田元生，程广书，王新义，等．穴位埋线治疗顽固性高血压46例．中医研究，2008，21（1）：55－56〕

白　浊

本病临床症状可见尿急、尿频、尿痛、终末血尿，尿道口常有乳白色或无色黏性分泌物，晨起时，有的可被黏液封闭尿道口。急性期多伴有恶寒，发热，身痛，头痛，乏力，腰骶部、会阴区及大腿内侧有不适感；慢性期多伴有腰部酸痛，小腹及会阴区有坠胀不适感，以及性欲减退、遗精等症状，尿检有大量脓细胞。病因多为饮酒过度，会阴损伤，或手淫、房事不节，下元虚怠，而湿热之邪乘虚而入，下注膀胱，气血壅滞，结聚会阴所致。此病类似于西医的前列腺炎。

[诊断依据]

1. 小腹、会阴、睾丸部有胀痛不适感，轻度尿频，排尿或大便时尿道可有白色分泌物溢出。

2. 可伴有神疲乏力，头晕，腰酸痛，性欲减退，遗精，早泄，阳痿，不育等症。

3. 以男性中青年为多见，常呈慢性经过，多反复发作。

4. 直肠指检，前列腺肿大，有压痛，慢性者亦可缩小。

5. 前列腺液镜检，每高倍镜视野白细胞十个以上或成堆，卵磷脂小体显著减少或消失。

[证候分类]

1. 气滞血瘀：少腹、会阴、睾丸坠胀不适，或有血尿、血精。舌质紫暗或有瘀点，苔白或黄，脉沉涩。

2. 湿热蕴结：尿频，尿急，尿痛，有灼热感，排尿或大便时尿道有白色分泌物溢出，会阴、腰骶、睾丸坠胀疼痛。苔黄腻，脉滑数。

3. 阴虚火旺：腰膝酸软，头晕眼花，失眠，多梦，遗精或血精，阳事易兴，排尿或大便时尿道有白色分泌物滴出。舌红少苔，脉滑数。

4. 肾阳虚损：头昏神疲，腰酸，膝冷，阳痿早泄，甚至稍劳后尿道即有白色分泌物溢出。舌质淡胖，苔白，脉沉细。

[治法]

固肾益气，清热利湿。

[处方]

主穴：肾俞、三焦俞、次髎、长强、关元、会阴。

配穴：中极、阴陵泉、环跳。

加减：气滞血瘀加膈俞；湿热蕴结加三阴交、水道；阴虚火旺加太溪、三阴交；肾阳虚损加命门。

[操作方法]

穴位常规消毒，取利多卡因注射液5ml（0.1g），地塞米松注射液1ml（2mg），鱼腥草注射液2ml，混合，局部麻醉，每处穴位注射0.5~1ml，药物注射完后，将所选的生物蛋白线装入所对应的一次性埋线针中，采用"两快一慢"手法，退针后消毒，贴创可贴。

每次取3~5个穴位，半月埋线一次，一个月为一疗程。一般需2~3个疗程。

[特别提示]

1. 在会阴穴埋线时，注意选生物蛋白线不宜太长，以1cm为宜，埋入深度不宜过深。

2. 埋线疗法治疗前列腺炎，一般治疗后症状即可缓解，是一理想的治疗方法。但此病易反复，应坚持2~3个疗程，甚至更长时间，因此，应嘱咐患者有耐心。

[临床资料]

1. 穴位埋线治疗慢性非细菌性前列腺炎45例，痊愈27例，显效11例，有效4例，无效3例。总有效率93.3%。对照组45例，痊愈13例，有效6例，显效13例，无效13例。总有效率71.1%。两组总有效率比较有显著性差异。〔臧洪学，韩万隆，耿玉敏，等. 穴位注射埋线治疗慢性非细菌性前列腺炎45例临床观察. 河北中医，2006，28（11）：864〕

2. 穴位埋线治疗慢性非细菌性前列腺炎48例，痊愈10例，显效21例，有效13例，无效4例，总有效率91.67%。对照组24例，痊愈3例，显效7例，有效6例，总有效率75%。〔曹永贺，孙自学，程远钊，等. 穴位埋线加中药治疗慢性非细菌性前列腺炎48例. 中医研究，2007，20（9）：60-62〕

精 癃

精癃是由肾元亏虚，精室肿大，膀胱气化失司，以排尿困难和尿潴留为主要临床表现的疾病，类似于西医的前列腺增生症（亦称良性前列腺肥大）。发病率随年龄递增，但有增生病变时不一定有临床症状。

[诊断依据]

1. 开始尿频，尤其夜尿次数增多，渐有排尿困难，余溺不尽，严重时可有尿闭或小便失禁。

2. 本病多见于老年男性。

3. 直肠指诊：前列腺肥大，表面光滑而无结节，边缘清楚，中等硬度而富弹性，中央沟变浅或消失。

4. B超检查：前列腺增大，膀胱残留尿大于60ml。

[证候分类]

1. 肺热失宣：小便不畅或点滴不通，兼见咽干，口燥，胸闷，呼吸不利，咳嗽咳痰。舌质红，苔薄黄，脉滑数。

2. 湿热下注：尿少黄赤，尿频涩痛，点滴不畅，甚至尿闭，小腹胀满，口渴不欲饮，发热或大便秘结。舌质红，苔黄腻，脉数。

3. 中气下陷：小腹坠胀，小便欲解不爽，尿失禁或夜间遗尿，精神倦怠，少气懒言。舌质淡，苔薄白，脉濡细。

4. 肾阴亏虚：小便频数不爽，淋漓不尽，伴有头晕目眩，腰酸膝软，失眠多梦，咽干。舌红，苔黄，脉细数。

5. 肾阳虚损：排尿无力，失禁或遗尿，点滴不尽，面色㿠白，神倦畏寒，腰膝酸软无力，手足不温。舌质淡，苔白，脉沉细。

6. 气滞血瘀：小便努责方出或点滴全无，会阴、小腹胀痛，偶有血尿或血精。舌质紫暗，或有瘀斑，苔黄或白，脉沉弦或细涩。

[治法]

宣肺补肾，通气利水。

[处方]

主穴：肾俞、会阴、次髎、腰奇、关元、中极。

配穴：阴陵泉、水道、三阴交。

加减：肺热失宣加合谷；湿热下注加曲池、地机；中气下陷加足三里；肾阴亏虚加太溪；肾阳虚损加命门；气滞血瘀加膈俞。

[操作方法]

穴位常规消毒，取利多卡因注射液 5ml（0.1g），每处穴位注射 0.5~1ml，药物注射完后，将所选的生物蛋白线装入所对应的一次性埋线针中，采用"两快一慢"手法，退针后消毒，贴创可贴。

每次取 3~8 个穴位，半月埋线一次，一个月为一疗程。一般需 2~3 个疗程。

[特别提示]

1. 注意及时排尿，避免膀胱过度充盈。

2. 注意劳逸结合。

3. 治疗期间禁止房事。

4. 饮食要清淡，忌饮酒，忌辛辣刺激性食物。

[临床资料]

穴位埋线治疗经尿道前列腺电切术术后镇痛 50 例，良性前列腺增生患者在行经尿道前列腺电切术后随机分为两组，试验组术后应用曲骨穴埋线法镇痛，对照组术后留管行硬膜外自控镇痛，观察术后 6、12、24、36、48、60、72 h 患者血压、针口变化、患者术后 VAS 评分、膀胱痉挛次数、膀胱内压，两组比较均无显著性差异（P 均 >0.05），试验组有 2 例针口发红，对照组有 5 例发生不良反应。〔严文兵，吴江平，郭宇明，等．曲骨穴埋线法应用于经尿道前列腺电切术术后镇痛临床观察．现代中西医结合杂志．2010，19（12）：1462－1463〕

阳 痿

阳痿是指成年男子性交时，由于阴茎痿软不举，或举而不坚，或坚而不久，无法进行正常性生活的病证。本病的病因主要有劳伤久病，饮食不节，七情所伤，外邪侵袭。病机为肝、肾、心、脾受损，经脉空虚，或经络阻滞，导致宗筋失养而发为阳痿。

〔诊断依据〕

1. 成年男子性交时，阴茎痿而不举，或举而不坚，或坚而不久，无法进行正常性生活。但须除外阴茎发育不良引起的性交不能。

2. 常有神疲乏力，腰膝酸软，畏寒肢冷，夜寐不安，精神苦闷，胆怯多疑，或小便不畅，滴沥不尽等症。

3. 本病常有房劳过度，手淫频繁，久病体弱，或有消渴、惊悸、郁证等病史。

〔证候分类〕

1. 命门火衰：阳事不举，或举而不坚，精薄清冷，神疲倦怠，畏寒肢冷，面色㿠白，头晕耳鸣，腰膝酸软，夜尿清长。舌淡胖，苔薄白，脉沉细。

2. 心脾亏虚：阳痿不举，心悸，失眠多梦，神疲乏力，面色萎黄，食少纳呆，腹胀便溏。舌淡，苔薄白，脉细弱。

3. 肝郁不舒：阳事不举，或举而不坚，心情抑郁，胁肋胀痛，脘闷不舒，食少便溏。苔薄白，脉弦。

4. 惊恐伤肾：阳痿不振，心悸易惊，胆怯多疑，夜多噩梦。常有被惊吓史。苔薄白，脉弦细。

5. 湿热下注：阴茎痿软，阴囊潮湿，瘙痒腥臭，睾丸坠胀作痛，小便赤涩灼痛，胁胀腹闷，肢体困倦，泛恶口苦。舌红，苔黄腻，脉滑数。

[治法]

补肾助阳，兼清湿热。

[处方]

主穴：肾俞、关元、中级、次髎、环跳。

配穴：太溪、三阴交。

加减：命门火衰加命门；心脾亏虚加脾俞、心俞；肝郁不舒加太冲、肝俞；惊恐伤肾加神门、膻中；湿热下注加白环俞、阴陵泉、地机。

[操作方法]

穴位常规消毒，取利多卡因注射液5ml（0.1g），每处穴位注射0.5～1ml，药物注射完后，将所选的生物蛋白线装入所对应的一次性埋线针中，采用"两快一慢"手法，退针后消毒，贴创可贴。

每次选3～5个穴位，半月做埋线一次，一个月为一疗程。

[特别提示]

1. 治疗期间禁止房事。

2. 避免精神紧张。

3. 保持心情舒畅。

4. 忌辛辣、肥甘、刺激性食物。

[临床资料]

穴位埋线治疗阳痿，临床治愈20例，占47.6%；显效12例，占28.6%；有效3例，占7.1%；无效7例，占16.7%。总有效率为83.3%。〔刘金竹，杨冠军．任督二脉为主穴位埋线治疗功能性阳痿42例．上海针灸杂志，2010，29（4）：242〕

男性不育症

凡育龄夫妇同居 2 年以上，性生活正常，又未采取任何避孕措施，由于男方的原因使女性不能受孕者，称为男性不育症，又称为无子、无嗣。多因肾阴阳失调，或精虫质量差，数量少，活动力弱，或肝郁气滞，精道不畅，或湿热下注，灼耗阴精，液化失时，或形体不全，不敌异体，皆难冲和而育。

［诊断依据］

1. 凡育龄夫妇同居 2 年以上，性生活正常，又未采取任何避孕措施，由于男方的原因使女性不能受孕者。

2. 常伴有腰膝酸软，畏寒肢冷，或头晕耳鸣，手足心热，或精神抑郁，胸闷不舒，头晕身重，或神疲乏力等症。

3. 精液检查、睾丸活检及精道 X 造影均有助诊断。

［证候分类］

1. 肾阳虚弱：婚久不育，性欲减弱，无力射精，精子数少，活动力弱，兼腰酸腿软，畏寒肢冷，面色㿠白，大便稀薄，小便清长。舌淡，苔薄白，脉沉细。

2. 肾阴不足：婚久不育，遗精滑精，精子活动力弱，或精液黏稠不化，兼头晕耳鸣，手足心热。舌红少苔，脉沉细微数。

3. 肝气郁结：婚久不育，性欲低下，或性交时不射精，兼精神抑郁，胸闷不舒，两胁胀痛，嗳气泛酸，不思饮食。舌暗，苔薄，脉弦细。

4. 湿热下注：婚久不育，精子数少，或死精过多，兼头晕身重，小腹胀满，小便短赤。苔薄黄，脉弦滑。

5. 气血两虚：婚久不育，性欲减退，精子数少，成活率低，活动力弱，兼神疲乏力，面色苍白，头晕目眩。舌淡，苔白，脉沉细无力。

［治法］

补肾填精。

［处方］

主穴：肾俞、关元、次髎、三阴交、生殖穴。

配穴：肝俞、中极、气海。

加减：肾阳虚弱加命门；肾阴不足加太溪；肝气郁结加阳陵泉、支沟；湿热下注加阴陵泉、地机；气血两虚加中脘、关元；心悸多梦加心俞、神门、内关。

［操作方法］

穴位常规消毒，取利多卡因注射液 5ml（0.1g），每处穴位注射 0.5~1ml，药物注射完后，将所选的生物蛋白线装入所对应的一次性埋线针中，采用"两快一慢"手法，退针后消毒，贴创可贴。

每次选 5~10 个穴位，半月做埋线一次，一个月为一疗程。

［特别提示］

1. 忌辛辣、肥甘、刺激性食物。

2. 治疗期间禁止房事。

3. 避免过度劳累。

4. 保持心情愉快。

［临床资料］

1. 穴位埋线治疗男性免疫性不育症，将 100 例男性不育症抗精子抗体阳性的患者，随机分为两组，50 例俞募配穴埋线组和 50 例口服强的松西药组，经治疗两个疗程后，埋线组的总有效率、精子密度、前向运动率、血清和（或）精浆 AsAb 的阳性水平，均优于西药组（$P < 0.05$）。〔吴湘，刘磊，伦新，等. 埋线疗法治疗男性免疫性不育症的临床研究. 中国医药导报，2009，6（22）：123 – 127〕

2. 穴位埋线治疗男性免疫性不育 48 例, 中药组 48 例, 治疗 3 个月后转阴者为治愈, 未转阴者为无效。两组疗效比较, 埋线组治愈率 95.8%, 中药组治愈率 58.3%, 差异有非常显著性意义 ($P < 0.01$), 提示埋线疗法效果更佳。〔白冬. 穴位埋线疗法治疗男性免疫性不育 48 例. 世界中医药, 2009, 4 (2): 91〕

月经先期

月经周期提前 7 天以上甚至十余日, 连续两个周期以上者称为月经先期。病机主要是由于气虚和血热。气虚则统摄无权, 冲任不固; 血热到热伏冲任, 伤及子宫, 血海不宁, 均可使月经先期而至。

[诊断依据]

1. 月经周期提前 7 天以上甚至十余日, 连续 2 次以上。

2. 月经周期提前半月, 应与经间期出血相鉴别。

[证候分类]

1. 气不摄血: 月经提前, 质稀色淡, 神疲乏力, 气短懒言, 小腹空坠, 纳少便溏。舌质淡, 脉弱。

2. 血热内扰: 月经提前, 量多, 色红质黏, 夹有小血块, 烦热口干, 尿黄便艰。舌质红, 苔黄, 脉滑数。

[治法]

补脾益肾, 滋阴凉血。

[处方]

主穴: 生殖穴、关元、血海、次髎、中极。

配穴: 足三里、中脘、气海。

加减: 气不摄血加脾俞、肾俞; 血热内扰加肝俞、隐白; 湿热加三阴交、太溪; 脾肾两虚加脾俞、肾俞; 实热加太冲。

［操作方法］

穴位常规消毒，取利多卡因注射液 5ml（0.1g），地塞米松注射液 1ml（2mg），混合，局部麻醉，每处穴位注射 0.5～1ml，药物注射完后，将所选的生物蛋白线装入所对应的一次性埋线针中，用"两快一慢"埋线手法，将生物蛋白线埋入穴位，退针后消毒，外敷创可贴。

每次选 5～10 个穴位，半月做埋线一次，一个月为一疗程。

［特别提示］

1. 饮食宜清淡，忌生冷寒凉、辛辣、肥甘油腻、刺激性食物。

2. 保持心情愉快，忌恼怒，避免精神紧张。

3. 经期不宜过度劳累和剧烈运动。

月经后期

月经周期延后 7 天以上，甚至 3～5 月一行，称为月经后期。本病发病机理有虚实之别。虚者多因肾虚、血虚、虚寒导致精血不足，血海不能按时满溢而经迟；实者多因血寒、气滞等导致血行不畅，冲任受阻，血海不能如期满溢，遂使月经后期而来。

［诊断依据］

1. 月经周期超过 35 天，连续 2 个月经周期以上。

2. 育龄妇女周期延后，应与妊娠、青青期及更年期月经后期相鉴别。

3. 妇科检查、B 超等检查，以排除子宫及卵巢器质性疾病。

［证候分类］

1. 血寒凝滞：月经周期延后，量少，色黯有血块，小腹冷痛，得热减轻，畏寒肢冷。苔白，脉沉紧。

2. 肝血亏虚：月经周期延后，量少，色淡无块，小腹隐痛，头晕眼花，心悸少寐，面色苍白或萎黄。舌质淡红，脉细弱。

3. 肝气郁滞：月经周期延后，量少，色黯红或有小血块，小腹胀痛或胸腹、两胁、乳房胀痛。舌苔正常，脉弦。

［治法］

温经散寒，养血调经。

［处方］

主穴：生殖穴、关元、气海、次髎。

配穴：三阴交。

加减：血寒凝滞加天枢、归来；肝血亏虚加肝俞、血海；肝气郁滞加肝俞、太冲；虚寒加关元、归来。

［操作方法］

穴位常规消毒，取利多卡因注射液 5ml（0.1g），地塞米松注射液 1ml（2mg），当归注射液 2ml，混合，局部麻醉，每处穴位注射 0.5～1ml，药物注射完后，将所选的生物蛋白线装入所对应的一次性埋线针中，用"两快一慢"埋线手法，将生物蛋白线埋入穴位，退针后消毒，外敷创可贴。

每次选 5～8 个穴位，半月做埋线一次，一个月为一疗程。

［特别提示］

1. 忌生冷寒凉、辛辣、肥甘油腻、刺激性食物。

2. 保持心情愉快，忌恼怒，避免精神紧张。

［临床资料］

穴位埋线治疗月经后期，临床治愈 18 例，占 40.00%；好转 19 例，占 42.22%。无效计 8 例，占 17.78%。〔黄卫强，岳进．穴位埋线配合艾灸治疗月经后期 45 例疗效分析．社区医学杂志，2010，8（10）：63－64〕

月经先后无定期

月经周期延长或缩短，即经行提前或延后 7 天以上，连续 2 个月经周期以上者，称为月经先后无定期。本病的发病机理，主要是肝肾功能失调，冲任功能紊乱，血海蓄溢失常。多为肝郁和肾虚。

［诊断依据］

1. 月经周期或前或后，均逾 7 天以上，并连续 2 个月经周期以上。

2. 月经周期紊乱应与青春期、更年期月经紊乱相区别。

3. 妇科检查及 B 超等检查排除器质性病变。测基础体温、阴道涂片、宫颈黏液结晶检查以了解卵巢功能情况。

［证候分类］

1. 肝气郁滞：月经周期不定，经量或多或少，色紫红有块，经行不畅，胸胁、乳房以及小腹胀痛，脘闷不舒，时叹息。苔薄白或薄黄，脉弦。

2. 肾气不足：月经周期不定，量少，色淡黯，质稀，神疲乏力，腰骶酸痛，头晕耳鸣。舌淡苔少，脉细尺弱。

［治法］

疏肝解郁，补肾调经。

［处方］

主穴：生殖穴、关元、三阴交、次髎。

加减：肝郁气滞加肝俞、太冲；脾肾两虚加脾俞、肾俞。

［操作方法］

穴位常规消毒，取利多卡因注射液 5ml（0.1g），地塞米松注射液 1ml（2mg），当归注射液 2ml，混合，局部麻醉，每处穴位注射 0.5～1ml，药物注射完后，将所选的生物蛋白线装入所对应的一次性埋线针中，用"两快一慢"埋线手法将生物蛋白线埋入穴位，退针后消毒，外敷创可贴。

每次选 5～8 个穴位，半月做埋线一次，一个月为一疗程。

〔特别提示〕

1. 饮食宜清淡，忌生冷寒凉、辛辣、肥甘油腻、刺激性食物。

2. 保持心情愉快，忌恼怒，避免精神紧张。

3. 经期不宜过度劳累和剧烈运动。

〔临床资料〕

穴位埋线治疗宫内放置节育环后月经失调46例，痊愈37例，占80.4%；显效4例，占8.7%；好转3例，占6.5%；无效2例，占4.4%。总有效率为95.6%。〔黄红缨，高桂华. 穴位埋线治疗宫内放置节育环后月经失调46例. 中国针灸，2008，28（8）：554〕

闭　经

女子年逾16周岁，月经尚未来潮，或月经周期已建立后又中断3个月以上者，称闭经。前者称为原发性闭经，后者称为继发性闭经。本病多因禀赋不足，肾气未盛，或思虑劳累过度，损伤脾胃，气血生化之源不足，或久病大病，营血耗损，因而血源枯竭，血海空虚，无血以下，乃至血枯经闭，多属虚证；亦有受寒饮冷，血为寒凝，或情志抑郁，气机不畅，气滞血瘀，胞脉闭阻而致血滞经闭，多属实证。血海满而溢是月经，其产生是脏腑、天癸、血海、冲任共同协调作用于胞宫的结果。肾、天癸、冲任、胞宫是产生月经的主要环节，其中任何一个环节发生功能失调都可导致血海不能满溢，归纳其原因不外虚实两大类。

〔诊断依据〕

1. 年逾16周岁女子，月经尚未初潮者，属原发性闭经。

2. 女子已行经而又中断3个月以上者，属继发性闭经。

3. 须与妊娠期、哺乳期、绝经期等生理性停经相鉴别。

［证候分类］

1. 肾气不足：年逾 16 周岁，月经未至或来潮后复闭。素体虚弱，头晕耳鸣，第二性征不足，腰腿酸软，腹无胀痛，小便频数。舌淡红，脉沉细。

2. 气血亏虚：月经周期后延，经量偏少，继而闭经。面色不荣，头晕目眩，心悸气短，神疲乏力。舌淡，边有齿印，苔薄，脉细无力。

3. 痰湿阻滞：月经停闭，形体肥胖，神疲嗜睡，头晕目眩，胸闷泛恶，多痰，带下量多。苔白腻，脉濡或滑。

4. 阴虚内热：月经先多后少，渐致闭经。五心烦热，颧红升火，潮热盗汗，口干舌燥。舌质红或有裂纹，脉细数。

5. 血寒凝滞：经闭不行，小腹冷痛，得热痛减，四肢欠温，大便不实。苔白，脉沉紧。

6. 血瘀气滞：月经闭止，胸胁胀满，小腹胀痛，精神抑郁。舌质紫黯，边有瘀点，苔薄，脉沉涩或沉弦。

［治法］

行气活血，养血调经。

［处方］

主穴：生殖穴、关元、次髎、血海。

配穴：肝俞、中脘、三阴交、足三里、脾俞、太冲。

加减：肾气不足加肾俞；气血亏虚加中脘、关元；痰湿阻滞加丰隆、阴陵泉；阴虚内热加三阴交；血寒凝滞加膈俞、丰隆；血瘀气滞加膈俞。

［操作方法］

穴位常规消毒，取利多卡因注射液 5ml（0.1g），地塞米松注射液 1ml（2mg），当归注射液 2ml，混合，局部麻醉，每处穴位注射 0.5～1ml，药物注射完后，将所选的生物蛋白线装入所对应的一次性埋线针中，用"两快一慢"埋线手法，将生物蛋白线埋入穴位，退针后消毒，外敷创可贴。

每次选 5～10 个穴位，半月做埋线一次，一个月为一疗程。

[特别提示]

1. 经期避免劳累。

2. 忌生冷寒凉、辛辣、肥甘油腻、刺激性食物。

3. 忌恼怒，避免精神紧张。

痛　经

痛经系由情志内伤，六淫为害，导致冲任受阻；或因素体不足，胞宫失于濡养，致经期或经行前后呈周期性小腹疼痛的月经病。西医学把痛经分原发性和继发性两种，前者生殖器官无器质性病变，后者多见于子宫内膜异位症、急慢性盆腔器官炎症、子宫颈狭窄阻塞、子宫内膜增厚、子宫前倾或后倾等。

[诊断依据]

1. 经期或经行前后小腹疼痛，痛及腰骶，甚则昏厥，呈周期性发作。

2. 好发于青年未婚女子。

3. 排除盆腔器质性疾病。

[证候分型]

1. 气血瘀滞：经前或经期小腹疼痛拒按，或伴乳胁胀痛，经行量少不畅，色紫黑有块，块下痛减。舌质紫暗或有瘀点，脉沉弦或涩。

2. 寒湿凝滞：经行小腹冷痛，得热则舒，经量少，色紫暗有块，伴形寒肢冷，小便清长。舌苔白，脉细或沉紧。

3. 肝郁湿热：经前或经期小腹疼痛，或痛及腰骶，或感腹内灼热，经行量多质稠，色鲜或紫，有小血块，时伴乳胁胀痛，大便干结，小便短赤，平素带下黄稠。舌质红，苔黄腻，脉弦数。

4. 气血亏虚：经行或经期小腹隐痛喜按，经行量少质稀，形寒肢疲，头晕眼花，心悸气短。舌质淡，苔薄，脉细弦。

5. 肝肾亏损：经期或经后小腹绵绵作痛，经行量少，色红无块，腰膝酸软，头晕耳鸣。舌淡红，苔薄，脉细弦。

［治法］

温养冲任，通经止痛。

［处方］

主穴：次髎、地机、关元、中极、血海、关元俞、归来。

配穴：三阴交、足三里。

加减：气血瘀滞加膈俞；寒湿凝滞加归来；肝郁湿热加太冲、曲池；气血亏虚加中脘、关元；肝肾亏损加肝俞、肾俞。

［操作方法］

穴位常规消毒，取利多卡因注射液 5ml（0.1g），地塞米松注射液 1ml（2mg），当归注射液 2ml，混合，局部麻醉，每处穴位注射 0.5～1ml，药物注射完后，将所选的生物蛋白线装入所对应的一次性埋线针中，用"两快一慢"埋线手法，将生物蛋白线埋入穴位，退针后消毒，外敷创可贴。

每次选 3～5 个穴位，半月做埋线一次，一个月为一疗程。

［特别提示］

1. 避免精神刺激。

2. 少食寒凉、辛辣、刺激性食物。

崩　漏

崩漏是指经血非时暴下不止或淋漓不尽，前者谓之崩中，后者谓之漏下。崩与漏出血情况虽不同，然二者常交替出现，且其病机基本一致，故概称崩漏。崩漏的发病是肾－天癸－冲任－胞宫生殖轴的严重失调。其主要病机是冲任不固，不能制约经血，使子宫藏泻失常。导致崩漏的常见病因有脾虚、肾虚、血热和血瘀。此病类似于西医的功能性子宫出血。

[诊断依据]

1. 经血无周期可循。

2. 月经或暴下如注，或漏下不止，或两者交替出现。

3. 须与胎漏、异位妊娠、产后出血、赤带以及癥痕、外伤引起的阴道出血相鉴别。

[证候分类]

1. 血热内扰：经血量多，或淋漓不净，色深红或紫红，质黏稠，夹有少量血块。面赤头晕，烦躁易怒，口干喜饮，便秘尿赤。舌质红，苔黄，脉弦数或滑数。

2. 气不摄血：经血量多，或淋漓不净，色淡质稀。神疲懒言，面色萎黄，动则气促，头晕心悸，纳呆便溏。舌质淡胖，或边有齿印，舌苔薄润，脉芤或细无力。

3. 肾阳亏虚：经血量多，或淋漓不净，色淡质稀。精神不振，面色晦暗，肢冷畏寒，腰膝酸软，小便清长。舌质淡，苔薄润，脉沉细无力，尺部尤弱。

4. 肾阴亏虚：经血时多时少，色鲜红。头晕耳鸣，五心烦热，夜寐不安。舌质红，或有裂纹，苔少或无苔，脉细数。

5. 瘀滞胞宫：经漏淋漓不绝，或骤然暴下，色暗或黑，夹有瘀块，小腹疼痛，块下痛减。舌质紫暗，或边有瘀斑，脉沉涩或弦紧。

[治法]

补脾益肾，滋阴凉血止血。

[处方]

主穴：生殖穴、血海、三阴交、关元、脾俞、肾俞。

配穴：肝俞、合谷、足三里。

加减：血热内扰加曲池；气不摄血加百会、气海；肾阳亏虚加百会、命门；肾阴亏虚加太溪；瘀滞胞宫加地机。

［操作方法］

穴位常规消毒，取利多卡因注射液 5ml（0.1g），地塞米松注射液 1ml（2mg），混合，局部麻醉，每处穴位注射 0.5～1ml，将所选的生物蛋白线装入所对应的一次性埋线针中，采用"两快一慢"手法，退针后消毒，贴创可贴。

每次选 3～5 个穴位，半月做埋线一次，一个月为一疗程。

［特别提示］

1. 饮食宜清淡，忌生冷寒凉、辛辣、肥甘油腻、刺激性食物。

2. 保持心情愉快，忌恼怒，避免精神紧张。

3. 经期不宜过度劳累和剧烈运动。

4. 对继发性宫血宜找出病因治疗原发病。

［临床资料］

1. 穴位埋线治疗宫内节育器致月经过多，治疗组总有效率 95.8%，对照组总有效率 39.1%，两组痊愈率和总有效率比较差异均有统计学意义（$P<0.01$），治疗组优于对照组。〔李卫川，马瑞君，赵瑞芳，等．穴位埋线结合中药辨证治疗宫内节育器致月经过多 130 例疗效观察．河北中医，2010，32（2）：171－173〕

2. 穴位埋线治疗育龄妇女置宫内节育器后月经过多，治疗组疗程最短者 2 个月经周期，最长 4 个月经周期，平均 3 个月经周期；对照组疗程最短者 3 个月经周期，最长 6 个月经周期，平均 5 个月经周期。治疗组在减少月经量、升高血红蛋白方面优于对照组。两组在治愈率和总有效率方面比较，经 χ^2 检验，差异有统计学意义（$P<0.01$），治疗组明显优于对照组。〔李卫川．穴位埋线结合中药治疗育龄妇女置宫内节育器后月经过多临床观察．中国中医药信息杂志，2010，17（7）：75－76〕

绝经前后诸证

妇女在绝经期前后，围绕月经紊乱或绝经出现如烘热汗出，烦躁易怒，潮热面红，眩晕耳鸣，心悸失眠，腰酸背痛，面浮肢肿，皮肤蚁行样感，情志不宁等症状，称为绝经前后诸证，亦称经断前后诸证。这些证候往往三三两两，轻重不一，参差出现，持续时间或长或短，短者仅数日，长者迁延数年，可影响生活和工作，降低生活质量，危害妇女身心健康。本病发生的主要病机以肾虚为主，常见肾阴虚、肾阳虚和肾阴阳虚，并可累及心、肝、脾。妇女由于体质、产育、疾病、营养、劳逸、社会环境、精神因素等方面的原因，不能很好地调节这一生理变化，造成阴阳平衡失调而导致本病。此病类似于西医的更年期综合征。

［诊断依据］

1. 发病年龄一般在 45～55 岁绝经前后。

2. 见有月经紊乱，潮热面红，烘热汗出，情绪激动，情志异常，皮肤感觉异常等症。

［证候分类］

1. 肝肾阴虚：经行先期，量多色红，或淋漓不绝。烘热汗出，五心烦热，口干便艰，腰膝酸软，头晕耳鸣。舌红少苔，脉细数。兼肝旺者多见烦躁易怒，心火旺者可见心悸失眠。

2. 肾阳亏虚：月经后愆或闭阻不行，行则量多，色淡质稀，或淋漓不止。神萎肢冷，面色晦暗，头目晕眩，腰酸尿频。舌淡，苔薄，脉沉细无力。兼脾阳虚者可见纳少便溏，面浮肢肿；兼心脾两虚者，可见心悸善忘，少寐多梦。

［治法］

滋养肾阴，佐以潜阳。

［处方］

主穴：肝俞、肾俞、太冲、血海。

配穴：三阴交、关元、内关、脾俞、心俞、神门。

加减：肝肾阴虚加章门、三阴交；肾阳亏虚加命门。

［操作方法］

穴位常规消毒，取利多卡因注射液 5ml（0.1g），地塞米松注射液 1ml（2mg），混合，局部麻醉，每处穴位注射 0.5～1ml，将所选的生物蛋白线装入所对应的一次性埋线针中，采用"两快一慢"手法，退针后消毒，贴创可贴。

每次选 3～5 个穴位，半月做埋线一次，6 次为一疗程。

［特别提示］

1. 保持心情愉快，忌恼怒，避免精神紧张。

2. 忌生冷寒凉、辛辣、肥甘油腻、刺激性食物

3. 注意劳逸结合，避免劳累。

［临床资料］

穴位埋线治疗更年期综合征 60 例，痊愈 46 例，占 76.67%；显效 10 例，占 16.67%；有效 2 例，占 3.33%；无效 2 例，占 3.33%。总有效率为 96.67%。〔姜守信. 穴位埋线治疗妇女更年期综合征 60 例临床观察. 针灸临床杂志，2000，16（7）：46－47〕

带下病

带下病是指带下的量明显增多，色、质、气味发生异常，并伴有局部或全身症状者。多因脏腑功能失常，湿从内生；或下阴直接感染湿毒虫邪，致使湿邪损伤任带，使任脉不固，带脉失约，带浊下注胞中，流溢于阴窍，发而为病。有广义和狭义之分，广义泛指所有妇科疾病，即经、带、胎、产等；狭义指妇人阴道内

排出的白色或淡黄色稀薄或黏稠的液体，绵绵不断而下。同时又有生理和病理之分，健康女子随着发育成熟，阴道内有少量无色无臭的带下分泌以润泽阴道，此为生理性带下；若带下量多，色、质、气味均异常，伴有局部乃至全身症状者，即为病理性带下。本章所述多指西医的阴道炎、宫颈炎等所致的白带增多。

[诊断依据]

1. 带下量多，绵绵不绝。

2. 带下量虽不多，但色黄或赤或青绿，质稠浊，或清稀如水，气腥秽或恶臭。

3. 需与输卵管和子宫的恶性肿瘤相鉴别。

[证候分类]

1. 脾虚湿盛：分泌物色白或淡黄，量多如涕，无臭，绵绵不断，恶心纳少，腰酸神倦。舌淡胖，苔白腻，脉缓弱。

2. 肾阴亏虚：分泌物色黄或兼赤，质黏无臭，阴户灼热，五心烦热，腰酸耳鸣，头晕心悸。舌红苔少，脉细数。

3. 肾阳亏虚：分泌物量多，清稀如水，或透明如鸡子清，绵绵不绝，腰酸腹冷，小便频数清长，夜间尤甚。舌质淡，苔薄白，脉沉迟。

4. 湿热下注：分泌物量多，色黄或兼绿，质黏稠或如豆渣，或似泡沫，气秽或臭，阴户灼热瘙痒，小便短赤，或伴有腹部掣痛。舌质红，苔黄腻，脉濡数。兼肝胆湿热者，出现乳胁胀痛，头痛口苦，烦躁易怒，大便干结。舌红苔黄，脉弦数。

[治法]

健脾利湿，健脾止带。

[处方]

主穴：脾俞、肾俞、次髎、关元、带脉。

配穴：中极、归来、腰奇、足三里、三阴交。

加减：脾虚湿盛加阴陵泉；肾阴亏虚加太溪；肾阳亏虚加命门；湿热下注加曲池、地机。

［操作方法］

穴位常规消毒，取利多卡因注射液 5ml（0.1g），地塞米松注射液 1ml（2mg），黄柏注射液 2ml（如无热象者可不用），混合，局麻，每处穴位注射 0.5～1ml，将所选的生物蛋白线装入所对应的一次性埋线针中，背部穴位操作时宜用左手捏住穴位两侧的皮肤将进针点提起，右手持针平刺，手法为"两快一慢"，放线出针，消毒，用创可贴贴针眼。

每次选 3～8 个穴位，半月埋线一次，1 个月为一疗程。

［特别提示］

1. 保持心情愉快，避免精神紧张。

2. 要保持个人卫生。

3. 注意休息。

不孕症

凡女子婚后未避孕，有正常性生活，同居 2 年，而未受孕者，或曾有过妊娠，而后未避孕，配偶生殖功能正常，又连续 2 年未再受孕者。多由于肾虚、肝郁、痰湿、血瘀等原因所致。

［诊断依据］

1. 育龄妇女结婚 2 年以上，夫妇同居，配偶生殖功能正常，不避孕而未能受孕者，为原发不孕。曾有孕产史，继又间隔 2 年以上，不避孕而未怀孕者，称为继发不孕。

2. 排除生殖系统的先天性生理缺陷和畸形。

［证候分类］

1. 肾阳亏虚：婚后不孕，经行量少色淡，头晕耳鸣，腰酸形寒，小腹冷感，带下清稀，性欲淡漠，有时便溏。舌淡胖，苔白，脉沉细尺弱。

2. 肾阴亏虚：婚后不孕，经行先期，量少色红，五心烦热，咽干口渴，头晕心悸，腰酸腿软。舌红少苔，脉细数。

3. 痰湿内阻：婚后不孕，月经后期，量少色淡，形体肥胖，胸闷口腻，带多黏腻。苔白腻，脉弦滑。

4. 肝气瘀滞：婚后不孕，月经不调，量或多或少，色紫红有血块，情志失畅，经前胸闷急躁，乳房作胀，行经少腹疼痛。苔薄黄，脉弦。

5. 瘀滞胞宫：婚后不孕，经行后期量少，色紫有块，小腹疼痛，临经尤甚。舌边或有紫斑，苔薄黄，脉弦或涩。

［治法］

调补冲任，调经助孕。

［处方］

主穴：肾俞、肝俞、关元、次髎、生殖穴、血海。

配穴：中脘、足三里、阴陵泉、太溪、中极、归来、三阴交。

加减：肾阳亏虚加命门；肾阴亏虚加太溪；痰湿内阻加丰隆；肝气瘀滞加膈俞、太冲；瘀滞胞宫加膈俞。

［操作方法］

穴位常规消毒，取利多卡因注射液 5ml（0.1g），每处穴位注射 0.5~1ml，药物注射完后，将所选的生物蛋白线装入所对应的一次性埋线针中，手法为"两快一慢"，快速进针过皮，慢推针至穴位后，边退针边放线，至皮下时快速出针，消毒，贴创可贴。

每次选 5~8 个穴位，半月埋线一次，6 次为一疗程。

［特别提示］

1. 忌辛辣、肥甘、刺激性食物。

2. 治疗期间禁止房事。

3. 避免过度劳累。

4. 保持心情愉快。

［临床资料］

三阴交穴位埋线促排卵，随访 22 例，其中 18 例排卵，16 例妊娠，4 例无效。〔陈德永．三阴交埋线促排卵初步报告．中西医结合杂志，1984，4（9）：521 –522〕

肾病综合征

《素问·至真要大论》："诸湿肿满，皆属于脾。"《诸病源候论·水通身肿候》认为："水病者，由脾肾俱虚故也。"本病临床特征为大量蛋白尿、低白蛋白血症、高脂血症、明显水肿。

［诊断依据］

1. 发病缓慢，水肿多由足踝开始，自下而上，继及全身，肿处皮肤松弛，按之凹陷不易恢复，甚则按之如泥。

2. 严重者可见尿闭，恶心呕吐，口有秽味，齿衄鼻衄，甚则头痛、抽搐、神昏、谵语等危象。

3. 可有乳蛾、心悸、疮毒、紫癜以及久病体虚史。

4. 应作尿常规、24 小时尿蛋白定量、血常规、血沉、血浆白蛋白、血尿素氮、肌酐、免疫功能测定，以及心电图、B 超等实验室检查，以明确诊断。

［证候分类］

1. 脾阳虚衰：身肿日久，腰以下为肾，按之凹陷，不易恢复，脘腹胀闷，纳减便溏，面色不华，神疲乏力，四肢倦怠，小便短少。舌质淡，苔白腻或白滑，脉沉缓或沉弱。

2. 肾阳衰微：水肿反复消长不已，面浮身肿，腰以下甚，按之凹陷不起，尿量减少或反多，腰酸冷痛，四肢厥冷，怯寒身疲，面色㿠白，甚者心悸胸闷，喘促难卧，腹大胀满。舌质淡胖，苔白，脉沉细或沉迟无力。

3. 瘀水互结：水肿延久不退，肿势轻重不一，四肢或全身浮肿，以下肢为主，皮肤瘀斑，腰部刺痛，或伴血尿。舌紫暗，苔白，脉沉细涩。

[治法]

健脾益气，温阳利水。

[处方]

主穴：肾俞、脾俞、关元、三阴交。

配穴：气海、阴陵泉、足三里。

加减：脾阳虚衰加脾俞；肾阳衰微加命门；瘀水互结加水分。

[操作方法]

穴位常规消毒，取利多卡因注射液 5ml（0.1g），地塞米松注射液 1ml（2mg），丹参注射液 2ml，混合，局部麻醉，每处穴位注射 0.5～1ml，药物注射完后，将所选的生物蛋白线装入所对应的一次性埋线针中，手法为"两快一慢"，快速进针过皮，慢推针至穴位后，边退针边放线，至皮下时快速出针，消毒贴创可贴。

每次选 3～5 个穴位，半月埋线一次，6 次为一疗程。

[特别提示]

1. 多户外活动，增强抵抗力。

2. 预防呼吸道感染。

3. 水肿明显者应卧床休息。

急性肾炎

急性肾小球肾炎简称急性肾炎，是儿科常见的免疫反应性肾小球疾病，以水肿、血尿、蛋白尿和高血压为主要表现。大多发生于感染后，尤其是发生于溶血性链球菌感染后，故又称为急性链球菌感染后肾小球肾炎。本病主要因外感风热湿邪，使肺脾功能失调，三焦气化失司，水道不利，水湿潴留化热，湿热弥漫三焦所致。

［诊断依据］

1. 发病较急，每成于数日之间，肿多由面目开始，自上而下，继及全身，肿处皮肤绷急光亮，按之凹陷即起，兼有寒热等表证，一般病程较短。

2. 严重者可出现头痛，呕吐，抽风，或面色青灰，烦躁，气急等症。

3. 发病前常有急性乳蛾、脓疮等病史。

4. 小便常规镜检有大量的红细胞，尿蛋白阳性，并可见到透明、颗粒管型。

5. 血沉增快，抗链球菌溶血素"O"往往增高，血尿素氮及肌酐在尿少期可增高，二氧化碳结合力可降低。

［证候分类］

1. 风水相搏：眼睑浮肿，继则四肢及全身皆肿，来势迅速，多有恶寒，发热，肢节酸楚，小便不利等症。偏于风热者，伴咽喉红肿疼痛，舌质红，脉浮滑数。偏于风寒者，兼恶寒咳喘，舌苔薄白，脉浮滑或浮紧。

2. 湿毒浸淫：眼睑浮肿，延及全身，皮肤光亮，尿少色赤，身发疮痍，甚则溃烂，恶风发热。舌质红，苔薄黄，脉浮数或滑数。

3. 水湿浸渍：全身水肿，下肢明显，按之没指，小便短少，身体困重，胸闷，纳呆，泛恶。苔白腻，脉沉缓。起病缓慢，病程较长。

4. 湿热壅盛：遍体浮肿，皮肤绷急光亮，胸脘痞闷，烦热口渴，小便短赤，或大便秘结。舌红，苔黄腻，脉沉数或濡数。

［治法］

祛风利水化湿，兼调肺、脾、肾。

［处方］

主穴：肾俞、肺俞、水分、列缺、三焦俞。

加减：风水相搏加肺俞；湿毒浸淫加阴陵泉、地机；水湿浸渍加三阴交、阴陵泉；湿热壅盛加曲池、三阴交；血压高加曲池、太冲；咽痛加合谷。

［操作方法］

穴位常规消毒，取利多卡因注射液 5ml（0.1g），地塞米松注射液 1ml（2mg），双黄连注射液 2ml，混合，局部麻醉，每处穴位注射 0.5～1ml，将所选的生物蛋白线装入所对应的一次性埋线针中，手法为"两快一慢"，快速进针过皮，慢推针至穴位后，边退针边放线，至皮下时快速出针，消毒，贴创可贴。

每次选 5～8 个穴位，半月埋线一次，4 次为一疗程。

［特别提示］

1. 注意休息，避免疲劳。

2. 忌恼怒，避免精神紧张。

3. 避免剧烈运动。

遗　尿

小儿 5 岁以后睡中小便自遗、醒后方觉的不随意排尿，称为遗尿。遗尿分原发性遗尿和继发性遗尿两种。凡夜间不能控制排尿或不能从睡觉中醒来自觉排尿，称为原发性遗尿。原发性遗尿较为多见，常有家族史，男性较多，大多为功能性；继发性遗尿常伴有全身或肾系疾患。遗尿主要是肾和膀胱的气化功能失常，亦与肺脾的宣散转输和肝的疏泄有关。

［诊断依据］

1. 睡眠较深，不易唤醒，每夜或隔几夜尿床，甚则一夜尿床数次。

2. 发病年龄在 5 岁以上。

3. 小便常规及尿培养多无异常发现。

4. X 线摄片检查，部分患儿可发现有隐形脊柱裂。泌尿系 X 线造影有助于了解其结构。

［证候分类］

1. 肾气不足：睡中遗尿，尿量多，尿色清，熟睡，不易叫醒，面色淡白，精神不振，形寒肢冷。舌质淡，苔白，脉沉迟无力。

2. 脾肺气虚：睡中遗尿，尿频而量多，面色无华，神疲乏力，食欲不振，大便溏薄。舌偏淡，脉缓细。

3. 肝经湿热：睡中遗尿，尿频量少，性情急躁，手足心热，唇红而干。舌质红，苔黄，脉弦滑。

［治法］

温肾固涩，补肺健脾。

［处方］

主穴：关元、气海、三阴交、肾俞、膀胱俞。

配穴：归来、复溜、足三里。

加减：肾气不足加命门；脾肺气虚加脾俞、肺俞；肝经湿热加太冲。

［操作方法］

穴位常规消毒，取利多卡因注射液 5ml（0.1g），地塞米松注射液 1ml（2mg），混合，局麻，每处穴位注射 0.5～1ml，将所选的生物蛋白线装入所对应的一次性埋线针中，手法为"两快一慢"，快速进针过皮，慢推针至穴位后，边退针边放线，至皮下时快速出针，消毒，贴创可贴。

每次选 4～7 个穴位，半月埋线一次，4 次为一疗程。

［特别提示］

1. 保持心情愉快，忌恼怒，避免精神紧张。

2. 注意休息，避免疲劳。

3. 对遗尿患儿不要批评和责骂，要耐心教育和指导。

〔临床资料〕

1. 中极、膀胱俞、三阴交埋线治疗小儿遗尿。利用 3 – 0 可吸收性外科缝线（医用羊肠线），剪成 0.3 cm 长的若干小段，于 75% 酒精内浸泡变软备用，取一次性 7 号注射针 1 支，以相应长度的针灸针作为针芯，用无菌镊子取羊肠线一段从针孔端穿入。中极、膀胱俞斜刺，三阴交直刺，进针 0.8 ~ 1 cm，然后边退注射针头边推针芯，将羊肠线埋入穴位，检查羊肠线无外露、无出血后，按压针孔片刻，局部用碘伏涂擦。每周治疗 1 次，治疗 2 次后统计疗效。本组 66 例，痊愈 45 例，占 68%，好转 18 例，占 27.7%，无效 3 例，占 4.5%，总有效率 95.5%。〔黄玲．穴位埋线结合中药外敷治疗小儿遗尿 66 例．中国中医药信息杂志，2009，16（10）：71〕

2. 穴位埋线治疗小儿遗尿 86 例，结果痊愈 68 例，好转 14 例，无效 4 例，总有效率 95%。根据病人体质及发病情况选穴。①将治疗穴位分为两组穴第一组穴：关元、中极、三阴交；第二组穴：肾俞、膀胱俞、足三里等。取适宜体位，在穴位处以甲紫液标示，局部常规消毒后，带一次性无菌手套，将 2 号羊肠线剪成 1 ~ 5cm 不等长度备用。每次按穴位区组织厚薄选取相应长短的羊肠线，穿入 12 号腰穿刺针中，左手拇、食指绷紧或捏起进针部位皮肤，右手持穿刺针，先刺入穴位得气后，用针芯将羊肠线推至穴内，然后用无菌纱布覆盖，每组穴位间隔 10 天左右。〔张俊峰．穴位埋线治疗儿童遗尿 86 例．光明中医，2009，24（2）：335 – 336〕

阴　痒

妇女外阴及阴道瘙痒，甚则痒痛难忍，坐卧不宁，或伴带下增多等，称为阴痒。本病内因脏腑虚损，肝肾功能失常，外因多见会阴局部损伤，带下尿液停积，湿蕴而生热，湿热生虫，虫毒侵蚀，则致外阴痒痛难忍。此病类似于西医的外阴瘙痒。

[诊断依据]

1. 有不良的卫生习惯，带下量多，长期刺激外阴部，或有外阴、阴道炎病史。

2. 妇人前阴部瘙痒时作，甚则难以忍受，坐卧不安，亦可波及肛门周围或大腿内侧。

3. 妇科检查：外阴部皮肤粗糙，有抓痕，色素改变，甚则皲裂、破溃、黄水淋漓。

实验室检查：白带镜检正常，或可见念珠菌、滴虫等。

[证候分类]

1. 肝经湿热：阴部瘙痒难忍，坐卧不安，外阴皮肤粗糙增厚，有抓痕，充血破溃，或带下量多，色黄如脓，或呈泡沫米泔样，或灰白如凝乳，味腥臭。伴心烦易怒，胸胁满痛，口苦口腻，食欲不振，小便黄赤。舌体胖大，色红，苔黄腻，脉弦数。

2. 肝肾阴虚：阴部瘙痒难忍，干涩灼热，夜间加重，或会阴部肤色变浅白，皮肤粗糙，皲裂破溃。眩晕耳鸣，五心烦热，烘热汗出，腰酸腿软，口干不欲饮。舌红苔少，脉细数无力。

[治法]

清热利湿，杀虫止痒。

[处方]

主穴：三焦俞、次髎、腰奇、中极、关元。

配穴：肝俞、脾俞、三阴交、太溪。

加减：肝经湿热加太冲；肝肾阴虚加三阴交。

[操作方法]

穴位常规消毒，将所选的生物蛋白线装入所对应的一次性埋线针中，手法为"两快一慢"，快速进针过皮，慢推针至穴位后，边退针边放线，至皮下时快速出针，消毒，贴创可贴。

每次选3~5个穴位，半月埋线一次，一个月为一疗程。

［特别提示］

1. 保持会阴部的清洁，及时更换内衣裤。

2. 瘙痒者避免肥皂水烫洗及搔抓等强刺激损伤。

痔

痔是直肠末端黏膜下和肛管皮肤下静脉丛发生扩张和屈曲所形成的柔软静脉团。痔的临床特点是便血、脱出、肿痛反复发作，并随年龄增加而逐渐加重。本病多因饮食不节，过食辛辣，酒色过度，湿热内生，下注大肠所致；或因久泻久痢，久坐久立，负重远行，便秘，妊娠而引起阴阳不和，气血纵横，经络交错，浊气瘀血流注肛门而成；或因脏腑本虚，情志失调，内蕴热毒，以致气血壅滞，结聚肛门为痔；或因外感风、湿、燥、热之邪下冲肛门所致。痔根据其发病部位的不同，可分为内痔、外痔和混合痔。

内 痔

内痔是齿线以上直肠末端黏膜下的痔内静脉丛扩张和屈曲所形成的柔软静脉团。

［诊断依据］

1. 便血，色鲜红，或无症状，肛门镜检查：齿线上方黏膜隆起，表面色淡红。

2. 便血，色鲜红，伴有肿物脱出肛外，便后可自行复位。肛门镜检查：齿线上方黏膜隆起，表面色暗红。

3. 排便或增加腹压时，肛内肿物脱出，不能自行复位，需休息后或手法复位，甚则可发生嵌顿，伴有剧烈疼痛，便血少见或无。肛门镜检查：齿线上方有黏膜隆起，表面多有纤维化。

［证候分类］

1. 风伤肠络：大便带血、滴血或喷射状出血，血色鲜红，或有肛门瘙痒。舌红，苔薄白或薄黄，脉浮数。

2. 湿热下注：便血色鲜，量较多，肛内肿物外脱，可自行回缩，肛门灼热。舌红，苔黄腻，脉滑数。

3. 气滞血瘀：肛内肿物脱出，甚或嵌顿，肛管紧缩，坠胀疼痛，甚则肛缘有血栓、水肿，触痛明显。舌质暗红，苔白或黄，脉弦细涩。

4. 脾虚气陷：肛门坠胀，肛内肿物外脱，需手法复位，便血色鲜或淡，可出现贫血，面色少华，头昏神疲，少气懒言，纳少便溏。舌淡胖，边有齿痕，舌苔薄白，脉弱。

［治法］

凉血止血，消肿止痛。

［处方］

主穴：大肠俞、次髎、长强、关元、归来、中极。

配穴：承山、支沟、三阴交。

加减：风伤肠络加肺俞、合谷、上巨虚；湿热下注加阴陵泉、曲池；气滞血瘀加膈俞；脾虚气陷加百会、阴陵泉、血海；出血加二白、孔最；便秘加天枢、大横。

［操作方法］

穴位常规消毒，取利多卡因注射液5ml（0.1g），地塞米松注射液1ml（2mg），鱼腥草注射液2ml，混合，局部麻醉，每处穴位注射0.5~1ml，药物注射完后，将所选的生物蛋白线装入所对应的一次性埋线针中，采用"两快一慢"手法，退针后消毒，贴创可贴。

每次选 3~5 个穴位，半月埋线一次，4 次为一疗程。

[特别提示]

1. 忌辛辣、肥甘油腻、酒等刺激性食物。

2. 忌过度劳累。

外　痔

外痔是指齿线以下痔外静脉丛扩张屈曲，或痔外静脉破裂，或肛缘皮肤皱襞发炎、肥大、结缔组织增生而成的疾病。

[诊断依据]

1. 肛缘皮肤损伤或感染，红肿，或破溃成脓，疼痛明显。

2. 肛缘皮下突发青紫色肿块，局部皮肤水肿，肿块初起尚软，疼痛剧烈，渐变硬，可活动，触痛明显。

3. 排便时或久蹲，肛缘皮肤有柔软青紫色团块隆起（静脉曲张团），可伴有坠胀感，团块按压后可消失。

[证候分类]

1. 气滞血瘀：肛缘肿物突起，排便时可增大，有异物感，可有胀痛或坠痛，局部可触及硬性结节。舌紫，苔淡黄，脉弦涩。

2. 湿热下注：肛缘肿物突起，灼热疼痛，或有滋水，便干或溏。舌红，苔黄腻，脉滑数。

3. 脾虚气陷：肛缘肿物隆起，肛门坠胀，似有便意，神疲乏力，纳少便溏。舌淡胖，苔薄白，脉细无力。多见于经产妇、老弱体虚者。

[治法]

清利湿热，活血化瘀。

[处方]

主穴：大肠俞、次髎、长强、关元、归来、中极。

配穴：承山、支沟、三阴交。

加减：气滞血瘀加膈俞；湿热下注加阴陵泉、曲池；脾虚气陷加百会、脾俞、血海；脱肛加气海、百会、脾俞。

[操作方法]

穴位常规消毒，取利多卡因注射液5ml（0.1g），地塞米松注射液1ml（2mg），鱼腥草注射液2ml，混合，局部麻醉，每处穴位注射0.5~1ml，药物注射完后，将所选的生物蛋白线装入所对应的一次性埋线针中，采用"两快一慢"手法，退针后消毒，贴创可贴。

每次选5~8个穴位，半月埋线一次，4次为一疗程。

[特别提示]

1. 忌辛辣、肥甘油腻、酒等刺激性食物。

2. 忌过度劳累。

混合痔

混合痔是同一方位齿线上下，痔内、外静脉丛扩张屈曲，相互沟通吻合，内外痔相连形成一整体，兼有内痔、外痔的症状和体征。

[诊断依据]

1. 便血及肛门部肿物，可有肛门坠胀、异物感或疼痛。

2. 可伴有局部分泌物或瘙痒。

3. 肛管内齿线上下同一方位出现肿物（齿线下亦可为赘皮）。

[证候分类]

参照内痔、外痔分类。

[治法]

活血化瘀，消肿止痛。

[处方]

主穴：大肠俞、次髎、长强、关元、归来、中极。

配穴：承山、支沟、三阴交。

加减：参照内痔、外痔。

[操作方法]

穴位常规消毒，取利多卡因注射液 5ml（0.1g），地塞米松注射液 1ml（2mg），鱼腥草注射液 2ml，混合，局部麻醉，每处穴位注射 0.5～1ml，药物注射完后，将所选的生物蛋白线装入所对应的一次性埋线针中，采用"两快一慢"手法，退针后消毒，贴创可贴。

每次选 5～8 个穴位，半月埋线一次，4 次为一疗程。

[特别提示]

1. 忌辛辣、肥甘油腻、酒等刺激性食物。

2. 忌过度劳累。

肛 痈

肛痈系肛管直肠周围软组织间隙急性感染所形成的化脓性病变，其特点是发病急骤，肛周剧痛，伴全身高热，酿脓破溃后易形成瘘管。多因过食辛辣肥甘、醇酒炙煿之品，损伤脾胃，湿热内生，下注肛门，蕴久化热，热盛肉腐，发为肛痈；或肺肾阴虚，湿热痰浊凝聚肛门，郁久热盛肉腐，发为本病。本病类似于西医的肛门直肠周围脓肿。

[诊断依据]

1. 局部红肿疼痛，有波动感，一般无明显全身症状者，多位于肛提肌以下间隙，属低位肛痈，包括坐骨直肠间隙脓肿、肛周皮下脓肿、括约肌间隙脓肿。

2. 出现寒战、高热、乏力、脉数等全身症状，血白细胞总数及中性粒细胞增高，局部穿刺可抽出脓液者，多位于肛提肌以上间隙，属高位肛痈，包括骨盆直肠间隙脓肿、直肠黏膜下脓肿。

［证候分型］

1. 火毒蕴结：肛门周围突然肿痛，持续加剧，伴有恶寒、发热、便秘、溲赤，肛周红肿，触痛明显，质硬，表面灼热。舌红，苔薄黄，脉数。

2. 热毒炽盛：肛门肿痛剧烈，可持续数日，痛如鸡啄，夜寐不安，伴有恶寒发热，口感便秘，小便困难，肛周红肿，按之有波动感或穿刺有脓。舌红，苔黄，脉弦滑。

3. 阴虚毒恋：肛门脓肿、灼热，表皮色红，溃后难敛，伴有午后潮热，心烦口干，夜间盗汗。舌红，少苔，脉细数。

［治法］

清热利湿，解毒透脓。

［处方］

主穴：肾俞、次髎、长强、承山、中极、关元。

配穴：大肠俞、三焦俞。

加减：火毒蕴结加曲池；热毒炽盛加曲池、合谷；阴虚毒恋加合谷、三阴交。

［操作方法］

穴位常规消毒，取利多卡因注射液5ml（0.1g），地塞米松注射液1ml（2mg），鱼腥草注射液2ml，混合，局部麻醉，每处穴位注射0.5～1ml，药物注射完后，将所选的生物蛋白线装入所对应的一次性埋线针中，采用"两快一慢"手法，退针后消毒，贴创可贴。

每次选3～5个穴位，半月做埋线一次。

［特别提示］

1. 少食辛辣、肥甘、炙煿之品。

2. 保持肛门清洁，大便通畅。

3. 如配合中药疗效更佳。

绝经妇女骨质疏松症

绝经妇女骨质疏松症是指绝经后短时间内由于雌激素水平急剧下降，导致骨吸收亢进，全身骨量减少，骨骼脆性增加，极易发生骨折的一种与绝经有关的代谢性骨病，属原发性骨质疏松。肾主骨生髓，为先天之本，脾主肌肉四肢而统血，为后天之本。若绝经后妇女脾胃虚弱，运化失司，先天之精无以充养，势必精亏髓空而百骸痿发，最终导致骨质疏松。绝经后肾气衰退，肾精亏虚，或因先天禀赋不足，或因房劳多产，或因久病伤肾，耗伤肾精，肾精气亏虚，骨髓化生乏源，导致本病的发生。本病的发生与肾虚密切相关。

[诊断依据]

1. 有轻微外伤或用力即引起脊椎压缩性骨折或股骨颈骨折，或桡骨远端骨折，或髋骨骨折的病史，严重者见脊柱侧凸畸形，骨骼短缩。

2. 绝经后妇女出现腰背或腰腿疼痛，可因咳嗽、弯腰加重，不耐久立和劳作，较重时常出现全身骨骼疼痛，腰背部疼痛，疼痛呈慢性持续性钝痛，伴酸困、全身乏力，严重时可出现驼背、身高缩短等现象或活动受限，甚至卧床不起。

3. 实验室检查：①单光子（SPA）或双能X线吸收法（DXA）测定骨密度，若低于本地区正常女性骨峰值2.5个标准差以下，即可诊为骨质疏松。②骨钙素、尿钙与尿肌酐比值、尿羟脯氨酸与尿肌酐的比值可增高。血、尿生化检查一般正常。③放射线检查提示骨密度降低，脊柱、股骨颈或长骨端更为明显，或见腰椎有一个至数个椎体压缩性骨折。④组织学方法和MBC的检测。

4. 注意与继发性骨质疏松、骨软化症、骨髓瘤、转移性骨癌、退变性骨质疏松症相鉴别。

［证候分类］

1. 肾精亏虚：腰背疼痛，胫酸膝软，头晕耳鸣，或发枯而脱，齿摇稀疏，小便余沥或失禁。舌质淡红，苔薄白，脉沉细无力。

2. 阴虚内热：腰背部疼痛，或足跟痛，或驼背，或骨折，急躁易怒，五心烦热，心烦少寐，腰膝酸软无力，面部烘热而汗出，或眩晕，或潮热盗汗。舌质红或绛，脉细弱。

3. 阴阳两虚：时有骨痛肢冷，或腰背部疼痛，或足跟痛，腰膝酸软，畏寒喜暖，四肢倦怠无力，面色少华，体倦无力。舌质淡，脉沉细。

4. 脾肾两虚：腰背疼痛，胫酸膝软，面色不华，肢倦乏力，纳少便溏。舌质淡，边有齿痕，苔薄白，脉细。

［治法］

补肾健脾，填精益髓。

［处方］

主穴：肾俞、命门、脾俞、关元。

配穴：中脘、阴陵泉、三阴交、足三里。

加减：肾精亏虚加太溪；阴虚内热加太溪；阴阳两虚加关元俞；脾肾两虚加阴陵泉、太溪。

［操作方法］

穴位常规消毒，取利多卡因注射液 5ml（0.1g），地塞米松注射液 1ml（2mg），骨肽注射液 2ml，混合，局部麻醉，每处穴位注射 0.5ml，疼痛点注射 1ml，药物注射完后，将所选的生物蛋白线装入所对应的一次性埋线针中，采用"两快一慢"手法，退针后消毒，贴创可贴。

每次选 5~8 个穴位，半月做埋线一次，6 次为一疗程。

［特别提示］

1. 合理调增营养，适当增加含蛋白质、钙、磷丰富的食物。

2. 适当运动。

淋　证

石　淋

石淋是指尿中夹砂石，排尿涩痛，或排尿时突然中断，尿道窘迫疼痛，少腹拘急，往往突发，一侧腰腹绞痛难忍，甚则牵及外阴，尿中带血。多因外感湿热、饮食不节、情志失调、禀赋不足或劳伤久病所致。此病相当于西医的尿路结石病。

［诊断依据］

1. 发作时腰腹绞痛，痛及前阴，面色苍白，冷汗，恶心呕吐。可伴有发热恶寒，小便涩痛频急，或有排尿中断。

2. 肉眼可见血尿，或小便有砂石排出。

3. 尿常规检查有红细胞。

4. 做泌尿系 B 超检查，或 X 线腹部平片、肾盂造影等可明确结石部位。必要时做膀胱镜逆行造影。

［证候分类］

1. 下焦湿热：腰腹绞痛，小便涩痛，尿中带血，或排尿中断，解时刺痛难忍，大便干结。舌苔黄腻，脉弦或数。

2. 下焦瘀滞：腰痛发胀，少腹刺痛，尿中夹血块，或尿色暗红，解时不畅。舌质紫暗，或有瘀斑，脉细涩。

3. 肾气亏虚：腰腹隐痛，排尿无力，少腹坠胀，神倦乏力，甚则颜面虚浮，畏寒肢冷。舌体淡胖，脉沉细弱。

4. 肾阴亏虚：头晕目眩，耳鸣，心烦咽燥，腰酸膝软。舌红苔少，脉细数。

［治法］

清热利湿，排石通淋。

［处方］

主穴：肾俞、次髎、三焦俞、关元、中极。

配穴：太冲、委阳、合谷、阴陵泉、三阴交。

加减：下焦湿热加地机；下焦瘀滞加膈俞；肾气亏虚加命门；肾阴亏虚加太溪。

［操作方法］

穴位常规消毒，取利多卡因注射液 5ml（0.1g），地塞米松注射液 1ml（2mg），鱼腥草注射液 2ml，混合，局部麻醉，每处穴位注射 0.5~1ml，将所选的生物蛋白线装入所对应的一次性埋线针中，背部穴位操作时宜用左手捏住穴位两侧的皮肤将进针点提起，右手持针平刺，手法为"两快一慢"，放线出针后消毒，用创可贴贴针眼。

每次选穴 5~10 个，半月埋线一次，3 个月为一个疗程。

［特别提示］

1. 平时多饮水。

2. 多作跳跃活动，有助于结石排出。

3. 饮食要清淡，忌油腻。

热　淋

热淋是下焦感受湿热病邪，膀胱气化不利所致。以小便频急、解时滴沥涩痛为主要表现。病位在膀胱与肾，病理性质初病多实，久则转虚，或虚实夹杂。类似于西医的急、慢性泌尿系感染。

［诊断依据］

1. 发病骤急，小便频急不畅，滴沥涩痛，尿黄浑浊，或见血尿，小腹拘急，腰部酸痛，伴恶寒发热；心烦口苦，恶心呕吐等症。

2. 病久或反复发作后，常伴有低热，腰痛，小腹坠胀，疲劳等症。

3. 多见于已婚女性，每因疲劳、情志变化、感受外邪而诱发。

4. 膀胱俞、肾俞等穴位有压痛及叩击痛。

5. 尿常规检查，可见多量白细胞、红细胞及尿蛋白。清洁中段尿培养有致病菌生长，菌落计数在 10^5/ml 以上。

6. 肾盂造影、B 超、肾图扫描等检查可助诊。

[证候分类]

1. 湿热下注：小便频急不爽，尿道灼热刺痛，尿黄浑浊，少腹拘急，腰痛，或伴有恶寒发热，口苦，恶心呕吐，大便干结。舌红，苔黄腻，脉滑数。

2. 阴虚湿热：尿频不畅，解时刺痛，腰酸乏力，午后低热，手足烦热，口干口苦。舌质红，苔薄白，脉细数。

3. 脾肾两虚：尿频，余沥不净，少腹坠胀，遇劳则发，腰酸，神倦乏力，面足轻度浮肿，头昏食少，面色苍白。舌质淡，苔薄白，脉沉细或细弱。

[治法]

清热利湿通淋。

[处方]

主穴：次髎、三焦俞、膀胱俞、关元。

配穴：合谷、水分、中极、三阴交。

加减：湿热下注加曲池；阴虚湿热加太溪、阴陵泉、地机；脾肾两虚加脾俞、肾俞、阴陵泉。

[操作方法]

穴位常规消毒，取利多卡因注射液 5ml（0.1g），地塞米松注射液 1ml（2mg），鱼腥草注射液 2ml，混合，局部麻醉，每处穴位注射 0.5～1ml，将所选的生物蛋白线装入所对应的一次性埋线针中，背部穴位操作时宜用左手捏住穴位两侧的皮肤将进针点提起，右手持针平刺，手法为"两快一慢"，放线出针后，消毒，用创可贴贴针眼。

每次选穴 5~8 个，半月埋线一次，3 个月为一个疗程。

[特别提示]

1. 平时多饮水。

2. 忌辛辣刺激食物。

3. 饮食要清淡，忌油腻。

　血　淋

血淋是膀胱湿热，灼伤血络，迫血妄行，血随尿出，以致小便涩痛有血。血淋多为实证，病久可热毒入血，出现高热、神昏等重笃证候。此病类似于西医的泌尿系感染。

[诊断依据]

1. 小便频数，尿色红赤，或夹有血块，淋沥涩痛，小腹拘急隐痛。

2. 病久或反复发作后，常伴有低热、腰痛、小腹坠胀、疲劳等症。

3. 肉眼可见血尿，或小便有血块排出。

4. 尿常规检查有红细胞。

5. 注意与尿血作鉴别。

[证候分类]

湿热炽盛：小便热涩刺痛，尿色深红，或夹有血块，疼痛满急加剧，或见心烦。舌尖红，苔黄，脉滑数。

[治法]

清热通淋，凉血止血。

[处方]

主穴：膀胱俞、三焦俞、次髎、长强、血海。

配穴：关元、水分、中极、三阴交。

加减：湿热炽盛加曲池；病程较长者加膈俞。

［操作方法］

穴位常规消毒，取利多卡因注射液5ml（0.1g），地塞米松注射液1ml（2mg），鱼腥草注射液2ml，混合，局部麻醉，每处穴位注射0.5～1ml，将所选的生物蛋白线装入所对应的一次性埋线针中，背部穴位操作时宜用左手捏住穴位两侧的皮肤将进针点提起，右手持针平刺，手法为"两快一慢"，放线出针后，消毒，用创可贴贴针眼。

每次选穴3～8个，半月埋线一次，1个月为一个疗程。

［特别提示］

1. 平时多饮水。

2. 忌辛辣刺激食物。

3. 饮食要清淡，忌油腻。

尿 浊

尿浊是以小便浑浊，白如泔浆，尿时无涩痛不利感为主症的疾患。多由过食肥甘油腻食物，脾失健运，酿湿生热，或某些疾病病后，湿热余邪未清，蕴结下焦，清浊相混，而成尿浊。如热盛灼络，络损血溢，则尿血，如久延不愈，或屡经反复，湿热邪势虽衰，但精微下泄过多，导致脾肾两伤，脾虚中气下陷，肾虚固摄无权，封藏失职，病情更为缠绵。此外，脾肾气虚阳衰，气不摄血，或阴虚火旺，伤络血溢，还可引起尿浊夹血。此病相当于西医的乳糜尿。

［诊断依据］

1. 小便浑浊，乳白如泔浆，解时无疼痛，可伴见血尿、血块。

2. 每因进食油腻、蛋白饮食或劳累过度而诱发或加重。

3. 体检可伴见睾丸肿大、阴囊积液及象皮腿。

4. 小便乳糜定性试验阳性，查尿常规有蛋白、红细胞。尿离心沉淀或可查到微丝蚴。

5. 必要时做膀胱镜检查，可明确病位。

[证候分类]

1. 湿热下注：小便浑浊，色白或黄或红，或夹凝块，上有浮油，或伴血块，或尿道有灼热感，口苦，口干。舌质红，苔黄腻，脉濡数。

2. 脾虚气陷：尿浊反复发作，日久不愈，状如白浆，小腹坠胀，神倦无力，面色无华，劳累或进食油腻则发作加重。舌淡苔白，脉虚软。

3. 肾阳亏虚：小便乳白，反复发作，余溺不尽，夜尿频多，面色㿠白，形寒肢冷，面浮足肿。舌淡胖，脉沉细。

4. 肾阴亏虚：小便乳白如凝脂或冻胶，迁延不愈，精神萎靡，消瘦无力，腰膝酸软，头晕耳鸣，烦热口干。舌红无苔，脉细数。

[治法]

清热利湿，固摄下元。

[处方]

主穴：肾俞、三焦俞、膀胱俞、次髎。

配穴：关元、中极、三阴交、阴陵泉。

加减：湿热下注加曲池、地机；脾虚气陷加脾俞；肾阳亏虚加命门；肾阴亏虚加太溪。

[操作方法]

穴位常规消毒，取利多卡因注射液5ml（0.1g），地塞米松注射液1ml（2mg），鱼腥草注射液2ml，混合，局部麻醉，每处穴位注射0.5～1ml，将所选的生物蛋白线装入所对应的一次性埋线针中，背部穴位操作时宜用左手捏住穴位两侧的皮肤将进针点提起，

275

右手持针平刺，手法为"两快一慢"，放线出针后，消毒，用创可贴贴针眼。

每次选穴 3~8 个，半月埋线一次，3 个月为一个疗程。

[特别提示]

1. 平时多饮水。

2. 忌辛辣刺激食物。

3. 饮食要清淡，忌油腻。

郁　证

郁证是由于情志不舒、气机郁滞所致，以心情抑郁，情绪不宁，胸部满闷，胁肋胀痛，或易怒喜哭，或咽中如有异物梗塞等症为主要临床表现的一类病证。病因多为情志所伤，或郁怒伤肝，导致肝失条达，疏泄失常，肝气郁结而发病。病位在肝，与心、脾、肾关系密切。此病相当于西医的神经官能症、癔症。

[诊断依据]

1. 忧郁不畅，精神不振，胸闷胁胀，善太息，或不思饮食，失眠多梦，易怒善哭等。

2. 有郁怒、多虑、悲哀、忧愁等情志所伤史。

3. 经各系统检查和实验室检查排除器质性疾病。

4. 应与癫病、狂病鉴别。

[证候分类]

1. 肝气郁结：精神抑郁，胸胁作胀，或脘痞，嗳气频作，善太息，月经不调。舌苔薄白，脉弦。

2. 气郁化火：急躁易怒，胸闷胁胀，头痛目赤，口苦，嘈杂泛酸，便结尿黄。舌红，苔黄，脉弦数。

3. 忧郁伤神：神志恍惚不安，心胸烦闷，多梦易醒，悲忧善哭。舌尖红，苔薄白，脉弦细。

4. 心脾两虚：善思多虑不解，胸闷心悸，失眠健忘，面色萎黄，头晕，神疲倦怠，易汗，纳谷不馨。舌淡，苔薄白，脉弦细或细数。

5. 阴虚火旺：病久虚烦少寐，烦躁易怒，头晕心悸，颧红，手足心热，口干咽燥，或见盗汗。舌红，苔薄，脉弦细或细数。

［治法］

疏肝解郁，宁心安神。

［处方］

主穴：心俞、人中、内关、神门、神道。

配穴：肾俞、太溪、三阴交、丰隆。

加减：肝气郁结加阳陵泉、期门；气郁化火加肝俞、太冲；忧郁伤神加膻中、通里；心脾两虚加心俞、脾俞；阴虚火旺加太溪、肾俞。

［操作方法］

穴位常规消毒，取利多卡因注射液 5ml（0.1g），局麻，每处穴位注射 0.5～1ml，药物注射完后，将所选的生物蛋白线装入所对应的一次性埋线针中，用"两快一慢"埋线手法，将生物蛋白线埋入穴位，退针后消毒，外敷创可贴。

每次选 5～8 个穴位，半月做埋线一次，一个月为一疗程。

［特别提示］

1. 治疗期间避免精神刺激，防其病情波动。

2. 保持心情舒畅。

［临床资料］

穴位埋线治疗抑郁性神经症，治疗 3 个月后对两组的临床疗效进行评定，两组疗效无明显差异，在降低总分、改善焦虑/躯体化和睡眠障碍方面，埋线组与百忧解组比较差异有显著性意义，埋线组的副作用明显小于百忧解组。〔庄礼兴，徐世芬．穴位埋线治疗

抑郁性神经症 47 例临床观察．广州中医药大学学报，2009，26
（1）：38－41〕

消　渴

消渴中医又称消瘅，是以多饮、多食、多尿、身体消瘦或尿
有甜味为特征的疾病。消渴病以症状不同，又分为上消、中消和
下消。病因多为禀赋不足、饮食失节、情志失调、劳役过度等。
其病变脏腑在肺、胃、肾，其病机主要在于津液亏损，燥热偏胜，
而以阴虚为本，燥热为标，两者互为因果。此病类似于西医的糖
尿病。

〔诊断依据〕

1. 口渴多饮，多食易饥，尿频量多，形体消瘦或尿有甜味等
具有特征性的临床症状，是诊断消渴病的主要依据。

2. 有的患者"三多"症状不著，但若于中年之后发病，且嗜
食膏粱厚味、醇酒炙煿，以及病久并发眩晕、肺痨、胸痹心痛、
中风、雀目、疮痈等病证者应考虑消渴的可能性。

3. 由于本病的发生与禀赋不足有较为密切的关系，故消渴病
的家族史可供诊断参考。

4. 血、尿糖等检查有助于诊断。

〔证候分类〕

（一）上消

肺热津伤：口渴多饮，口干舌燥，尿频量多，烦热多汗。舌
边尖红，苔薄黄，脉细数。

（二）中消

1. 胃热炽盛：多食易饥，口渴，尿多，形体消瘦，大便干燥。
苔黄，脉滑实有力。

2. 气阴亏虚：口渴引饮，能食与便溏并见，或饮食减少，精

神不振，四肢乏力，体瘦。舌质淡红，苔白而干，脉弱。

（三）下消

1. 肾阴亏虚：尿频量多，混浊如脂膏，或尿甜，腰膝酸软，乏力，头晕耳鸣，口干唇燥，皮肤干燥、瘙痒。舌红苔少，脉细数。

2. 阴阳两虚：小便频数，混浊如膏，甚至饮一溲一，面容憔悴，耳轮干枯，腰膝酸软，四肢欠温，畏寒肢冷，阳痿或月经不调。舌淡苔白而干，脉沉细无力。

［治法］

养阴生津，润燥清热。

［处方］

主穴：胰俞。

配穴：上消症状为主者，配肺俞、合谷；中消症状为主者，配胃俞、足三里、内关、曲池；下消症状为主者，配肾俞、太溪、关元、三阴交。

加减：皮肤瘙痒者加血海、曲池、风市；合并冠心病配膻中、内关、足三里；合并肢体麻痛，可按痹证治疗，循经取穴。

［操作方法］

穴位常规消毒，取利多卡因注射液 5ml（0.1g），地塞米松注射液 1ml（2mg），混合，局麻，每处穴位注射 0.5～1ml，将所选的生物蛋白线装入所对应的一次性埋线针中，背部穴位操作时宜用左手捏住穴位两侧的皮肤将进针点提起，右手持针平刺，手法为"两快一慢"，放线出针后，消毒，用创可贴贴针眼。

每次选穴 5～8 个，半月埋线一次，3 个月为一个疗程。

［特别提示］

1. 中医认为"背如饼，腹如井"，说明背部穴位较浅，腹部穴位较深，在背部操作时一定要小心、慎重，要平刺，不宜直刺、深刺，注意应用左手的配合提起皮肤进针较为安全。

2. 控制甜食的摄入。

3. 埋线治疗期间，开始不要立刻停药，经常监测血、尿糖，待血、尿糖逐渐降低至正常时，再逐渐减少口服药。

4. 胰岛素依赖型糖尿病应用埋线疗法有效，但与非胰岛素依赖型相比效果较差。

［临床资料］

1. 穴位埋线干扰糖尿病前期人群糖代谢，治疗组 IGR 向 NGT 逆转率为 35.71%，明显高于对照组（22.41%），IGR 进展为 DM，治疗组的发生率为 3.57%，明显低于对照组（5.17%）。同时还发现，治疗组在穴位埋线 6 个月停止后，继续随访 12 个月，发现 IGR 向 NGT 的逆转率以及 IGR 向 DM 的发生率均未反弹，表明治疗组仍优于对照组。〔张力彪，张存志，王素敏，等. 穴位埋线对糖尿病前期人群糖代谢的影响. 针灸临床杂志，2010，26（11）：1-4〕

2. 穴位埋线治疗糖尿病 50 例，治疗后显效 27 例，有效 15 例，无效 8 例，总有效率 84%。穴位埋线治疗后，各项指标逐渐趋于正常。〔王玉中，王海成. 穴位埋线治疗糖尿病 50 例疗效观察. 辽宁中医杂志，2005，32（11）：1188〕

肥　胖

肥胖是由于多种原因导致体内膏脂堆积过多，体重异常增加，并伴有头晕乏力、神疲懒言、少动气短等症状的一类病证。多为年老体弱、过食肥甘、缺乏运动、先天禀赋不足等，导致气虚阳衰，痰湿瘀滞，形成肥胖。此病相当于西医的肥胖病。

［诊断依据］

1. 有饮食过多、恣食肥甘厚味等不良习惯，或缺乏运动，或有肥胖家族史。

2. 体重明显超过标准体重，或有身体沉重、头晕乏力、行动迟缓甚或动则喘促等症状。

3. 排除水肿等其他病变。

［证候分类］

1. 胃热滞脾：多食，消谷善肌，形体肥胖，脘腹胀满，面色红润，心烦头昏，口干口苦，胃脘灼痛，嘈杂，得食则缓。舌红，苔黄腻，脉弦滑。

2. 痰湿内盛：形体肥胖，身体重着，肢体困倦，胸膈痞满，痰涎壅盛，头晕目眩，口干而不欲饮，嗜食肥甘醇酒，神疲嗜卧。苔白腻或白滑，脉滑。

3. 脾虚不运：肥胖臃肿，神疲乏力，身体困重，胸闷脘胀，四肢轻度浮肿，晨轻暮重，劳累后明显，饮食如常或偏少，既往多有暴饮暴食史，小便不利，便溏或便秘。舌淡胖，边有齿痕，苔薄白或白腻，脉濡细。

4. 脾肾阳虚：形体肥胖，颜面浮肿，神疲嗜卧，气短乏力，腹胀便溏，自汗气喘，动则更甚，畏寒肢冷，下肢浮肿，尿昼少夜频。舌淡胖，苔薄白，脉沉细。

［治法］

虚证：芳香化浊，温阳醒脾利湿。实证：清热利湿化痰。

［处方］

主穴：中脘、梁门、天枢、大横、带脉、关元、归来、三焦俞、大肠俞。

配穴：脾俞、胃俞、肾俞、上巨虚、下巨虚。

加减：脾胃功能过旺，加曲池、梁丘、内庭、足三里；脾胃功能虚弱，加足三里、气海、关元；脾肾阳虚，加命门；痰湿内盛且血脂偏高，加丰隆；大便秘结，加支沟；大腿胖，加风市、殷门、髋关；尿少浮肿，加阴陵泉、三阴交；嗜睡健忘，加百会、四神聪。

［操作方法］

穴位常规消毒，取利多卡因注射液 5ml（0.1g），地塞米松注射液 1ml（2mg），混合，局部麻醉，每处穴位注射 0.5~1ml，注射完药后，将所选的生物蛋白线装入所对应的一次性埋线针中。腹部和肢体穴位均用直刺法，手法宜轻、准、快。腰背部穴位宜平刺入穴位，左手应配合捏起穴位处皮肤，右手持针平刺入穴，手法宜轻、准、快。

每次选穴 8~12 个，半月埋线一次，3 个月为一个疗程。

［特别提示］

1. 埋线疗法治疗肥胖症疗效较好。埋线疗法操作简单、安全，半月或一个月治疗一次，因此适于肥胖症的长期治疗。该病应按疗程治疗，一月减 5~10 斤为宜。埋线疗法通过对人体脏腑功能包括内分泌的调整，可以较好地控制食欲，同时控制亢进的胃肠吸收功能，从而减少能量的摄入；另一方面，促进能量代谢，促进脂肪分解和释放，对患者的机体代谢和脏腑功能有良好的调整作用。治疗过程中需适当配合运动，一天不少于 1 小时，可做快走或做腹部按摩，以利脂肪分解。

2. 在腹部埋线时，一定要将生物蛋白线透过脂肪层埋到肌肉表层，即穴位处。如埋放在脂肪层，生物蛋白线不易吸收，疗效也差。

［临床资料］

1. 穴位埋线治疗单纯性肥胖 80 例，显效 31 例，有效 46 例，总有效率为 96.3%。〔谭广兴，邱高荣，钟文. 辨证取穴埋线治疗单纯性肥胖 80 例. 湖南中医杂志，2010，26（4）：68－69〕

2. 穴位埋线治疗单纯性肥胖，治疗组总有效率为 90%，对照组总有效率为72%，两组相比差异有统计学意义（$P < 0.05$）。〔区洁新．穴位埋线调三焦治疗单纯性肥胖50例临床观察．中国当代医药，2011，18（6）：95 - 96〕

3. 穴位埋线治疗产后肥胖，从显效率和有效率来看，超重、轻度肥胖、中度以上肥胖各组间比较治疗无显著差异（$P > 0.05$），说明埋线减肥适合于不同程度的肥胖患者。产后1年内减肥效果最明显，尤其是3~6个月是减肥最佳时期，1年以后减肥效果逐渐下降。〔周双琳，周宏，张红林．穴位埋线治疗产后肥胖120例的临床观察．中华中医药杂志，2010，25（2）：319 - 320〕

4. 穴位埋线治疗单纯性肥胖症124例，显效44例，有效51例，总有效率为76.6%。〔骆明军，徐丽，周和平，等．穴位埋线治疗单纯性肥胖症124例．上海针灸杂志，2010，29（2）：113 - 114〕

5. 穴位埋线治疗单纯性肥胖症，埋线组40例患者，痊愈21例，显效13例，有效6例，无效0例，愈显率85%；针刺组40例患者，痊愈15例，显效13例，有效12例，无效0例，愈显率70%。埋线组愈显率高于针刺组。〔刘延明，苏和平．穴位埋线治疗单纯性肥胖症临床疗效观察．辽宁中医杂志，2008，35（4）：599 - 600〕

自汗、盗汗

自汗、盗汗是指人体阴阳失调，营卫不和，腠理失密而引起的汗液外泄的病证。其中不因外界环境的影响而白昼时时汗出，动则益甚者称为自汗；寐中汗出，醒来自止者称为盗汗，亦称为寝汗。此病相当于西医的自主神经功能紊乱所致的自汗、盗汗。

［诊断依据］

1. 不因外界环境影响，在头面、颈胸或四肢、全身出汗。

2. 昼日汗出溱溱，动则益甚为自汗；睡眠中汗出津津，醒后汗止者为盗汗。

3. 必要时做 X 线胸部摄片、痰涂片找抗酸杆菌以及作抗
"O"、血沉、黏蛋白、T$_3$、T$_4$ 等检查以排除肺痨、风湿痹、甲
亢等。

［证候分类］

1. 肺卫不固：头面、颈胸部时时出汗，活动后尤甚，怕风，
平素易感冒，倦怠乏力，面色㿠白。舌质淡，苔薄白，脉弱。

2. 营卫不和：汗出恶风寒，肢体酸楚，或有微热，或半身或
局部出汗。苔薄白，脉缓。

3. 阴虚火旺：寐中头、颈、胸背或全身出汗，汗出而醒，心
烦身热，口渴咽干，唇红或午后潮热，颧红。舌质红，苔薄白，
脉细数。

4. 气阴两虚：自汗、盗汗，畏寒，劳累后加重，神倦乏力，
咽干口渴。舌红，苔薄白，脉细数。

［治法］

益气滋阴止汗。

［处方］

主穴：肺俞、心俞、关元、归来、复溜。

配穴：内关、神道、脾俞、肾俞、足三里。

加减：肺卫不固加合谷；营卫不和加中脘；阴虚火旺加太溪；
气阴两虚加太溪、气海、足三里。

［操作方法］

穴位常规消毒，取利多卡因注射液 5ml（0.1g），地塞米松注
射液 1ml（2mg），混合，局部麻醉，每处穴位注射 0.5～1ml，将
所选的生物蛋白线装入所对应的一次性埋线针中，背部穴位操作
时宜用左手捏住穴位两侧的皮肤将进针点提起，右手持针平刺，
手法为"两快一慢"，放线出针后，消毒，用创可贴贴针眼。

每次选穴 5～10 个，半月埋线一次，3 个月为一个疗程。

［特别提示］

1. 加强体育锻炼，注意劳逸结合。

2. 避免思虑烦劳过度。

3. 少食辛辣厚味。

4. 避风寒，防感冒。

虚　劳

虚劳又称虚损，是以脏腑亏损，气血阴阳虚衰，久虚不复成劳为主要病机，以五脏虚证为主要临床表现的多种慢性虚弱证候的总称。其病理性质主要为气、血、阴、阳的亏虚，病损主要在五脏，尤以脾肾为主。

气虚

面色㿠白或萎黄，气短懒言，语声低微，头晕神疲，肢体无力，舌苔淡白，脉细软弱。此处只介绍西医的疲劳综合征。

［诊断依据］

1. 多见形神衰败，身体羸瘦，大肉尽脱，食少厌食，心悸气短，自汗，面容憔悴，或畏寒肢冷，脉虚无力等症。若病程较长，久虚不复，症状可呈进行性加重。

2. 具有引起气虚的致病因素及较长的病史。

3. 排除类似病证，应着重排除其他病证中的气虚证。

4. 做血常规、血生化、心电图、X 线摄片、免疫功能测定等检查。特别要结合原发病做相关检查。

［证候分类］

1. 肺气虚：咳嗽无力，痰液清稀，短气自汗，声音低怯，时寒时热，平素易于感冒，面白。

2. 心气虚：心悸，气短，劳则尤甚，神疲体倦，自汗。

3. 脾气虚：饮食减少，食后胃脘不舒，倦怠乏力，大便溏薄，面色萎黄。

4. 肾气虚：神疲乏力，腰膝酸软，小便频数而清，白带清稀，舌质淡，脉弱。

［治法］

益气强身，缓解疲劳。

［处方］

主穴：大椎、至阳、命门、腰奇、内关、膻中、足三里。

加减：肺气虚加肺俞；心气虚加心俞、神门；脾气虚加脾俞；肾气虚加肾俞。

［操作方法］

穴位常规消毒，取利多卡因注射液5ml（0.1g），地塞米松注射液1ml（2mg），黄芪注射液2ml，混合，局部麻醉，每处穴位注射0.5～1ml，将所选的生物蛋白线装入所对应的一次性埋线针中，背部穴位操作时宜用左手捏住穴位两侧的皮肤将进针点提起，右手持针平刺，手法为"两快一慢"，放线出针，消毒，用创可贴贴针眼。

每次选穴5～8个穴，半月埋线一次，1个月为一个疗程。

［特别提示］

1. 慎起居，适劳逸。

2. 调饮食，戒烟酒。

3. 加强身体锻炼。

血虚

面色淡黄或淡白无华，唇、舌、指甲色淡，头晕目花，肌肤枯糙，舌质淡红苔少，脉细。此处只介绍西医的贫血病。

［诊断依据］

1. 多见面色淡白无华，唇、舌、指甲色淡，头晕眼花，目眩，无力。

2. 具有引起血虚的致病因素及较长的病史。

3. 排除类似病证，应着重排除其他病证中的血虚证。

4. 做血常规、血生化检查。特别要结合原发病做相关检查。

［证候分类］

1. 心血虚：心悸怔忡，健忘，失眠，多梦，面色不华。

2. 肝血虚：头晕，目眩，胁痛，肢体麻木，筋脉拘急，或筋惕肉瞤，妇女月经不调甚则闭经，面色不华。

［治法］

益气生血，宁心养肝。

［处方］

主穴：脾俞、肝俞、中脘、关元。

配穴：内关、阴陵泉、足三里、三阴交。

加减：心血虚加心俞、血海；肝血虚加血海。

［操作方法］

穴位常规消毒，取利多卡因注射液5ml（0.1g），地塞米松注射液1ml（2mg），黄芪注射液2ml，混合，局部麻醉，每处穴位注射0.5～1ml，将所选的生物蛋白线装入所对应的一次性埋线针中，腹部和肢体穴位均用直刺法，手法宜轻、准、快。腰背部穴位宜平刺入穴位，左手应配合捏起穴位处皮肤，右手持针平刺入穴，手法宜轻、准、快。

每次选穴5～8个，半月埋线一次，3个月为一个疗程。

［特别提示］

1. 多食富有营养、易于消化食物。

2. 慎起居，适劳逸。

3. 避风寒，适寒温。

血 浊

临床上各种原因引起的人体脂类代谢紊乱，而致血浆中脂质成分超过正常值的称为高脂血症。此病病机主要为脾不健运。过食肥甘厚腻伤及脾胃，致脾运失常；或肝肾阴虚，肝阳上亢，肝旺脾虚，脾胃蕴热，湿热内生；或肾阳不足，釜底无薪，蒸化无力，而致高脂血症。

[诊断依据]

在正常饮食情况下，2 周内进行两次血脂检测符合下列条件之一者即可确诊。

1. 空腹血清总胆固醇（TC）＞5.72mmol/L 或三酰甘油（TG）＞1.70mmol/L。

2. 高密度脂蛋白（HDL－C）＜0.91mmol/L 或低密度脂蛋白（LDL－G）＞3.64mmol/L。

[证候分类]

1. 瘀血阻滞：临床多表现为胸闷，胸痛，气短，头晕，手足麻木。脉弦涩，舌暗红。

2. 痰浊壅滞：多见于形体肥胖、嗜好肥甘的患者，临床表现为头晕头沉，胸闷气短，脘腹胀满，肢体麻木、沉重。脉濡，舌苔滑腻。

3. 肝肾阴虚：多见于体形消瘦、精神抑郁的患者，临床多见心烦，头晕，耳鸣，失眠多梦，腰膝酸软，咽干舌燥，脉沉细，舌红少苔。

4. 脾肾阳虚：多见于形体肥胖者，常伴有神疲倦怠，气短乏力，腹胀便溏，自汗气喘，动则更甚，畏寒肢冷，手足不温，小便频数。舌淡胖，苔薄白，脉沉细。

[治法]

清热降浊，祛瘀化湿。

[处方]

主穴：丰隆、中脘、血海、足三里。

加减：瘀血阻滞加膈俞；痰浊壅滞加脾俞；肝肾阴虚加肝俞、肾俞；脾肾阳虚加脾俞、肾俞、命门。

[操作方法]

穴位常规消毒，取利多卡因注射液 5ml（0.1g），地塞米松注射液 1ml（2mg），丹参注射液 2ml，混合，局部麻醉，每处穴位注射 0.5～1ml，将所选的生物蛋白线装入所对应的一次性埋线针中，背部穴位操作时宜用左手捏住穴位两侧的皮肤将进针点提起，右手持针平刺，手法为"两快一慢"，放线出针，消毒，用创可贴贴针眼。

每次选 5～8 个穴位，半月做埋线一次，1 个月为一疗程。

[特别提示]

1. 饮食宜清淡，忌辛辣食物。

2. 保持心情愉快，忌恼怒。

3. 注意休息。

[临床资料]

1. 穴位埋线治疗肥胖型高甘油三酯血症，埋线组与西药组在改善血清甘油三酯方面比较，差异无统计学意义。在改善 TG 疗效方面，埋线组总有效率为 86.1%，西药组为 86.8%，差异无统计学意义，穴位埋线与口服非诺贝特的降低 TG 效果相当。埋线组治疗后较治疗前体重明显减轻，但西药组较治疗前体重无明显改善。两组治疗后比较，埋线组体重较西药组明显减轻，埋线组改善体重的总有效率为 94.4%，西药组为 10.5%，埋线组高于西药组。[李永凯，尹改珍. 穴位埋线治疗肥胖型高甘油三酯血症疗效观

察.中国针灸，2010，30（10）：813－814〕

2.穴位埋线治疗高脂血症，治疗组30例患者，治愈9例，显效12例，有效7例，无效2例，总有效率93.3%；对照组30例患者，治愈4例，显效10例，有效10例，无效6例，总有效率80%。〔安金格，李婧，安俊岐，等.穴位埋线治疗高脂血症的临床研究.河北中医，2006，28（8）：609－611〕

梅核气

梅核气是因情志波动，气机不畅所致，以咽中似有梅核阻塞感为特征的疾病。相当于咽神经官能症。

［诊断依据］

1.以咽中似有梅核或炙脔，或其他异物梗塞感，并随情志波动而发作为主要症状。

2.一般见于成人，多见于女性，

3.对咽喉、食道及其他有关器官检查，均无器质性病变。

［证候分型］

1.痰气互结：咽中如有炙脔或有其他异物感，咽之不下，吐之不出，时作嗳气，呃逆，恶心，泛泛欲吐，胸脘胀满。舌苔白腻，脉弦滑。

2.肝郁气滞：咽中梗阻感，嗳气频频，或作呃逆，胁下胀闷，嗳气后稍舒。舌苔薄白，脉弦。

3.心脾气虚：咽中异物感，不思饮食，口中无味，面白神疲，少气懒言，或时时悲伤欲哭，夜寐不实，易惊醒或惶恐不安，小便清长，大便溏薄。舌淡，苔白，脉弱。

［治法］

疏肝理气，健脾化痰。

［处方］

主穴：天突、心俞、肝俞、脾俞。

配穴：列缺、膻中。

加减：痰气互结加丰隆；肝郁气滞加太冲；心脾气虚加内关、足三里。

［操作方法］

穴位常规消毒，取利多卡因注射液 5ml（0.1g），地塞米松注射液 1ml（2mg），混合，局部麻醉，每穴注射药物 0.5~1ml，药物注射完后，将所选的生物蛋白线装入所对应的一次性埋线针中，采用"两快一慢"手法，退针后消毒，贴创可贴。

每次选 3~8 个穴位，半月做埋线一次，一个月为一疗程。

［特别提示］

疏导患者的抑郁心态，解除疑虑。

痹　证

痹证是指风、寒、湿三邪侵袭人体，闭阻经络，气血运行不畅所致，以肌肉、筋骨、关节发生酸痛、麻木、重着、屈伸不利甚或关节肿大灼热为主要临床表现的病证。多由素体不足，正气偏虚，腠理不密，卫外不固，感受风、寒、湿、热等邪之后，邪留经络，气血闭阻肌肉、关节而发为痹证。《素问·痹论》说："风寒湿三邪杂至，合而为痹也。"风邪偏胜，风性善行而数变，行痹症可肢体关节疼痛，游走不定，痛无定处，恶风发热；若寒邪偏胜，发为痛痹，症见肢体关节疼痛较剧，痛有定处，得热痛减，遇寒痛增，关节屈伸不便；若湿邪偏胜，其性重浊黏滞，发为着痹，症见肢体关节疼痛重着，肌肤麻木，酸痛或肿胀，手足沉重，活动不便，阴雨寒冷每可促其发作。此病类似于西医的风湿性关节炎。

［诊断依据］

1. 以关节疼痛为主，伴重着、酸楚、麻木、关节屈伸不利，多有恶寒、发热等症。

2. 病前多有咽痛、乳蛾史，或涉水淋雨、久居湿地史。

3. 部分患者可有低热，环形红斑，或结节性红斑，常可累及心脏。

4. 血沉增快，抗链球菌溶血素"O"大于500单位。

［证候分类］

1. 行痹（风邪偏胜）：肢体关节、肌肉疼痛，游走不定，屈伸不利，或见恶风、发热等。舌苔薄白，脉浮。

2. 痛痹（寒邪偏胜）：肢体关节疼痛较剧，遇寒加重，得热痛减，昼轻夜重，关节不能屈伸，痛处不红，触之不热。苔白滑，脉弦紧。

3. 着痹（湿邪偏胜）：肢体关节重着酸痛，痛处固定，或有肿胀，肌肤麻木，天气阴雨加重。舌苔白腻，脉濡缓。

［治法］

祛风通络，温经散寒，除湿止痛。

［处方］

上肢：大椎、天宗、肩髃、曲池、手三里、外关、合谷。

下肢：环跳、风市、健步、阳陵泉、足三里、膝眼、绝骨。

背部：大椎、至阳、腰奇、风门、委中。

［操作方法］

穴位常规消毒，取利多卡因注射液5ml（0.1g），地塞米松注射液1ml（2mg），复方当归注射液2ml，混合，局部麻醉，每处穴位注射0.5～1ml，药物注射完后，将所选的生物蛋白线装入所对应的一次性埋线针中，采用"两快一慢"手法，退针后消毒，贴创可贴。

每次选 3～10 个穴位，半月做埋线一次，1 个月为一疗程。

［特别提示］

1. 局部注意保暖。

2. 避免风寒湿邪侵袭。

［临床资料］

穴位埋线治疗多发性神经炎，痊愈 20 例，占 86.96%；好转 2 例，占 8.69%；无效 1 例，占 4.35%。〔高向明. 穴位埋线治疗多发性神经炎 23 例. 中国针灸，2002，22（3）：179〕

项痹症

本病多为中年以后，肝肾精血渐衰，督脉空虚，筋骨失养所致；或因素体虚弱，腠理不固，风寒湿邪乘虚侵袭，痹阻于太阳经脉，经隧不通，筋骨不利而发病；又或因久坐垂首，致督脉精气运行失利，颈项经脉筋骨气滞血瘀而致本病发生。临床可见，头项、肩臂麻木疼痛，重者肢体酸软乏力，甚则大小便失禁、瘫痪。若病变累及交感神经及颈动脉时，可出现头晕、心慌等。此病类似于西医的颈椎综合征。

［诊断依据］

1. 有慢性劳损或外伤史，或有颈椎先天性畸形、颈椎退行性病变。

2. 多发于 40 岁以上中年人，长期低头工作者，或习惯于长时间看电视、录像者，往往呈慢性发病。

3. 颈、肩背疼痛，头痛头晕，颈部板硬，上肢麻木。

4. 颈部活动功能受限，病变颈椎棘突、患侧肩胛骨内上角常有压痛，可摸到条索状硬结，可有上肢肌力减弱和肌肉萎缩，臂丛牵拉试验阳性，压头试验阳性。

5. X 线正位摄片显示，钩椎关节增生，张口位可有齿状突偏歪，侧位摄片显示颈椎曲度变直，椎间隙变窄，有骨质增生或韧带钙化，斜位摄片可见椎间孔变小。CT 及磁共振检查，对定性定位诊断有意义。

［证候分类］

1. 风寒湿阻：颈、肩、上肢串痛麻木，以痛为主，头有沉重感，颈部僵硬，活动不利，恶寒畏风。舌淡红，苔薄白，脉弦紧。

2. 气滞血瘀：颈肩部、上肢刺痛，痛处固定，伴有肢体麻木。舌质暗，脉弦。

3. 痰湿阻络：头晕目眩，头重如裹，四肢麻木不仁，纳呆。舌暗红，苔厚腻，脉弦滑。

4. 肝肾不足：眩晕头痛，耳鸣耳聋，失眠多梦，肢体麻木，面红目赤。舌红少津，脉弦。

5. 气血亏虚：头晕目眩，面色苍白，心悸气短，四肢麻木，倦怠乏力。舌淡苔少，脉细弱。

［治法］

活血通络，补肾温阳，散寒除湿止痛。

［处方］

主穴：大椎、颈部阿是穴。

配穴：大杼、风府、手三里、外关。

加减：风寒湿阻加至阳；气滞血瘀加膈俞；痰湿阻络加丰隆；肝肾不足加肾俞、肝俞；气血亏虚加中脘、关元；头晕头昏加百会、风池；耳鸣加翳风、听宫；中指、无名指、小指发麻加外关、后溪；拇指、食指发麻加外关、合谷。

［操作方法］

穴位常规消毒，取利多卡因注射液 5ml（0.1g），地塞米松注射液 1ml（2mg），复方当归注射液 2ml，混合，局部麻醉，每穴注射药物 0.5ml，疼痛点注射药物 1ml，药物注射完后，将所选的生物蛋白线装入

294

所对应的一次性埋线针中，采用"两快一慢"手法，退针后消毒，贴创可贴。

每次选 3~8 个穴位，半月做埋线一次，一个月为一疗程。

［特别提示］

颈椎综合征属慢性，退行性疾病，病程较长，尤其是肝肾阴虚者更需较长时间治疗。应给患者说明，以配合治疗。这种病的治疗，一般一次即可见效，患者即感轻松，疼痛症状就会减轻，但需多次治疗才能根治。

［临床资料］

1. 微创埋线治疗颈型颈椎病 63 例，治愈 36 例，好转 23 例，无效 4 例，总有效率 93.65%；针灸对照组 63 例治愈 30 例，好转 24 例，无效 9 例，总有效率 85.71%。上述结果经统计学处理，微创埋线组与针灸对照组疗效有显著差异（$P < 0.01$）。〔邓云志. 局部取穴平刺微创埋线治疗颈型颈椎病观察. 中国民间疗法，2011，19（2）：22〕

2. 穴位埋线治疗颈椎病，显效 362 例，显效率 74.5%；有效 116 例，有效率 23.9%；无效 8 例，无效率 1.6%。总有效率 98.4%。〔董延璜. 穴位埋线治疗颈椎病 486 例临床观察. 淮海医药，2010，28（2）：145〕

3. 穴位埋线治疗椎动脉型颈椎病，68 例患者中，治愈 33 例，显效 12 例，好转 18 例，无效 5 例，总有效率为 92.65%。〔张占伟，李文侠. 穴位埋线治疗椎动脉型颈椎病 68 例疗效观察. 世界中西医结合杂志，2009，4（7）：529〕

肩凝症

肩凝症又称"五十肩"、"冻结肩"、"漏肩风"，是以肩部疼痛和肩关节运动功能障碍为主要症状的常见病证。多因素体亏虚，慢性劳损，外感风寒湿邪，经脉瘀滞而成。好发年龄在 50 岁左右，女性发病率略高于男性。此病类似于西医的肩周炎。

［诊断依据］

1. 多有慢性劳损、外伤筋骨、感受风寒湿邪病史。

2. 好发年龄在 50 岁左右，女性发病率略高于男性，右肩多于左肩，多见于体力劳动者，多为慢性发病。

3. 肩周疼痛，以夜间为甚，常因天气变化及劳累而诱发，肩关节活动功能受限。

4. 肩膀肌肉萎缩，肩前、后、外侧均有压痛，外展功能受限明显，出现典型的扛肩现象。

5. X 线检查多为阴性，病程久者，可见骨质疏松。

［证候分类］

1. 风寒湿型：肩部窜痛，遇风寒痛增，得温痛缓，畏风恶寒，或肩部有沉重感。舌质淡，苔薄白或腻，脉弦滑或弦紧。

2. 瘀滞型：肩部肿胀，疼痛拒按，以夜间为甚。舌质暗或有瘀斑，苔白或薄黄，脉弦或细涩。

3. 气血虚型：肩部酸痛，劳累后疼痛加剧，伴头晕目眩，气短懒言，心悸失眠，四肢乏力。舌质淡，苔少或白，脉细弱或沉。

［治法］

舒筋活络，祛瘀止痛。

［处方］

主穴：天宗、肩三针、曲池。

配穴：手三里、外关。

加减：风寒湿型加条口穴透承山穴（患侧）；瘀滞型加膈俞；气血虚型加关元、中脘。

［操作方法］

穴位常规消毒，取利多卡因注射液 5ml（0.1g），地塞米松注射液 1ml（2mg），复方当归注射液 2ml，混合，局部麻醉，每穴注射药物 0.5ml，疼痛点注射药物 1ml，药物注射完后，将所选的生物蛋白线装入所对应的一次性埋线针中，采用"两快一慢"手法，退针后消毒，贴创可贴。

每次选 3～8 个穴位，半月做埋线一次，1 个月为一疗程。

［特别提示］

1. "肩三针"即以肩髃为中点前后各 1.5 寸的穴位。

2. 加强肢体活动。

3. 避风寒。

［临床资料］

穴位埋线治疗肩周炎 78 例，38 例痊愈（肩关节功能正常，疼痛消失），29 例显效（肩关节功能明显改善，夜间疼痛消失，前屈上举大于 135°，外旋大于 40°，外展大于 70°，后伸内旋达第一腰椎以上），8 例有效（疼痛较前减轻，活动范围有改善，但未达到显效标准），3 例无效（治疗前后无变化），总有效率 96.15%。〔陈荷光. 埋线治疗肩周炎 78 例. 浙江中医杂志，2006，41（6）：341〕

膝　痹

膝痹是以膝部肌肉、筋骨、关节发生酸痛、麻木、重着、屈伸不利甚或关节肿大为主要临床表现的病证。多由素体不足，正气偏虚，腠理不密，卫外不固，感受风、寒、湿等邪之后，邪留膝部经络，气血闭阻肌肉、关节而发为膝痹。膝关节疼痛较剧，痛有定处，得热痛减，遇寒痛增，关节屈伸不便；或膝关节疼痛重着，肌肤麻木，酸痛或肿胀，手足沉重，活动不便，阴雨寒冷每可促其发作。此病相当于西医的风湿性膝关节炎。

［诊断依据］

1. 以膝关节疼痛为主，伴重着、酸楚、麻木、关节屈伸不利，多有恶寒、发热等症。

2. 病前多有咽痛、乳蛾史，或涉水淋雨、久居湿地史。

3. 部分患者可有低热，环形红斑，或结节性红斑，常可累及心脏。

4. 血沉增快，抗链球菌溶血素"O"大于500单位。

［证候分类］

1. 寒邪偏胜：肢体关节疼痛较剧，遇寒加重，得热痛减，昼轻夜重，关节不能屈伸，痛处不红，触之不热。苔白滑，脉弦紧。

2. 湿邪偏胜：肢体关节重着酸痛，痛处固定，或有肿胀，肌肤麻木，天气阴雨加重，舌苔白腻，脉濡缓。

［治法］

温经散寒，通络止痛。

［处方］

主穴：健步、膝眼、阳陵泉、足三里、阿是穴。

加减：寒邪偏胜加条口穴透承山穴（患侧）；湿邪偏胜加阴陵泉。

［操作方法］

穴位常规消毒，取利多卡因注射液5ml（0.1g），地塞米松注射液1ml（2mg），复方当归注射液2ml，混合，局部麻醉，每穴注射药物0.5ml，疼痛点注射药物1ml，将所选的生物蛋白线装入所对应的一次性埋线针中，采用"两快一慢"手法，退针后消毒，贴创可贴。

每次选3~5个穴位，半月做埋线一次，1个月为一疗程。

［特别提示］

局部注意保暖，避免风寒湿邪侵袭。

膝部滑囊炎

膝部滑囊炎主要是因膝关节扭伤、多种关节内损伤或感染，导致滑膜发生反应，引起充血或水肿，且有液体渗出，以膝关节肿胀、疼痛、功能受限为特征的一种综合性疾病。病初多见膝关节疼痛微肿，步履不便，并伴见形寒发热等全身症状；继之膝关节红肿焮热，或色白漫肿，疼痛难忍，日久关节腔内积液肿胀，溃后脓出如浆，或流黏性黄液，愈合缓慢。

［诊断依据］

1. 有膝部损伤或劳损史。

2. 多见于膝部负重作业的职业如矿工、修理工等。

3. 膝部局限性肿胀、疼痛，下蹲步行疼痛加重。

4. 有与滑囊解剖位置相一致的压痛、波动性肿胀、可触及如囊状或豆粒状物。

5. 血白细胞总数和中粒细胞升高，提示为感染性滑囊炎。

［证候分类］

1. 瘀血留滞：一般有较严重外伤史，关节肿胀疼痛明显，广泛瘀斑，压痛较甚，膝关节活动明显受限，浮髌试验阳性。舌暗红或有瘀斑，脉弦有力。

2. 气虚湿阻：损伤日久或反复长期劳损，关节局限性肿胀压痛，疼痛肿胀呈反复性，每因劳累后加重，面白无华，纳呆。舌淡胖，边有齿痕，苔白滑或腻，脉细无力或脉濡。

3. 湿热壅盛：有感染病灶如膝部挫裂伤、扁桃炎等，关节红肿灼热，疼痛较剧，膝关节活动一般正常，伴发热，口渴。舌红苔黄，脉数。

［治法］

活血化瘀，利湿消肿，通络止痛。

［处方］

主穴：健步、膝眼、阳陵泉、足三里、阿是穴。

加减：瘀血留滞加膈俞；气虚湿阻加阴陵泉；湿热壅盛加

曲池。

埋线 5 天后配合火针治疗，一周 2 次。

[操作方法]

穴位常规消毒，取利多卡因注射液 5ml（0.1g），地塞米松注射液 1ml（2mg），复方当归注射液 2ml，混合，局部麻醉，每穴注射药物 0.5ml，疼痛点注射药物 1ml，将所选的生物蛋白线装入所对应的一次性埋线针中，采用"两快一慢"手法，退针后消毒，贴创可贴。

每次选 5~8 个穴位，半月做埋线一次，1 个月为一疗程。

[特别提示]

1. 急性期配合西医治疗。

2. 局部注意保暖。

3. 避免风寒湿邪侵袭。

热　痹

本病多为风湿热邪壅于经络关节，气血郁滞不通，症见关节疼痛，灼热红肿，痛不可触，伴发热，口渴，烦闷不安，汗出恶风，舌红苔黄腻，脉滑数。此病相当于西医的痛风。

[诊断依据]

1. 多为单个趾（指）关节猝然红肿疼痛，逐渐痛剧如虎咬，昼轻夜甚，反复发作，可伴发热、头痛等症。

2. 多见于中老年男子，可有痛风家族史，常因劳累、暴饮暴食、吃高嘌呤食物、饮酒及外感风寒等诱发。

3. 初起可单关节发病，以第一跖趾关节为多见，继则足踝、跟、手指和其他小关节出现红肿热痛，甚则关节腔可渗液，反复发作后可伴有关节周围及耳郭、耳轮及趾（指）骨间出现"块瘰"（痛风石）。

4. 血尿酸、尿尿酸增高，发作期白细胞总数可增高。

5. 必要时做肾 B 超、尿常规、肾功能等检查，以了解痛风后肾病变情况。

［证候分类］

1. 湿热蕴结：下肢小关节猝然红肿热痛、拒按，触之局部灼热，得凉则舒，伴发热口渴，心烦不安，溲黄。舌红，苔黄腻，脉滑数。

2. 瘀热阻滞：关节红肿刺痛，局部肿胀变形，屈伸不利，肌肤色紫暗，按之稍硬，病灶周围或有块瘰硬结，肌肤干燥，皮色暗黧。舌质紫暗或有瘀斑，苔薄黄，脉细涩或沉弦。

3. 痰浊阻滞：关节肿胀，甚则关节周围漫肿，局部酸麻疼痛，或见"块瘰"硬结不红，伴有目眩，面浮足肿，胸脘痞闷。舌胖质暗，苔白腻，脉缓或弦滑。

4. 肝肾阴虚：病久屡发，关节痛如被杖，局部关节变形，昼轻夜重，肌肤麻木不仁，步履艰难，筋脉拘急，屈伸不利，头晕耳鸣，颧红口干。舌红少苔，脉弦细或细数。

［治法］

清利湿热，通络止痛。

［处方］

主穴：曲池、阳陵泉、阿是穴。

配穴：上肢：天宗、肩髃、手三里、外关、少海。下肢：环跳、健步、足三里、地机、阴陵泉、公孙。

加减：湿热蕴结加曲池；瘀热阻滞加膈俞；痰浊阻滞加丰隆；肝肾阴虚加肝俞、肾俞、太溪。

［操作方法］

穴位常规消毒，取利多卡因注射液 5ml（0.1g），地塞米松注射液 1ml（2mg），复方当归注射液 2ml，混合，局部麻醉，每穴注射药物 0.5ml, 疼痛点注射药物 1ml, 将所选的生物蛋白线装入所对应的一次性埋线针中, 采用"两快一慢"手法, 退针后消毒, 贴创可贴。

每次选 5～10 个穴位, 半月做埋线一次, 1 个月为一疗程。

[特别提示]

1. 注意保暖及过度劳累。

2. 避免风寒湿邪侵袭。

3. 忌海鲜类、酒、辛辣刺激性食物。

尪 痹

尪痹是由风寒湿邪客于关节, 气血痹阻, 导致以小关节疼痛、肿胀、晨僵为特点的疾病。本病类似于西医的类风湿性关节炎。

[诊断依据]

1. 初起多为小关节对称性疼痛、肿胀, 多发于指关节或背脊, 晨僵, 活动不利。

2. 起病缓慢, 反复迁延不愈, 逐渐形体消瘦, 常因感受风寒湿邪而反复发作。

3. 病久受累关节呈梭形肿胀, 压痛拒按, 活动时疼痛, 后期关节变形僵直, 表面光滑, 周围肌肉萎缩, 少数病例有皮下结节。

4. 血液检查类风湿因子阳性, 发作期血沉可增快。X 线摄片可见骨质疏松改变, 或关节面侵蚀呈半脱位或脱位, 以及骨性僵直、关节面融合等。

[证候分类]

1. 风寒湿阻: 关节肿胀疼痛, 痛有定处, 晨僵, 屈伸不利, 遇寒则痛剧, 局部畏寒怕冷。舌苔薄白, 脉浮紧或沉紧。

2. 风湿热郁: 关节红肿疼痛如燎, 晨僵, 活动受限, 兼有恶风发热, 有汗不解, 心烦口渴, 便干尿赤。舌红, 苔黄或燥, 脉滑数。

3. 痰瘀互结：关节漫肿日久，僵硬变形，屈伸受限，疼痛固定，痛如锥刺，昼轻夜重，口干不欲饮。舌质紫暗，苔白腻或黄腻，脉细涩或细滑。

4. 肾虚寒凝：关节疼痛肿胀，晨僵活动不利，畏寒怕冷，神倦懒动，腰背酸痛，俯仰不利，天气寒冷加重。舌淡胖，苔白滑，脉沉细。

5. 肝肾阴虚：病久关节肿胀畸形，局部关节灼热疼痛，屈伸不利，形瘦骨立，腰膝酸软，伴有头晕耳鸣，盗汗，失眠。舌红，少苔，脉细数。

6. 气血亏虚：关节疼痛，肿胀僵硬，麻木不仁，行动艰难，面色淡白，心悸自汗，神疲乏力。舌淡，苔薄白，脉细弱。

［治法］

补益肝肾，祛风除湿，温经通络。

［处方］

主穴：肝俞、肾俞、大椎、至阳、筋缩、命门、腰奇、阿是穴。

配穴：上肢：天宗、肩髃、曲池、手三里、外关、八邪。下肢：环跳、风市、殷门、阳陵泉、健步、绝骨、太溪、八风、足三里。

加减：风寒湿阻加条口透承山（患侧）；风湿热郁加曲池；痰瘀互结加丰隆、膈俞；肾虚寒凝加命门；肝肾阴虚加太溪；气血亏虚加中脘、关元。

［操作方法］

穴位常规消毒，取利多卡因注射液 5ml（0.1g），地塞米松注射液 1ml（2mg），复方当归注射液 2ml，混合，局部麻醉，每穴注射药物 0.5ml，疼痛点注射药物 1ml，将所选的生物蛋白线装入所对应的一次性埋线针中，采用"两快一慢"手法，退针后消毒，贴创可贴。

每次选 5～10 个穴位，半月做埋线一次，1 个月为一疗程。

［特别提示］

1. 局部注意保暖。

2. 避免风寒湿邪侵袭。

3. 忌辛辣刺激食物。

4. 风湿热证者复方当归注射液换为黄柏注射液。

［临床资料］

1. 穴位埋线治疗类风湿性关节炎 56 例，完全治愈 32 例，占 57.1%；基本治愈 16 例，占 28.6%；好转 7 例，占 12.5%；无效 1 例，占 1.8%。有效率 98.2%。〔柏树祥．穴位埋线治疗类风湿性关节炎 56 例．中国针灸，2002，（增刊）：106－107〕

2. 穴位埋线治疗类风湿性关节炎 2039 例，近期治愈 571 例，占 28%；显效 795 例，占 39%；好转 632 例，占 31%；无效 41 例，占 2%。总有效率为 98%。〔高德荣，高德贵，高露，等．穴位埋线治疗类风湿性关节炎 2039 例．世界卫生组织传统医学大会针灸与人类健康研讨会论文摘要汇编，266－267〕

3. 穴位埋线治疗类风湿性关节炎 120 例，基本痊愈（自觉症状消失，功能恢复）62 例，占 52%；显效（疼痛明显减轻，功能有所恢复，水肿消失，部分关节仍有余痛）48 例，占 40%；有效（疼痛减轻，水肿有所消退，遇冷或变天加重，但比治前轻）6 例，占 5%；无效（疼痛虽有所减轻，全身状况无明显改善）4 例，占 3%。总有效率为 97%。〔王永亮．埋线配合火针治疗类风湿性关节炎 120 例．上海针灸杂志，2004，23（10）：31〕

坐骨神经痛

坐骨神经痛是指沿着坐骨神经及其分布区的疼痛综合征。临床特点为疼痛位于腰、臀部并向股后及小腿后外侧、足外侧放射，行走、活动及牵拉坐骨神经可使疼痛加剧。本病多见于青壮年，男性较多。根据病因可分为原发性和继发性两大类，以后者多见。一般为感受风寒湿邪，痹阻经脉，气血运行不畅；或跌仆闪挫，以致经络受阻，气血阻滞，不通则痛。病久筋肉失养，可出现相应的肌群轻度萎缩，并有麻木、疼痛或灼热感觉。

［诊断依据］

1. 多为一侧腰腿部阵发性或持续性疼痛。

2. 主要症状是臀部、大腿后侧、小腿外侧及足部发生放射性烧灼样或针刺样疼痛，弯腰或活动下肢时加重。直腿抬高试验阳性，跟腱反射减弱。

［证候分类］

1. 寒湿外袭：下肢拘急疼痛，邪犯足少阳疼痛多沿腰腿外侧放射，邪犯足太阳多沿腰腿后侧放射。遇寒加剧，得热则舒，局部常有冷感，入夜尤甚，或肢体重着不移，伴肌肤不仁。苔薄白或白腻，脉沉涩或紧。

2. 肝肾不足：腰腿酸软乏力，筋脉时有牵引拘急，步履困难，过劳则疼痛加重，卧时痛减，烦躁盗汗，头晕耳鸣，面赤火升，夜尿频多，大便干结。舌红少苔，脉细或细数。

3. 气血瘀滞：病程久长，反复发作，或跌仆损伤，疼痛剧烈，痛如针刺，或疼痛麻木，患肢不可屈伸，按压腰腿后外侧之经络穴点，多有明显之压痛。舌上多见紫色瘀斑，脉细涩或沉迟。

［治法］

活血祛风，通络止痛。

［处方］

主穴：白环俞、环跳、风市、阳陵泉、殷门、委中、绝骨、阿是穴。

加减：寒湿外袭加命门；肝肾不足加肝俞、肾俞；气血瘀滞加膈俞。

[操作方法]

穴位常规消毒，取利多卡因注射液 5ml（0.1g），地塞米松注射液 1ml（2mg），复方当归注射液 2ml，混合，局部麻醉，每穴注射药物 0.5ml，疼痛点注射药物 1ml，将所选的生物蛋白线装入所对应的一次性埋线针中，采用"两快一慢"手法，退针后消毒，贴创可贴。

每次选 5~8 个穴位，半月做埋线一次，1 个月为一疗程。

[特别提示]

局部注意保暖，避免风寒湿邪侵袭。

[临床资料]

1. 穴位埋线治疗坐骨神经痛，治疗组 42 例，显效 14 例，占 33.33%；有效 26 例，占 61.90%；无效 2 例占 4.76%。对照组 42 例，显效 8 例，占 19.05%；有效 22 例，占 52.38%；无效 12 例，占 28.57%。〔刘新美，杨松. 穴位埋线治疗坐骨神经痛疗效观察. 实用医技杂志，2008，15（33）：4829〕

2. 穴位埋线治疗坐骨神经痛 85 例，痊愈 62 例，占 72.94%；显效 13 例，占 15.29%；进步 8 例，占 9.41%；无效 2 例，占 2.35%。总有效率 97.64%。〔赵景文. 穴位埋线治疗坐骨神经痛 85 例疗效观察. 云南中医中药，2006，27（3）：34〕

3. 穴位埋线治疗坐骨神经痛 615 例，痊愈 526 例（85.5%），好转 78 例（12.7%），无效 11 例（1.8%），总有效率达 98.2%。其中 166 例梨状肌综合征所致者痊愈 153 例（92.2%），好转 13 例（7.8%）；187 例腰椎间盘突出症所致者痊愈 150 例（80.2%），好转 31 例（16.6%），无效 6 例（3.2%）；262 例腰椎骨质增生症所致者痊愈 223 例（85.1%），好转 34 例（13.0%），无效 5 例

（1.9%）。〔张玲．埋线疗法治疗坐骨神经痛 615 例分析．华夏医学，2005，18（6）：1028－1029〕

痿　证

痿证是指肢体筋脉弛缓，软弱无力，甚至手不能握物，足不能任身，日久渐至肌肉萎缩，不能随意运动的一类病证。中医认为，多因外感时邪，侵犯肺胃，流注经络，邪热耗伤肺胃阴液，或因湿热之邪蕴结于阳明，阳明受病则宗筋失于濡养，不能束筋骨、利关节而成痿证。久病不愈，下及肝肾，导致肝肾阴血不足，以致筋脉、肌肉失养，痿软弛缓而成痿证。西医的小儿麻痹症、多发性神经炎、运动神经元疾病、脊髓病变、重症肌无力等出现肢体痿软无力、肌肉萎缩时可参考本病治疗。

〔诊断依据〕

1. 肢体经脉弛缓，软弱无力，活动不利，甚则肌肉萎缩，弛纵瘫痪。

2. 可伴有肢体麻木、疼痛或拘急痉挛，严重者可见排尿障碍，呼吸困难，吞咽无力等。

3. 常有久居湿地、涉水淋雨史，或有服用药物史、家族史。

4. 可结合西医相关疾病做相应理化检查，如有条件做 CT、磁共振等。

5. 应注意与痹证、风痱、震颤等鉴别。

〔证候分类〕

1. 肺热津伤：发热多汗，热退后突然出现肢体软弱无力，皮肤干燥，心烦口渴，呛咳咽燥，便干，尿短黄。舌质红，苔黄，脉细数。

2. 湿热浸淫：肢体逐渐痿软无力，下肢为重，麻木不仁，或发热，小便赤涩热痛。舌红，苔黄腻，脉濡数。

3. 脾胃虚弱：起病缓慢，渐见下肢痿软无力，时好时差，甚则肌肉萎缩，神倦，气短自汗，食少便溏，面色少华。舌淡，苔白，脉细缓。

4. 瘀阻脉络：四肢痿软，麻木不仁，肌肤甲错，时有拘挛疼痛感。舌质紫暗，苔薄白，脉细涩。

5. 肝肾亏虚：病久肢体痿软不用，肌肉萎缩，形瘦骨立，腰膝酸软，头晕耳鸣，或二便失禁。舌红绛，少苔，脉细数。

［治法］

祛邪除湿，通经活络。

［处方］

"治痿独取阳明"。取穴均以手、足阳明经为主。

主穴：上肢麻痹：大椎、肩髃、曲池、手三里、外关、合谷。下肢麻痹：腰夹脊穴、环跳、髀关、殷门、足三里、阳陵泉、绝骨。

配穴：风池、列缺、肝俞、肾俞、阴陵泉。

加减：腕下垂加外关 阳池；足下垂加解溪 丘墟；足内翻加昆仑；足外翻加三阴交。

［操作方法］

穴位常规消毒，取利多卡因注射液 5ml（0.1g），地塞米松注射液 1ml（2mg），复方当归注射液 2ml，混合，局部麻醉，每穴注射药物 0.5ml，疼痛点注射药物 1ml，药物注射完后，将所选的生物蛋白线装入所对应的一次性埋线针中，采用"两快一慢"手法，退针后消毒，贴创可贴。

每次选 3～10 个穴位，半月做埋线一次，1 个月为一疗程。

［特别提示］

1. 此病疗程较长，需耐心治疗。

2. 在治疗期间应加强肢体功能锻炼，以助及早康复。

颤 证

颤证是以头部或肢体摇动颤抖、不能自制为主要临床表现的一种病证。轻者表现为头摇动或手足微颤，重者可见头部振摇，肢体颤动不止，甚至肢节拘急，失去生活自理能力。本病又称"振掉"、"颤振"、"震颤"。颤证病在筋脉，与肝、肾、脾等关系密切。多因年老体虚，情志过极，饮食不节，劳逸失当，而致气血阴精亏虚，不能濡养筋脉；或痰浊、瘀血壅阻经脉，气血运行不畅，筋脉失养；或热甚动风，扰动筋脉，而致肢体拘急颤动。此病类似于西医的震颤麻痹、甲状腺功能亢进。

[诊断依据]

1. 头部及肢体颤抖、摇动，不能自制，甚者颤动不止，四肢强急。

2. 常伴动作笨拙，活动减少，多汗流涎，语言缓慢不清，烦躁不寐，神识呆滞等症状。

3. 多发生于中老年人，一般呈隐袭起病，逐渐加重，不能自行缓解。部分病人发病与情志有关，或继发于脑部疾病。

[证候分类]

1. 风阳内动：肢体颤动粗大，程度较重，不能自制，眩晕耳鸣，面赤烦躁，易激动，心情紧张时颤动加重，伴有肢体麻木，口苦而干，语言迟缓不清，流涎，尿赤，大便干。舌质红，苔黄，脉弦。

2. 痰热风动：头摇不止，肢麻震颤，重则不能持物，头晕目眩，胸脘痞闷，口苦口黏，甚则口吐痰涎。舌体胖大，有齿痕，舌质红，舌苔黄腻，脉弦滑数。

3. 气血亏虚：头摇肢颤，面色㿠白，表情淡漠，神疲乏力，动则气短，心悸健忘，眩晕，纳呆。舌体胖大，舌质淡红，舌苔薄白滑，脉沉濡无力，或脉沉细。

4. 髓海不足：头摇肢颤，持物不稳，腰膝酸软，失眠心烦，头晕，耳鸣，善忘，老年患者常兼有神呆、痴傻。舌质红，舌苔薄白，或红绛无苔，脉象细数。

5. 阳气虚衰：头摇肢颤，筋脉拘挛，畏寒肢冷，四肢麻木，心悸懒言，动则气短，自汗，小便清长或自遗，大便溏。舌质淡，舌苔薄白，脉沉迟无力。

［治法］

清热化痰，滋补肝肾，息风通络。

［处方］

主穴：百会、四神聪、风府、大椎、筋缩、腰奇、少海、阳陵泉。

配穴：脾俞、太溪、神门、三阴交、足三里。

加减：风阳内动加肝俞；痰热风动加丰隆、曲池；气血亏虚加中脘、关元；髓海不足加太溪、肾俞；阳气虚衰加肾俞、命门。

［操作方法］

穴位常规消毒，取利多卡因注射液 5ml（0.1g），地塞米松注射液 1ml（2mg），混合，局部麻醉，每穴注射药物 0.5～1ml，药物注射完后，将所选的生物蛋白线装入所对应的一次性埋线针中，采用"两快一慢"手法，退针后消毒，贴创可贴。

每次选 3～8 个穴位，一月做埋线一次，3 个月为一疗程。

［特别提示］

1. 此病疗程较长，需耐心治疗。

2. 避免精神紧张，保持心情愉快。

3. 注意生活调摄，平时加强肢体功能锻炼。

［临床资料］

穴位埋线治疗震颤麻痹，治疗组 50 例痊愈 22 例，占 44%；

显效 17 例，占 34%；好转 9 例，占 18%；无效 2 例，占 4%。总有效率 96%。对照组 50 例痊愈 18 例，占 36%；显效 9 例，占 18%；好转 9 例，占 18%；无效 14 例，占 28%。总有效率 72%。由此可见，针刺结合穴位埋线组优于单纯针刺组。〔李静，彭祥琴.针刺结合穴位埋线治疗震颤麻痹 100 例疗效观察.现代中西医结合杂志，2002，11（2）：179－180〕

腰肌劳损

[诊断依据]

1. 有长期腰痛史，反复发作。

2. 一侧或两侧腰骶部酸痛不适，时轻时重，缠绵不愈，劳累后加重，休息后减轻。

3. 一侧或两侧骶棘肌轻度压痛，腰腿活动一般无明显障碍。

[证候分类]

1. 寒湿型：腰部冷痛重着，转侧不利，静卧不减，阴雨天加重。舌苔白薄，脉沉。

2. 湿热型：痛而有热感，炎热或阴雨天气疼痛加重，活动后减轻，尿赤。舌苔黄腻，脉濡数。

3. 肾虚型：腰部酸痛乏力，喜按喜揉，足膝无力，遇劳更甚，卧则减轻，常反复发作。偏阳虚者，面色㿠白，手足不温，少气懒言，腰腿发凉，舌质淡，脉沉细。偏阴虚者，口燥咽干，面色潮红，倦怠乏力，心烦失眠，舌红少苔，脉弦细数。

4. 瘀血型：腰痛如刺，痛有定处，轻者俯仰不便，重者因痛剧不能转侧，拒按。舌质紫暗，脉弦。

[治法]

活血通络，舒筋止痛。

［处方］

主穴：腰痛穴、三焦俞、肾俞、气海俞、殷门、委中。

加减：寒湿型加风市、阳陵泉；湿热型加曲池、阳陵泉；肾虚型加太溪；瘀血型加膈俞。

［操作方法］

穴位常规消毒，取利多卡因注射液 5ml（0.1g），地塞米松注射液 1ml（2mg），复方当归注射液 2ml，混合，局部麻醉，每穴注射药物 0.5ml，疼痛点注射药物 1ml，将所选的生物蛋白线装入所对应的一次性埋线针中，采用"两快一慢"手法，退针后消毒，贴创可贴。

每次选 5~8 个穴位，半月做埋线一次，1 个月为一疗程。

［特别提示］

1. 委中出针后要出血数滴。

2. 适当活动。

3. 此病疗程较长，需耐心治疗。

［临床资料］

穴位埋线治疗腰肌劳损，经一个疗程治疗后，埋线组 30 例痊愈 22 例，显效 6 例，有效 2 例，显效率 93%，总有效率 100%；对照组 29 例痊愈 16 例，显效 5 例，有效 6 例，无效 2 例，显效率 72%，总有效率 93%。埋线组疗效明显优于对照组（$P < 0.05$）。〔查和萍，谢健周，范志勇，等. 埋线法配合超短波治疗腰肌劳损疗效观察. 现代中西医结合杂志，2011，20（7）：819－821〕

腰椎间盘突出症

［诊断依据］

1. 有腰部外伤、慢性劳损或受寒湿史，大部分患者在发病前有慢性腰痛史。

2. 常发生于青壮年。

3. 腰痛向臀部及下肢放射，腹压增加（如咳嗽、喷嚏）时加重。

4. 脊柱侧弯，腰生理弧度消失，病变部位椎旁有压痛，并向下肢放射，腰活动受限。

5. 下肢受累神经支配区有感觉过敏或迟钝，病程长者可出现肌肉萎缩，直腿抬高或加强试验阳性，膝腱、跟腱反射减弱或消失，趾背伸力减弱。

6. X 线摄片检查：脊柱侧弯，腰生理前凸消失，病变椎间隙可能变窄，相邻边缘有骨赘增生。CT 检查，可显示椎间盘突出的部位及程度。

［证候分类］

1. 瘀血证：腰腿痛如刺，痛有定处，日轻夜重，腰部板硬，俯仰旋转受限，痛处拒按。舌质紫暗，或有瘀斑，脉弦紧或涩。

2. 寒湿证：腰部冷痛重着，转侧不利，静卧病痛不减，寒冷及阴雨天加重，肢体发凉。舌质淡，苔白腻，脉沉紧或濡缓。

3. 湿热证：腰部疼痛，腿软无力，痛处伴有热感，暑湿阴雨天症状加重，活动后或可减轻，恶热口渴，小便短赤。苔黄腻，脉濡数或弦数。

4. 肝肾亏虚：腰酸痛，腿膝乏力，劳累更甚，卧则减轻。偏阳虚者，面色㿠白，手足不温，少气懒言，腰腿发凉，或有阳痿、早泄，妇女带下清稀，舌质淡，脉沉细。偏阴虚者，口燥咽干，面色潮红，倦怠乏力，心烦失眠，多梦或有遗精，妇女带下色黄味臭，舌红少苔，脉弦细数。

［治法］

舒筋活血，复位止痛。

［处方］

主穴：肾俞、命门、委中、印堂、阿是穴。

配穴：三阴交、阳陵泉。

加减：瘀血证加膈俞；寒湿证加风市；湿热证加曲池；肝肾亏虚加肝俞、太溪。

［操作方法］

穴位常规消毒，取利多卡因注射液 5ml（0.1g），地塞米松注射液 1ml（2mg），复方当归注射液 2ml，混合，局部麻醉，每穴注射药物 0.5ml，疼痛点注射药物 1ml，药物注射完后，停 1～3 分钟，腰背部穴用陆氏埋线针，操作方法同前，退针后消毒，贴创可贴。委中穴用一次性埋线针，针法同前，出针后要出血数滴，贴创可贴。

每次选穴 5～8 穴，一月埋线一次，1 个月为一疗程。

［特别提示］

1. 腰背部穴位用 69 式陆氏埋线针，具有小针刀样治疗作用，刺激量大，埋线量较大，刺激时间较长，加上药物作用可使治疗作用直达痛所，使椎间盘突出的血管扩张，微循环改善，血流量增加，组织间隙水肿消除，病变的髓核收缩，使突出的髓核部分还纳，或使突出髓核炎性水肿吸收、缩小，而解除对硬膜囊和神经根的压迫。临床可见，初次得病一般一次见效，有的一次即愈；陈旧性多次复发者需治疗 2～3 个疗程以上。

2. 委中穴埋线宜用一次性埋线针，且出针后需放几滴血，此即中医的循经取穴、上病下取。痛证、急证属实证，故放血以泄其实，效果好。

［临床资料］

单纯穴位埋线和整脊后再实施穴位埋线治疗腰椎骨质增生并伴有椎间盘突出症状，每组 5 例，共 10 例，皆痊愈。发现经过整脊后再在穴位埋线的患者比单纯性穴位埋线治疗的患者更能早日康复，治疗次数少。穴位埋线治疗取穴：主穴为肾俞、命门、肝俞、脾俞；配穴为阴包、三阴交、天府、少海、内关；阿是穴为增生及突出的椎骨位置与督脉0.5寸位置取穴。整脊方法：首先请患者平卧在床上，医生检查患者脊柱侧弯位置，然后在患者督脉骶骨处由下向上作提拉动作，每一节都要提到，连续提拉三遍，再按压双腿膀胱经线，由上到下按三遍，最后请患者侧躺，贴床一侧的腿平伸，另一条腿在上面向怀内弯曲，肩膀尽量向后躺平，要求患者尽量全身放松，医生顺势推患者不贴在床上腿的同时做收髋关节的动作，达到骨关节回位的功效，左右各做一次即可。再请患者平卧，腹部着床，头、双肩双手，两腿脚全部离床向上翘起，尽量保持时间长一些，这个动作要求患者回家后每天都要做30分钟，直到身体健康。实践证明通过这个动作的锻炼，可以有效地预防再次出现椎骨增生和突出症的现象。〔迟铭．单纯穴位埋线和整脊后再实施穴位埋线治疗腰椎骨质增生及椎间盘突出〕

第三腰椎横突综合征

［诊断依据］

1. 有突然弯腰扭伤、长期慢性劳损或腰部受凉史。

2. 多见于从事体力劳动的青壮年。

3. 一侧慢性腰痛，晨起或弯腰疼痛加重，久坐直起困难，有时可向下肢放射至膝部。

4. 第三腰椎横突处压痛明显，并可触及条索状硬结。

5. X线摄片可见第三腰椎横突过长或左右不对称。

［证候分类］

1. 气滞血瘀：腰痛如刺，痛处固定，拒按，腰肌板硬，转摇不能，动则痛甚。舌暗红，脉弦紧。

2. 风寒阻络：腰部冷痛，转侧俯仰不利，腰肌硬实，遇寒痛增，得温痛缓。舌质淡，苔白滑，脉沉紧。

3. 肝肾亏虚：腰痛日久，酸软无力，遇劳更甚，卧则减轻，腰肌痿软，喜按喜揉。偏阳虚者，面色无华，手足不温，舌质淡，脉沉细。偏阴虚者，面色潮红，手足心热，舌质红，脉弦细数。

［治法］

活血通络止痛。

［处方］

主穴：气海俞、肾俞、大肠俞、委中、腰痛穴、阿是穴。

加减：气滞血瘀加膈俞；风寒阻络加风市；肝肾亏虚加肝俞、太溪。

［操作方法］

同腰肌劳损。

每次选5~8个穴位，半月做埋线一次，1个月为一疗程。

［特别提示］

避风寒，适当运动，避免过劳。

［临床资料］

穴位埋线治疗第三腰椎横突综合征，治疗组110例，痊愈82例，总有效率94.54%，对照组67例，痊愈34例，总有效率89.54%，差异性有显著意义，说明埋线组的痊愈率与总有效率优于对照组。〔郭崇秋. 针灸埋线疗法治疗第三腰椎横突综合征110例. 浙江中医杂志，2008，43（6）：350－351〕

腰椎椎管狭窄

［诊断依据］

1. 有慢性腰痛史，部分病人有外伤史。

2. 多发生于40岁以上的体力劳动者。

3. 长期反复的腰腿痛和间歇性跛行，腰痛在前屈时减轻，在后伸时加重，腿痛多为双侧，站立和行走时出现腰腿痛或麻木无力，疼痛和跛行逐渐加重，休息后好转，严重者可引起尿频或排尿困难。

4. 下肢肌萎缩，腱反射减弱，腰过伸试验阳性。

5. 腰椎 X 线摄片检查有助于诊断，脊髓造影、CT 和核磁共振检查有重要的诊断意义。

[证候分类]

1. 风寒痹阻：腰腿酸胀重着，时轻时重，拘急不舒，遇冷加重，得热痛缓。舌淡，苔白滑，脉沉紧。

2. 肾气亏虚：腰腿酸痛，腿膝无力，遇劳更甚，卧则减轻，形羸气短，肌肉瘦削。舌淡，苔薄白，脉沉细。

3. 气虚血瘀：面色少华，神疲无力，腰痛不耐久坐，疼痛缠绵，下肢麻木。舌质瘀紫，苔薄，脉弦紧。

[治法]

理气化瘀，通络止痛。

[处方]

主穴：肾俞、命门、大椎、膈俞、至阳、腰奇、委中。

配穴：阿是穴、三阴交、阴陵泉、阳陵泉。

加减：风寒痹阻加风府、腰阳关；肾气亏虚加志室、太溪；气虚血瘀加气海、膈俞。

[操作方法]

同腰肌劳损。

每次选 3～8 个穴位，一月做埋线一次，3 个月为一疗程。

[特别提示]

避风寒，适当运动，避免过劳。

臀上皮神经损伤

[诊断依据]

1. 有腰臀部闪挫扭伤史或慢性劳损史。

2. 多发生于中年人。

3. 一侧腰臀部刺痛或酸痛，急性扭伤疼痛较剧，可有下肢牵扯样痛，但多不过膝，弯腰明显受限，在髂嵴最高点内侧 2~3cm 处（即臀部外上象限中点）压痛明显，局部可触到条索样硬结。

[证候分类]

1. 气滞瘀阻：腰臀部刺痛，牵扯腿部，痛处固定，夜间尤甚，转侧俯仰困难。舌质暗紫，脉弦涩或弦紧。

2. 气血不足：腰臀酸痛，腿窜痛麻木，体倦无力，遇劳则甚，头晕眼花，面色苍白。舌淡，脉虚细。

[治法]

活血化瘀，通络止痛。

[处方]

主穴：肾俞、腰眼、环跳、阿是穴。

配穴：气海俞、大肠俞、阳陵泉、委中、殷门、风市。

加减：气滞瘀阻加膈俞、太冲；气血不足加中脘、关元。

[操作方法]

同腰肌劳损。

每次选 3~8 个穴位，一月做埋线一次，3 个月为一疗程。

[特别提示]

避风寒，避免过劳。

梨状肌综合征

[诊断依据]

1. 有外伤或受凉史。

2. 常发生于中老年人。

3. 臀部疼痛，严重者患侧臀部呈持续性刀割样或烧灼样剧痛，多数伴有下肢放射痛、跛行或不能行走。

4. 臀部梨状肌部位压痛明显，并可触及条索状硬结，直腿抬高在 60 度以内疼痛明显，超过 60 度后疼痛减轻，梨状肌紧张试验阳性。

[证候分型]

1. 气滞血瘀：臀痛如锥，拒按，疼痛可沿大腿后侧向足部放射，痛处固定，动则加重，夜不能眠。舌暗红，苔黄，脉弦。

2. 风寒湿阻：臀腿疼痛，屈伸受限。偏寒者得寒痛增，肢体发凉，畏冷。舌淡，苔薄腻，脉沉紧；偏湿者肢体麻木，酸痛重着。舌淡，苔白腻，脉濡缓。

3. 湿热蕴蒸：臀腿灼痛，腿软无力，关节重着，口渴不欲饮，尿黄赤。舌质红，苔黄腻，脉滑数。

4. 肝肾亏虚：臀部酸痛，腿膝乏力，遇劳更甚，卧则减轻。偏阳虚者面色无华，手足不温，舌质淡，脉沉细；偏阴虚者面色潮红，手足心热，舌质红，脉弦细数。

[治法]

活血祛瘀，通络止痛。

[处方]

主穴：肾俞、腰眼、阿是穴、环跳。

配穴：气海俞、阳陵泉、殷门、委中。

加减：气滞血瘀加膈俞；风寒湿阻加风府、腰阳关；湿热蕴蒸加曲池、阴陵泉；肝肾亏虚加肝俞、太溪。

[操作方法]

同腰肌劳损。

每次选5~8个穴位，一月做埋线一次，3个月为一疗程。

[特别提示]

1. 委中穴埋线操作时宜慢出针放血。

2. 避风寒，注意保暖。

骨痹

骨痹由于年老体衰，骨节失养，气血失调，所致局部或全身骨关节退化改变，临床表现以大关节疼痛、活动受限为主症，相当于西医的退行性骨关节病、骨关节肥大性改变等。

[诊断依据]

1. 初起多见腰腿、腰脊、膝关节等隐隐作痛，屈伸、俯仰、转侧不利，轻微活动稍缓解，气候变化则加重，反复缠绵不愈。

2. 起病隐袭，发病缓慢，多见于中老年。

3. 局部关节可轻度肿胀，活动时关节常用喀喇声或摩擦声。严重者可见肌肉萎缩，关节畸形，腰弯背驼。

4. X线摄片检查示：骨质疏松，关节面不规则，关节间隙狭窄，软骨下骨质硬化，以及边缘唇样改变，骨赘形成。

5. 查血沉、抗链"O"、黏蛋白、类风湿因子等，与风湿痹、尪痹相鉴别。

[证候分型]

1. 肾虚髓亏：关节隐隐作痛，腰膝酸软，腰腿不利，俯仰转侧不利，伴有头晕，耳鸣，耳聋，目眩。舌淡红，苔薄白，脉细。

2. 阳虚寒凝：肢体关节疼痛、重着，屈伸不利，天气变化加重，昼轻夜重，遇寒痛增，得热稍减。舌淡，苔白，脉沉细缓。

3. 瘀血阻滞：关节刺痛，痛处固定，关节畸形，活动不利，或腰弯背驼，面色晦暗，唇舌紫暗。脉沉或细涩。

［治法］

补肾健骨，通络止痛。

［处方］

主穴：大椎、长强、肾俞、至阳、命门、阿是穴。

配穴：腰阳关、血海、大杼、脾俞、三阴交。

加减：肾虚髓亏加肾俞；阳虚寒凝加膈俞、命门；瘀血阻滞膈俞。

［操作方法］

穴位常规消毒，取利多卡因注射液 5ml（0.1g），地塞米松注射液 1ml（2mg），骨肽注射液 2ml，混合，局部麻醉，每穴注射药物 0.5ml，疼痛点注射药物 1ml，药物注射完后，将所选的生物蛋白线装入所对应的一次性埋线针中，采用"两快一慢"手法，退针后消毒，贴创可贴。

每次选 5~8 个穴位，半月做埋线一次，1 个月为一疗程。

［特别提示］

避风寒，注保暖。

［临床资料］

穴位埋线治疗腰椎骨关节病，总有效率为 99.1%，对照组 88.6%。进行疗效对比分析，埋线治疗组与中药及推拿按摩治疗组，三种疗法相比有着显著性差异。〔杨培智．穴位埋线治疗腰椎骨关节病．现代康复，2001，5（2）：123〕

肌　痹

肌痹由邪客肌肤经络，气血失调所致，以对称性肌肉软弱无力、酸痛，或肌肤不仁为主要表现。类似于西医的多发性肌炎和皮肌炎。

[诊断依据]

1. 以肢体肌肉软弱无力，肌肉酸痛，皮肤不仁为特征。初起可急骤出现，继则手软难握，臂软难举，足软难履，甚则累及咽、颈项及胸部肌肉，严重者可出现复视、斜视、声嘶、吞咽及呼吸困难。

2. 多见于20～40岁女性，病前可有外感史，或关节病及肿瘤史。

3. 四肢近端肌力明显减弱，肌肉疼痛、质硬，病久可有肌肉萎缩。

4. 急性发病白细胞总数增高，血沉增快，血清肌酸磷酸激酶（CPK）常显著增高，醛缩酶、乳酸脱氢酶、谷草转氨酶、谷丙转氨酶及蛋白电泳 α、β 球蛋白在活动期增高。

5. 肌电图：低电位，短波幅，多相波；纤颤电位，阳性棘波，插入电位延长。

6. 组织病理检查示肌纤维有炎性改变，肌纤维破碎，透明变形，横纹不清，间质内有水肿和炎性细胞浸润。

[证候分型]

1. 湿热瘀阻：肌肉关节酸楚，重着无力，肌肤不仁或有肿痛，伴有身热不扬，皮肤瘙痒，咽痛，尿赤便干。舌质红，苔黄腻，脉滑数。

2. 阴虚热郁：肌肉关节酸软乏力、疼痛，低热，烦热口干，咽痛声嘶，复视，形体消瘦，大便干燥，小溲短赤。舌红少津，苔薄黄，脉细数。

3. 脾虚痰湿：肌肉疼痛酸楚，肌肤不仁，松软无力，手软难握，臂软难举，足软难履，身倦困重，面色萎黄，胃纳减退，口黏多痰。舌淡，苔白腻，脉濡或缓滑。

［治法］

健脾利湿，清热除痹。

［处方］

主穴：曲池、血海、脾俞、肺俞。

配穴：足三里、三阴交、合谷、太溪、天枢、风市。

加减：湿热瘀阻加大椎、阴陵泉；阴虚热郁加大椎；脾虚痰湿加丰隆。

［操作方法］

穴位常规消毒，取利多卡因注射液 5ml（0.1g），地塞米松注射液 1ml（2mg），混合，局部麻醉，每穴注射药物 0.5ml，疼痛点注射药物 1ml，药物注射完后，将所选的生物蛋白线装入所对应的一次性埋线针中，采用"两快一慢"手法，退针后消毒，贴创可贴。

每次选 3~8 个穴位，半月做埋线一次，1 个月为一疗程。

［特别提示］

避风寒注意休息，提高免疫力。

扭 伤

扭伤是指四肢关节及躯体软组织损伤，如肌肉、肌腱、韧带、血管等损伤，而无骨折、脱臼、皮肉破损等。主要表现为受伤部位肿胀疼痛，关节活动受限，多发于肩、肘、腕、腰、髋、膝、踝等部位。多由剧烈运动或负重不当，或不慎跌仆、外伤、牵拉和过度扭转等原因，引起肌肉、肌腱、韧带、血管等软组织的痉挛、撕裂、瘀血肿胀。

肘关节软组织扭挫伤

［诊断依据］

1. 有外伤史。

2. 肘关节疼痛、肿胀，或见皮肤青紫、瘀斑，肘关节屈伸功能明显受限。

3. 必要时 X 线摄片，以排除骨折。

［证候分型］

1. 气滞血瘀：肘部疼痛，弥漫性肿胀，或见瘀斑，局部压痛，肘关节活动受限。舌可见瘀点，脉弦紧。

2. 虚寒型：多见于后期，肘部酸胀疼痛，劳累后疼痛加重，畏寒喜暖。舌质淡，苔薄白，脉细。

［治法］

活血祛瘀，消肿止痛。

［处方］

主穴：曲池、手三里、外关。

配穴：三阳络、小海、天井。

加减：气滞血瘀加膈俞；虚寒型加命门。

［操作方法］

穴位常规消毒，取利多卡因注射液 5ml（0.1g），地塞米松注射液 1ml（2mg），复方当归注射液 2ml，混合，局部麻醉，每穴注射药物 0.5ml，疼痛点注射药物 1ml，药物注射完后，将所选的生物蛋白线装入所对应的一次性埋线针中，采用"两快一慢"手法，退针后消毒，贴创可贴。

每次选 5~8 个穴位，半月做埋线一次，1 个月为一疗程。

［特别提示］

适当锻炼，避风寒。

腕关节扭挫伤

［诊断依据］

1. 有腕关节扭挫伤史。

2. 腕部肿痛，重者局部瘀斑，压痛明显，且功能受限。

3. 桡骨茎突疼痛及压痛多为桡侧副韧带损伤，尺骨茎突疼痛及压痛多为尺侧副韧带损伤，腕背伸疼痛或掌屈疼痛多为掌、背侧副韧带损伤或屈、伸肌腱损伤。

4. 必要时 X 线摄片，以排除骨折、脱位。

［证候分型］

1. 瘀滞型：多见于损伤早期，局部肿痛，皮肤灼热，压痛，腕部活动不利。舌质红，苔薄黄，脉弦数或弦涩。

2. 虚寒型：多见于损伤后期，局部肿胀不明显，活动痛，喜按喜揉，腕部活动不利。舌质淡，苔薄白，脉细或沉细。

［治法］

温经通络，祛瘀止痛。

［处方］

主穴：阳溪、阳池、阳谷、外关、阿是穴。

加减：瘀滞型加膈俞；虚寒型加命门。

［操作方法］

同肘关节软组织扭挫伤。

每次选 3～5 个穴位，一月做埋线一次，3 个月为一疗程。

［特别提示］

适当锻炼，避风寒。

急性腰扭伤

［诊断依据］

1. 有腰部扭伤史，多见于青壮年。

2. 腰部一侧或两侧剧烈疼痛，活动受限，不能翻身、坐立和行走，常保持一定强迫姿势，以减少疼痛。

3. 腰肌和臀肌痉挛，或可触及条索状硬结，损伤部位有明显压痛点，脊柱生理曲度改变。

[证候分型]

1. 气滞血瘀：闪挫及强力负重后腰部剧烈疼痛，腰肌痉挛，腰部不能挺直，俯仰屈伸转侧困难。舌暗红或有瘀点，苔薄，脉弦紧。

2. 湿热内蕴：劳动时姿势不当或扭闪后腰部板滞疼痛，有灼热感，可伴有腹部胀痛，大便秘结，尿黄赤。舌苔黄腻，脉濡数。

[治法]

清热利湿，活血止痛。

[处方]

主穴：肾俞、腰阳关、委中、阿是穴。

配穴：命门、血海。

加减：气滞血瘀加膈俞；湿热内蕴加曲池、阳陵泉。

[操作方法]

同肘关节软组织扭挫伤。

每次选 5～8 个穴位，一月做埋线一次，3 个月为一疗程。

[特别提示]

适当锻炼；避风寒。

髌骨软化症

[诊断依据]

1. 有外伤史或劳损病史。

2. 多见于中青年人。

3. 上下楼梯疼痛及半蹲位膝部疼痛加重，髌下脂肪垫压痛阳性，髌骨研磨试验阳性，或有"软腿"或"假交锁征"现象。

4. X 线摄片检查，可见密度增高的软骨骨质硬化影。

［证候分型］

1. 痰湿痹阻：膝关节酸软不适或疼痛，并日渐加重，疼痛部位不确切，上下楼梯、下蹲时疼痛加重，局部肿胀，或浮髌试验阳性，伴体倦神疲，纳呆。舌淡胖，苔白腻，脉弦滑。

2. 肝肾亏虚：膝软乏力，上下楼梯时明显，或出现"软腿"或"假交锁征"，脂肪垫压痛，大腿肌肉萎缩。舌淡，苔薄白，脉细无力。

［治法］

补益肝肾，通络止痛。

［处方］

主穴：肾俞、肝俞、健步、阳陵泉、膝眼。

加减：痰湿痹阻加丰隆；肝肾亏虚加太溪。

［操作方法］

穴位常规消毒，取利多卡因注射液 5ml（0.1g），地塞米松注射液 1ml（2mg），骨肽注射液 2ml，混合，局部麻醉，每穴注射药物 0.5ml，疼痛点注射药物 1ml，药物注射完后，将所选的生物蛋白线装入所对应的一次性埋线针中，采用"两快一慢"手法，退针后消毒，贴创可贴。

每次选 3～8 个穴位，半月做埋线一次，1 个月为一疗程。

［特别提示］

适当锻炼，避风寒。

踝关节扭伤

［诊断依据］

1. 有明显的踝部外伤史。

2. 损伤后踝关节即现疼痛，局部肿胀，皮下瘀斑，伴跛行。

3. 局部压痛明显，若内翻扭伤者，将足做内翻动作时，外踝前下方剧痛；若外翻扭伤者，将足做外翻动作时，内踝前下方剧痛。

4. X 线摄片检查未见骨折。

[证候分型]

1. 气滞血瘀：损伤早期，踝关节疼痛，活动时加剧，局部明显肿胀及皮下瘀斑，关节活动受限。舌红，边有瘀点，脉弦。

2. 筋脉失养：损伤后期，关节持续隐痛，轻度肿胀，或可触及硬结，步行欠力。舌淡苔薄，脉弦细。

[治法]

活血祛瘀，消肿止痛。

[处方]

主穴：绝骨、解溪、昆仑、丘墟。

加减：气滞血瘀加膈俞；筋脉失养加肝俞。

[操作方法]

穴位常规消毒，取利多卡因注射液 5ml（0.1g），地塞米松注射液 1ml（2mg），骨肽注射液 2ml，混合，局部麻醉，每穴注射药物 0.5ml，疼痛点注射药物 1ml，药物注射完后，将所选的生物蛋白线装入所对应的一次性埋线针中，采用"两快一慢"手法，退针后消毒，贴创可贴。

每次选 3～5 个穴位，一月做埋线一次，3 个月为一疗程。

[特别提示]

适当锻炼；避风寒。

骨　蚀

骨蚀是以髋部间断性疼痛逐渐发展到持续性疼痛，再有疼痛引发肌肉痉挛，关节活动受限，最后严重致残而跛行的疾病。多由先天禀赋不足，后天失养；或邪毒所伤，毒邪内侵，肝脾肾受损，脏腑功能紊乱；或六淫所伤；或外界创伤及长期服用激素类药物所致。此病类似于西医的股骨头缺血性坏死。

［诊断依据］

1. 有明显的髋部外伤史。

2. 无髋部外伤史而有长期服用激素、过量饮酒史等。

3. 髋部疼痛，以内收肌起点为主，疼痛可持续性或间歇性，可向下放射至膝关节。

4. 行走困难，呈跛行，进行性加重。

5. 髋关节功能障碍，以内旋、外展受限为主，被动活动髋关节可有周围组织痛性痉挛。

6. X 线摄片检查可见股骨头密度改变及中后期的股骨头塌陷。

［证候分型］

1. 气滞血瘀：髋部疼痛，夜间痛剧，刺痛不移，关节屈伸不利。舌暗或有瘀点，脉弦或沉涩。

2. 风寒湿痹：髋部疼痛，疼痛遇天气转变加剧，关节屈伸不利，伴麻木，喜热畏寒。苔薄白，脉弦滑。

3. 痰湿内阻：髋部沉重疼痛，痛处不移，关节漫肿，屈伸不利，肌肤麻木，形体肥胖。苔腻，脉滑或濡缓。

4. 气血虚弱：髋部疼痛，喜按喜揉，筋脉拘急，关节不利，肌肉萎缩，伴心悸气短，乏力，面色不华。舌淡，脉弱。

5. 肝肾不足：髋痛隐隐，绵绵不休，关节强硬，伴心烦失眠，口渴咽干，面色潮红。舌红，脉细数。

［治法］

益肝肾，强筋骨，活血通络止痛。

［处方］

主穴：肾俞、腰眼、环跳。

配穴：肝俞、脾俞、关元俞、殷门、阳陵泉、承山、绝骨。

加减：气滞血瘀加膈俞；风寒湿痹加风府；痰湿内阻加丰隆；气血虚弱加关元、中脘；肝肾不足加太溪。

［操作方法］

穴位常规消毒，取利多卡因注射液 5ml（0.1g），地塞米松注射液 1ml（2mg），复方当归注射液 2ml，混合，局部麻醉，每穴注射药物 0.5ml，疼痛点注射药物 1ml，药物注射完后，将所选的生物蛋白线装入所对应的一次性埋线针中，采用"两快一慢"手法，退针后消毒，贴创可贴。

每次选 3~5 个穴位，一月做埋线一次，3 个月为一疗程。

［特别提示］

1. 此病病程较长，宜坚持治疗。

2. 如配合中药治疗效果更好。

面颊痛

面颊痛相当于西医的三叉神经痛，是三叉神经分布区内反复出现阵发性短暂的剧烈疼痛，无感觉缺损等神经功能障碍，多见于40岁以上，女性多见。一般分为原发性和继发性两种。疼痛发作呈阵发性、闪电样、刀割撕裂样、烧灼样剧烈疼痛，因此有人称此痛为"天下第一痛"，又称痛性抽搐。一般持续时间数秒，发作次数不等，间歇期无症状，常因说话、吞咽、洗脸诱发。本病迁延，以致影响全身状况。

面颊痛从病因病机来看，可为风邪夹寒、夹热上攻阳明所致。颠顶之上，唯风可至。头面之病，多责之于风邪为患，此风多为内风，系由肝血不足，肝阳偏亢，化风上扰阳明所致。风为百病之长，常夹寒、夹热、夹痰、夹瘀，犯于阳明经而致颜面疼痛。

［诊断依据］

1. 三叉神经分布范围内反复发作剧烈疼痛。

2. 疼痛呈短促，阵发，突如其来。

3. 面部常有一个点，称"扳机点"，触之疼痛即发。

[证候分型]

1. 风寒外袭：常因天冷或感受风寒而发作或加重，痛时面肌有紧缩感，呈阵发性短暂抽搐样剧痛，局部喜热敷，口不渴。舌苔薄白或白滑，脉浮紧或沉迟。

2. 胃火上攻：面颊呈阵发性剧痛，遇热诱发，痛如火燎肉裂，龈肿口臭，烦躁不安，口渴喜饮，大便干结，小便赤黄，或有胃脘隐痛。舌质红，苔黄厚或腻，脉滑数。

3. 肝火上炎：患侧频发电击样疼痛，痛时面红目赤，烦躁易怒，怒则发作，胁肋作胀，口苦咽干。舌质红，苔黄腻，脉沉弦。

4. 虚火上炎：抽搐剧痛，午后加重，颧红烦热，失眠健忘。舌红少苔，脉细弦数。

5. 痰瘀阻络：经久不愈，时作时止，剧痛时如锥刺刀割。如为痰阻，胸脘满闷，呕吐痰涎，便溏面晦，舌质暗淡，苔滑腻，脉沉滑。如为血瘀，痛处固定不移，午后加剧，舌质偏暗，或见瘀斑瘀点，脉细涩。

[治法]

祛风通络，活血止痛。

[处方]

主穴：翳风、太阳、阳白、四白、下关、合谷、太冲。

加减：上颌痛加颧髎；下颌痛加颊车；风寒加风池；胃火加内庭；阴虚加三阴交。

[操作方法]

穴位常规消毒，取利多卡因注射液 5ml（0.1g），地塞米松注射液 1ml（2mg），混合，局部麻醉，每穴注射药物 0.5ml，疼痛点注射药物 1ml，将所选的生物蛋白线装入所对应的一次性埋线针中，采用"两快一慢"手法，退针后消毒，贴创可贴。

每次选 5~10 个穴位，一月做埋线一次，3 个月为一疗程。

[特别提示]

1. 调情志，避免精神紧张。

2. 慎劳倦，少食辛辣厚味。

[临床资料]

1. 穴位埋线治疗原发性三叉神经痛，治疗组 30 例中治愈 22 例，显效 6 例，好转 1 例，无效 1 例；对照组 30 例中治愈 8 例，显效 14 例，好转 4 例，无效 4 例。治疗组总有效率为 96.7%，对照组总有效率为 86.7%，经 Ridit 分析，两组疗效差异具有统计学意义（$P < 0.05$），说明治疗组疗效优于对照组。〔钱火辉，何邦广，吴海标. 穴位埋线治疗原发性三叉神经痛临床观察. 上海针灸杂志，2009，28（8）：454－455〕

2. 穴位埋线治疗原发性三叉神经痛 36 例，埋线治疗 1 年后，随诊 28 例，显效 16 例，其中第Ⅰ支 2 例，第Ⅱ支 8 例，第Ⅲ支 5 例，第Ⅱ、Ⅲ联合支 1 例，占 57.14%。有效 8 例，其中第Ⅱ支 5 例，第Ⅲ支 3 例，占 28.57%。无效 4 例，其中第Ⅱ支 2 例，第Ⅲ支 2 例，占 14.29%。〔刘攀，高玲丽. 穴位埋线法治疗原发性三叉神经痛 36 例. 中华老年口腔医学杂志，2006，4（1）：39〕

3. 任氏用双联疗法（穴位埋线加中药）治疗三叉神经痛 1000 例，治愈 850 例，显效 110 例，有效 40 例，总有效率 100%。中医穴位埋线主穴为阳白、下关、颧髎、牵正、迎香、颊车、地仓、翳风、大迎，配穴为内庭、中脘、太冲、天枢、至阳、神道。一般每次主穴取 3~5 穴，配穴取 2~3 穴。中药处方：白附子 10g，全虫 6g，僵蚕 10g，丹参 10g，天麻 10g，川芎 20g，白芷 15g，白芍 30g，元胡 10g，甘草 6g。加减：肝阳偏亢，化风上扰，加生牡蛎、胆草；因风热诱发者加银花、葛根、生石膏；因风寒诱发者加荆芥、细辛；因湿热内蕴者加蔻仁、苡仁、黄芩等。[任树森.
任氏双联疗法（穴位埋线加中药）治疗三叉神经痛 1000 例]

面　瘫

面瘫是以口角歪斜为主要症状的疾病。本病多由正气不足，
经络空虚，卫外不固，风邪乘虚侵袭阳明、少阳经络，以致经气
阻滞，经筋失养，筋肉纵缓不收而发病。此病相当于西医的颜面
神经麻痹病。

[诊断依据]

1. 起病突然，多有面部受寒史，多以一侧面部肌肉松弛、口
眼歪斜为主症。

2. 必要时作肌电图、颅部 CT、MRI 检查。

[证候分类]

1. 风寒阻络型：除具有面瘫的一般表现以外，多伴有恶寒，
无汗，身痛，舌质淡红，苔薄白，脉浮紧。

2. 风热阻络型：除具有面瘫的一般表现以外，多伴有微热，
恶风，口干渴，舌质红或边尖红，苔薄黄，脉浮数。

3. 阳明实热型：除具有面瘫的一般表现以外，多伴有口干咽
燥，口气臭秽，烦渴引饮，舌红苔黄，脉洪大。

4. 风痰阻络型：除具有面瘫的一般表现以外，多伴有头重如
裹，头懵胸闷，舌胖大，苔白浊或白腻，脉弦滑。

5. 肝胆火逆型：除具有面瘫的一般表现以外，多伴有耳鸣耳
痛，口苦易怒，面红目赤，舌质红，苔黄，脉弦数。

6. 气血不足型：除具有面瘫的一般表现以外，多伴有心悸气
短，神疲乏力，面色萎黄，舌质淡，少苔，脉细无力。

7. 气滞血瘀型：除具有面瘫的一般表现以外，多伴有面紧板
滞，面色较暗，舌质暗或有瘀斑，脉涩不畅。

[治法]

祛风通经活络。

[处方]

主穴：翳风、太阳、阳白、四白、牵正、颊车、下关。

配穴：合谷、内庭。

加减：风寒阻络型加风池；风热阻络型加曲池；阳明实热型加曲池、足三里；风痰阻络型加丰隆；肝胆火逆型加肝俞、胆俞、太冲；气血不足型加关元、中脘；气滞血瘀型加膈俞。

[操作方法]

穴位常规消毒，取利多卡因注射液 5ml（0.1g），地塞米松注射液 1ml（2mg），复方当归注射液 2ml，混合，局部麻醉，每穴注射药物 0.5~1ml，药物注射完后，将所选的生物蛋白线装入所对应的一次性埋线针中，采用"两快一慢"手法，退针后消毒，贴创可贴。

每次选 3~10 个穴位，一月做埋线一次，1 个月为一疗程。

[特别提示]

在做面部埋线时应注意：

1. 面部埋线操作时，左手中一定要准备棉球或纱布块，随时压迫止血。

2. 由于面部血管、神经丰富，在埋线过皮后一定要缓慢推针，沿皮下推进，尽量躲开血管。

3. 出针后用棉球按压穴位 3~5 分钟，以免出血过多形成血肿。

4. 治疗期间避免风吹受寒，可戴口罩，面部可做按摩和热敷。

[临床资料]

1. 穴位埋线治疗陈旧性面瘫，总有效率：病程 2 个月~1 年 99.81%，1~2 年 99.19%，2~4 年 99.31%，超过 4 年 98.46%。治疗次数为 1~5 次，一般 2~4 次。〔李立红. 六透穴埋线法治疗陈旧性面瘫 2185 例疗效分析. 中国社区医师，2011，13（265）：119〕

2. 穴位埋线治疗陈旧性面瘫，观察组治愈率为 55.56%，对照组为 25.92%，两组总有效率比较，$P < 0.001$，差异有统计学意义；观察组总有效率为 92.59%，对照组为 66.67%，两组有效率相比，$P < 0.001$，差异有统计学意义，提示观察组疗效明显优于对照组。〔曹春梅，陈伟，黎兴华. 穴位埋线治疗顽固性面瘫的临床观察. 中外医疗，2010，（10）：21－22〕

面肌痉挛

本病以一侧面肌不自主地不规则抽搐为特征。病因病机多为正气不足，脾胃虚弱，外邪侵袭，或阳亢、血亏引动肝风，致筋肉失去濡养，阳明、少阳经筋失润而发病。

［诊断依据］

1. 部分面肌痉挛患者有同侧舌前味觉及同侧听觉障碍。

2. 一侧面部不自主地抽动，双侧患病者约占 0.7%。

3. 病程发展十分缓慢，最早累及眼轮匝肌，以下眼睑跳动为主，以后逐渐累及颈阔肌。随着病情的发展，肌肉抽搐的程度增加，频率加快。

4. 病情发作时眼裂会变小，用眼和讲话极为不便，嘴面歪斜，情绪波动，注意力集中时加重。这些症状表现一般情况下在睡眠中会消失。

［证候分类］

1. 风寒阻络：面肌抽搐，因受风寒而诱发，伴恶寒、发热。舌淡红，苔薄白，脉浮紧。

2. 肝风内动：面肌抽搐，常因恼怒或精神紧张而加剧，面红目赤，口苦咽干，平素急躁多怒。舌偏红，苔薄黄，脉弦数。

3. 脾虚风动：面肌抽搐，伴有面色萎黄，失眠健忘，心悸怔忡，唇甲色淡。舌淡，苔薄，脉细弦。

［治法］

祛风解痉，舒筋活络。

［处方］

主穴：翳风、太阳、阳白、四白、下关、颊车、合谷、地仓。

加减：风寒阻络加风池；肝风内动加肝俞、太冲；脾虚风动加脾俞、足三里。

［操作方法］

穴位常规消毒，取利多卡因注射液 5ml（0.1g），地塞米松注射液 1ml（2mg），混合，局麻，每穴注射药物 0.5～1ml，药物注射完后，将所选的生物蛋白线装入所对应的一次性埋线针中，采用"两快一慢"手法，退针后消毒，贴创可贴。

每次选 5～10 个穴位，一月做埋线一次，1 个月为一疗程。

［特别提示］

在做面部埋线时应注意：

1. 面部埋线操作时，左手中一定要准备棉球或纱布块，随时准备压迫止血。

2. 由于面部血管神经丰富，在埋线过皮后一定要缓慢推针，沿皮下推进，尽量躲开血管。

3. 出针后用棉球按压穴位 3～5 分钟，以免出血过多形成血肿。

4. 治疗期间避免风吹受寒。

5. 避免劳累和精神过度紧张。

［临床资料］

1. 穴位埋线治疗面肌痉挛，治疗前后在面肌痉挛强度和面肌痉挛频度改善方面，穴位埋线组完全缓解和显著改善优于电针对照组和药物对照组，差异具有统计学意义（$P < 0.01$）。〔叶立汉，

黎健红，蓝琼好，等．穴位皮下埋线治疗面肌痉挛25例临床观察．中医杂志，2010，51（8）：707－708〕

2. 穴位埋线治疗面肌痉挛128例，痊愈83例，占64.8％；显效30例，占23.4％；无效15例，占11.7％。〔黄先学，秦传江．透穴埋线治疗面肌痉挛128例．北京中医药大学学报（中医临床版）．2003，10（4）：36－37〕

3. 穴位埋线治疗面肌痉挛60例，痊愈32例，好转22例，无效6例，总有效率90％。〔张丽君．穴位埋线治疗面肌痉挛60例．中国医药指南，2008，6（24）：223〕

小儿多动症

小儿多动症，是指智力基本正常的小儿，表现出与年龄不相称的注意力不集中，不分场合的过度活动，情绪冲动，并可有认知障碍和学习困难的一组症候群。小儿先天不足，后天失养，均可导致脏腑功能失调，阴阳失衡，阴精不足，阴不能制阳，而多动不安。此病与心、肝、肾三脏关系密切。

〔诊断依据〕

1. 注意力涣散，上课时思想不集中，坐立不安，喜做小动作，活动过度。

2. 情绪不稳，冲动任性，动作笨拙，学习成绩一般低于同龄同学，但智力一般正常。

3. 多见于学龄儿童，男性多于女性。

〔证候分类〕

1. 肾虚肝亢：智力落后于同年龄儿童，动作笨拙，性格暴躁，幼稚任性，不听管教，难以静坐。舌红而干，脉细数。

2. 脾虚肝旺：心神不宁，多动不安，思想不集中，意志不坚，语言冒失，兴趣多变，做事有头无尾，形体消瘦，纳食呆钝，面色淡黄无华。舌苔薄白，舌淡红，脉弱或细弦。

［治法］

平肝宁心，补益脾肾。

［处方］

主穴：大椎、心俞、腰奇、筋缩。

配穴：百会、四神聪、太冲、太溪、内关。

加减：肾虚肝亢加肾俞、肝俞；脾虚肝旺加脾俞、肝俞。

［操作方法］

穴位常规消毒，取利多卡因 5ml（0.1g），地塞米松注射液 1ml（2mg），混合，局部麻醉，每穴注射液药物 0.5～1ml，药物注射完后，将所选的生物蛋白线装入所对应的一次性埋线针中，采用"两快一慢"手法，退针后消毒，贴创可贴。

每次选 3～5 个穴位，一月埋线一次，5 次为一疗程。

［特别提示］

1. 中医埋线适合 5 岁以上小儿。

2. 配合心理疏导，以鼓励、引导为主。

［临床资料］

穴位埋线治疗小儿多动症 73 例，显效 64 例，有效 8 例，无效 1 例，总有效率为 98.6%。随访 18 个月，疗效可维持。〔刘红姣，彭剑虹．手足三里穴埋线治疗小儿多动症．中国民间疗法，2008，(2)：12－13〕

肺癌疼痛

癌症晚期均有发热、疼痛症状，肺癌则以咳嗽、咳血、发热、气急、疼痛为主症。而埋线疗法止痛效果明显，这里只介绍对肺癌疼痛的治疗方法。

[诊断依据]

1. 近期发生呛咳、顽固性干咳，持续数周不愈，或反复咳血痰，或不明原因的顽固性胸痛、气急、发热，或伴消瘦、疲乏等。

2. 多发生于年龄在 40 岁以上，有长期吸烟史的男性。

3. 胸片检查、CT 检查、支气管镜检查可确诊。

[证候分类]

1. 瘀阻肺络：咳嗽不畅，胸闷气憋，胸痛有定处，如锥如刺，或痰血暗红，口唇紫暗。舌质暗，或有瘀点、瘀斑，苔薄，脉细弦或细涩。

2. 痰湿蕴肺：咳嗽咳痰，气憋，痰质稠黏，痰白或黄白相兼，胸闷胸痛，纳呆便溏，神疲乏力。舌质淡，苔白腻，脉滑。

3. 阴虚毒热：咳嗽，无痰或少痰，或痰中带血，甚则咯血不止，胸痛，心烦寐差，低热盗汗，或热势壮盛，久稽不退，口渴，大便干结。舌质红，舌苔黄，脉细数或数大。

4. 气阴两虚：咳嗽，痰少或痰稀，咳声低弱，气短喘促，神疲乏力，面色㿠白，形瘦恶风，自汗或盗汗，口干少饮。舌质红或淡，脉细弱。

[治法]

调肺扶正，通络止痛。

[处方]

主穴：肺俞、至阳、膈俞、内关、膻中、足三里。

配穴：肾俞、列缺、丰隆、血海、太溪。

加减：瘀阻肺络加膈俞；痰湿蕴肺加丰隆、阴陵泉；阴虚毒热加曲池；气阴两虚加太溪、关元。

[操作方法]

穴位常规消毒，取利多卡因注射液 5ml（0.1g），地塞米松注射液 1ml（2mg），混合，局麻，每穴注射药物 0.5～1ml，药物注射完后，将所选的生物蛋白线装入所对应的一次性埋线针中，采用"两快一慢"手法，退针后消毒，贴创可贴。

每次取 3~10 个穴位，半月埋线一次，1 个月为一疗程。

[特别提示]

1. 临床积累的病例较少，但止痛效果均十分明显，有的病例当晚就能缓解疼痛入眠。

2. 在癌症的治疗过程中，应用中药治疗缓解症状较好，可减轻病人痛苦，延长生存期。如配合穴位埋线疗法，治疗效果更为满意，它在止痛和对抗放化疗反应方面效果独特。

乳　核

乳核是指发生于乳腺小叶内纤维组织和腺上皮的良性肿瘤。其特点为乳中结核，形如丸卵，边界清楚，表面光滑，推之活动，不痛，与月经周期无关。病因病机多由情志内伤，恼怒伤肝，忧思伤脾，肝脾不调，气机不畅，运化失司，致痰浊内生，或因冲任失调，气滞血瘀痰凝，积聚于乳房而成。此病相当于西医的乳腺纤维腺瘤。

[诊断依据]

1. 多数发生在一侧乳房，肿块多为单发，以乳房外上象限为多见。

2. 肿块呈卵圆形，大小不一，质地坚硬，表面光滑，边界清楚，活动度大，不与周围组织粘连，无疼痛和触痛。生长缓慢，不会化脓溃烂，与月经周期无关。

3. 好发于青少年女性。

4. 钼钯 X 线摄片、红外线热图像等检查可帮助诊断，必要时做病理检查。

［证候分类］

1. 肝气郁结：一般肿块较小，发病缓慢，不红不热，不痛，推之可移，可有乳房不适，胸闷叹息。苔薄白，脉弦。

2. 血瘀痰凝：一般肿块较大，坚实木硬，重坠不适，胸胁牵痛，烦闷急躁，或有月经不调、痛经等症。舌暗红，苔薄腻，脉弦细。

［治法］

疏肝活血，化痰散结。

［处方］

主穴：膻中、乳根、天宗、丰隆、阿是穴。

配穴：肝俞、关元、足三里、三阴交。

加减：肝气郁结加支沟、阳陵泉；血瘀痰凝加膈俞。

［操作方法］

穴位常规消毒，取利多卡因注射液 5ml（0.1g），地塞米松注射液 1ml（2mg），混合，局麻，每穴注射药物 0.5～1ml，药物注射完后，将所选的生物蛋白线装入所对应的一次性埋线针中，采用"两快一慢"手法，退针后消毒，贴创可贴。

每次选 3～8 个穴位，半月埋线一次，6 次为一疗程。

［特别提示］

保持心情愉快，忌恼怒。

乳　癖

乳癖是一侧或两侧乳房出现单个或多个肿块，多数伴有周期性乳房疼痛，且多与情绪及月经周期相关，肿块大小不等，形态不一，质韧，多位于外上象限，与周围组织无粘连，可推动，常有轻度触痛。多由情志内伤，冲任失调，痰瘀凝结而致，是一种乳腺组织的良性增生性疾病。此病相当于西医的乳腺增生病。

［诊断依据］

1. 多数在乳房外上象限有一扁平肿块，扪之有大小不等韧硬结节，可有触痛，肿块边界欠清，与周围组织不粘连。

2. 乳房可有胀痛，每随喜怒而消长，常在月经前加重，月经后缓解。

3. 本病多见于 20 ~ 40 岁妇女。

4. 钼钯 X 线乳房摄片、冷光源强光照射、红外线热图像等检查有助于诊断，必要时做组织病理学检查。

［证候分类］

1. 肝郁痰凝：多见于青壮年妇女，乳房肿块随喜怒消长，伴有胸闷胁胀，善郁易怒，失眠多梦，心烦口苦。舌苔薄黄，脉弦滑。

2. 冲任失调：多见于中年妇女，乳房肿块月经前加重，经后缓减，伴有腰酸乏力，神疲倦怠，月经先后失调，量少色淡，或经闭。舌淡，苔白，脉沉细。

［治法］

调理冲任，解郁散结。

［处方］

主穴：屋翳、乳根、膻中、天宗、膈俞、内关、阿是穴。

配穴：支沟、阳陵泉、肾俞、脾俞、三阴交。

加减：肝郁痰凝加肝俞、丰隆；冲任失调加关元、血海。

［操作方法］

穴位常规消毒，取利多卡因注射液 5ml（0.1g），地塞米松注射液 1ml（2mg），复方当归注射液 2ml，混合，局部麻醉，每穴注射药物 0.5 ~ 1ml，药物注射完后，将所选的生物蛋白线装入所对应的一次性埋线针中，采用"两快一慢"手法，退针后消毒，贴创可贴。

每次选 3 ~ 8 个穴位，半月埋线一次，3 个月为一疗程。

〔特别提示〕

保持心情愉快，忌恼怒。

〔临床资料〕

1. 穴位埋线治疗乳腺增生病50例，患者经治疗一个疗程后，痊愈35例，占70%；显效12例，占24%；有效3例，占6%。总有效率为100%。所有患者经钼靶X线或红外线乳腺扫描检查，痊愈患者肿块完全消失，其余患者均有明显改变，随访2年，有2例复发，均为病程在3年以上者，对复发患者用本治疗方法仍有效。〔刘婧．穴位埋线治疗乳腺增生病50例．上海针灸杂志，2011，30（2）：122〕

2. 穴位埋线治疗肝郁痰凝型乳腺增生病150例，患者经治疗后痊愈54例（36.0%），显效63例（42.0%），有效31例（20.7%），无效2例（1.3%），总有效率为98.7%。〔刘颖，阮利元，杨琴．穴位埋线治疗肝郁痰凝型乳腺增生病150例．上海针灸杂志，2010，29（1）：52〕

3. 穴位埋线治疗乳腺增生病肝郁气滞证，治疗组30例，总有效率96.7%，对照组30例，总有效率90.0%，两组总有效率比较，差异无统计学意义（$P > 0.05$）（杨慧芬，楼丽华．穴位埋线治疗乳腺增生病肝郁气滞证疗效观察．浙江中西医结合杂志，2010，20（4）：235－236〕

牛皮癣

牛皮癣是一种皮损如牛领之皮，厚而且坚的慢性瘙痒性皮肤病。因其好发于颈项部，又称"摄领疮"。特点是皮损易呈苔藓化、皮革化，过度疲劳、精神紧张以及搔抓、饮酒或机械性刺激可加重病情。本病常先有阵发性的剧烈瘙痒，继则出现针头、米粒大小成簇的多角形扁平丘疹，呈红色或淡红色，常融合成苔藓样斑块。局限于颈、肘、膝、骶等摩擦部位，为局限型；若泛发于躯干、四肢、肘窝、腋、腹股沟等处者，为播散型。自觉剧痒，尤以夜间为甚，患者多见情绪紧张或失眠等症。病程呈慢性，且易于复发。多由情志内伤，风邪侵扰，营血失和，气血凝滞而致；或风湿热邪阻滞肌肤或硬领等机械刺激而引起，病久耗伤阴液，营血不足，血虚生燥，皮肤失濡养而成。情绪不宁，过度紧张，抑郁烦恼者，极易发病，且多复发。此病相当于西医的神经性皮炎。

[诊断依据]

1. 青少年患者居多，本病常先有阵发性剧烈瘙痒，继则出现针头、米粒大小成簇的多角形扁平丘疹，呈红色或淡红色，常融合成苔藓样斑块。

2. 皮损好发于颈部、肘部、骶尾部、上眼睑、会阴、大腿内侧等部位。

3. 自觉剧痒，尤以夜间为甚，患者多见情绪紧张或失眠等症。病程呈慢性，且易于复发。

4. 组织病理检查示表皮角化过度，棘层肥厚，表皮突延长，可伴有轻度海绵状形成。真皮部毛细血管增生，血管周围有淋巴细胞浸润。或可见真皮成纤维细胞增生，呈纤维化。

[证候分类]

1. 肝郁化火：皮疹色泽淡红，瘙痒剧烈，伴心烦易怒，失眠多梦，口苦咽干，小溲色黄，大便干结。舌质红，苔黄，脉弦数。

2. 风湿蕴肤：皮肤呈淡褐色片状，粗糙肥厚，剧痒时作，夜间尤甚。苔薄或白腻，脉濡而缓。

3. 血虚风燥：皮疹色泽灰白，肥厚粗糙，状似牛皮，伴有头晕目眩，心悸怔忡，失眠健忘。舌质淡，脉细濡。

[治法]

养血解郁，祛风止痒。

［处方］

主穴：曲池、血海、阿是穴。

配穴：大椎、肺俞、神道、风市、阳陵泉、委中。

加减：肝郁化火加肝俞、太冲；风湿蕴肤加肺俞、阴陵泉；血虚风燥加肺俞、血海。

配合任氏背八针（耳尖、大椎、肺俞、神道、委中）刺血拔罐，一周 2 次，6 次为一疗程。

［操作方法］

穴位常规消毒，取利多卡因注射液 5ml（0.1g），地塞米松注射液 1ml（2mg），混合，局部麻醉，每穴注射药物 0.5～1ml，药物注射完后，将所选的生物蛋白线装入所对应的一次性埋线针中，采用"两快一慢"手法，退针后消毒，贴创可贴。

每次选 5～12 个穴位，半月埋线一次，3 个月为一疗程。

［特别提示］

1. 忌辛辣、肥甘油腻、海鲜、酒等刺激性食物。

2. 忌恼怒，避免精神紧张。

［临床资料］

1. 穴位埋线治疗神经性皮炎 87 例，治愈 53 例，显效 30 例，无效 4 例，总有效率为 95.4%。〔祁秀荣，朱少可．梅花针配合穴位埋线治神经性皮炎 87 例．中国民间疗法，2009，17（2）：18〕

2. 穴位埋线治疗神经性皮炎 198 例，全部病例均经 1 个疗程 3 次治疗，痊愈 164 例，占 83%，显效 34 例，占 17%。总有效率 100%。〔李庆，熊东黎．针刺结合穴位埋线治疗神经性皮炎 198 例．上海针灸杂志，1998，17（4）：29〕

黄褐斑

黄褐斑是以面部出现黄褐色色素性斑片为特征的常见皮肤病，

多发生于妊娠期及中年妇女，或因肝病、结核病及其他慢性病而发生。其发病多与女性激素代谢失调有关，而日光暴晒、精神创伤或劣质化妆品亦可诱发本病。

[诊断依据]

1. 面部皮损为黑斑，平于皮肤，色如尘垢，淡褐或淡黑，无痒痛。

2. 常发生在额、眉、颊、鼻背、唇等颜面部。

3. 多见于女子，起病有慢性过程。

4. 组织病理检查示表皮中色素过度沉着，真皮中嗜黑素细胞也有较多的色素，可在血管和毛囊周围有少数淋巴细胞浸润。

[证候分类]

1. 气滞血瘀：颜面出现黄褐色斑片，腰膝酸软，或急躁易怒，胸胁胀痛。舌质暗，苔薄白，脉沉细涩。

2. 肝肾阴虚：黄斑褐黑，伴腰膝酸软，倦怠无力，身体羸瘦。舌红，苔少，脉沉细。

[治法]

活血化瘀，疏肝理气。

[处方]

主穴：肝俞、脾俞、肺俞、大椎、廉泉。

配穴：三阴交、血海、合谷、膻中。

加减：气滞血瘀加膈俞；肝肾阴虚加太溪、肾俞。

配合任氏背八针（耳尖、大椎、肺俞、神道、委中）刺血拔罐（一周2次，6次为一疗程）

[操作方法]

穴位常规消毒，取利多卡因注射液5ml（0.1g），地塞米松注射液1ml（2mg），复方当归注射液2ml，混合，局部麻醉，每处穴位注射0.5～1ml，将所选的生物蛋白线装入所对应的一次性埋线针中，背部穴位操作时宜用左手捏住穴位两侧的皮肤将进针点提起，右手持针平刺，手法为"两快一慢"，放线出针，消毒，用创可贴贴针眼。

每次选 3~8 个穴位，半月做埋线一次，1 个月为一疗程。

［特别提示］

1. 饮食宜清淡，忌辛辣食物。

2. 保持心情愉快，忌恼怒。

3. 要注意休息。

［临床资料］

1. 穴位埋线治疗黄褐斑，24 例患者中，治愈 9 例，占37.5%；显效 8 例，占 33.0%；好转 3 例，占 12.5%；无效 4 例，占 16.0%。总有效率为 84.0%。〔辛卓萍．穴位埋线治疗黄褐斑24 例．甘肃中医，2010，23（4）：50－51〕

2. 穴位埋线治疗黄褐斑，治疗组痊愈 12 例，显效 16 例，好转 7 例，无效 3 例，总有效率 92.11%。对照组痊愈 4 例，显效 7 例，好转 13 例，无效 6 例，总有效率 80.0%。〔肖倩，苏戈，刘宁．埋线疗法结合面部挂针治疗黄褐斑临床观察．实用中医药杂志，2010，26（9）：644－645〕

3. 穴位埋线治疗黄褐斑，治疗组治愈率和总有效率分别为50.00% 和 93.75%，明显高于对照组的 22.22% 和 83.33%，两组比较，分别为 $P < 0.01$ 和 $P < 0.05$。〔刘婧．穴位埋线治疗黄褐斑96 例．山西中医，2010，26（12）：38－39〕

4. 穴位埋线治疗黄褐斑 100 例，基本治愈 57 例，显效 23 例，好转 11 例，无效 9 例，总有效率 91%。〔郑志广．穴位埋线治疗黄褐斑 100 例．内蒙古中医药，2009，28（18）：21－22〕

粉　刺

本病属于一种毛囊皮脂腺的慢性炎症。好发于面部，重则可发生于胸背部，多发生于青春期男女。本病多因肺热、腠理不密、血热郁滞肌肤所致。此病相当于西医的痤疮。

［诊断依据］

1. 初起在毛囊口呈现小米粒大小红色丘疹，亦可演变为脓疱，此后可形成硬结样白头粉刺或黑头粉刺，严重病例可形成硬结性囊肿。

2. 多发于男女青春期之面部及胸背部，常伴有皮脂溢出。

3. 饮食不节，过食肥甘厚味，或感外邪等可诱发。

4. 青春期过后，多数可自然减轻。

5. 妇女多伴有月经不调。

［证候分类］

1. 肺经风热：丘疹色红，或有痒痛。舌红，苔薄黄，脉浮数。

2. 湿热蕴结：皮疹红肿疼痛，或有脓疱，口臭，便秘，尿黄。舌红，苔黄腻，脉滑数。

3. 痰湿凝结：皮疹结成囊肿，或有纳呆，便溏。舌淡胖，苔薄，脉滑。

［治法］

凉血活血，清热解毒。

［处方］

主穴：大椎、肺俞、灵台、委中。

配穴：膻中、足三里、合谷、耳尖。

加减：肺经风热加曲池；湿热蕴结加曲池、阴陵泉；痰湿凝结加丰隆；脾胃有热加胃俞、内庭。

配合任氏背八针（耳尖、大椎、肺俞、神道、委中）刺血拔罐（一周2次，6次为一疗程）。

［操作方法］

穴位常规消毒，取利多卡因注射液5ml（0.1g），地塞米松注射液 1ml（2mg），混合，局部麻醉，每穴注射药物 0.5 ~ 1ml，药物注射完后，将所选的生物蛋白线装入所对应的一次性埋线针中，用埋线针由下向上斜刺入穴位，手法为"两快一慢"，快速进针过皮下，慢推针至穴位后，边退针边放线，至皮下时快速出针，用酒精棉球擦净血迹，然后消毒，贴创可贴。

每次取 5 ~ 8 个穴位，半月埋线一次，一个月为一疗程，需 2 ~ 3 个疗程。

［特别提示］

1. 耳尖不埋线。

2. 用埋线加放血疗法治疗痤疮，效果较好，一般第一次治疗后 3 ~ 5 天即可见效。

3. 因此病病程较长，调理需要时间，一般需要两三个疗程才可治愈，需向患者说明要坚持治疗。

［临床资料］

1. 穴位埋线治疗痤疮 30 例，经过 2 次治疗后显效 20 例（66.7%），有效 8 例（26.7%），无效 2 例（6.7%），总有效率为 93.3%。〔庞永贵. 埋线治疗寻常型痤疮 30 例临床观察. 山西中医学院学报，2008，9（6）：41〕

2. 穴位埋线治疗痤疮 58 例，痊愈（皮损消退 > 90%）28 例，显效（皮损消退 60% ~ 89%）16 例，有效（皮损消退 20% ~ 59%）11 例，无效（皮损消退 < 20%）3 例，有效率为 75.9%。〔郑英斌，秦颖. 埋线疗法治疗痤疮 58 例. 中国美容医学，2007，16（4）：553〕

3. 穴位埋线治疗痤疮 100 例，临床痊愈 21 例（占 21%），显效 48 例（占 48%），有效 25 例（占 25%），无效 6 例（占 6%），总有效率 94%。〔张理梅，王秀坤，柏亚萍，等. 穴位埋线中医辨证治疗痤疮 100 例、中国美容医学，2007，16（1）：114 - 115〕

斑 秃

斑秃是指头发突然发生斑状脱落的病证，又称"油风"，俗称"鬼剃头"。多于精神紧张后发生。多由肝肾不足，营血不能荣养，以致毛孔开张，风邪乘虚袭入，风盛血燥，或因思虑伤脾，气血生化无源，或因肝气郁结，气机不畅，或因久病，气血两虚，以致气滞血瘀，发失所养而成。

［诊断依据］

1. 头发突然呈圆形或不规则圆形脱落，局部毛发脱净，边缘清楚。

2. 多有思虑过度、精神紧张等原因。

［证候分型］

头发突然呈圆形或不规则圆形脱落，脱落部位光滑，无自觉症状，边界清楚，数目不一。

1. 血虚证：兼见头晕、失眠。舌淡红，苔薄，脉细弱。

2. 血瘀证：病程较长，面色晦暗。舌边有紫色瘀点，脉涩。

［治法］

疏肝解郁，养血生发。

［处方］

主穴：百会、阿是穴。

配穴：心俞、肝俞、脾俞、风池、三阴交、足三里。

加减：血虚证加血海；血瘀证加膈俞。

［操作方法］

穴位常规消毒，取利多卡因注射液 5ml（0.1g），地塞米松注射液 1ml（2mg），混合，局部麻醉，每处穴位注射 0.5 ~ 1ml，将所选的生物蛋白线装入所对应的一次性埋线针中，腹部和肢体穴位均用直刺法，手法宜轻、准、快。腰背部穴位宜横刺入穴位，左手应配合捏起穴位处皮肤，右手持针横刺入穴，手法宜轻、准、快。

每次选穴 5~10 个，半月埋线一次，3 个月为一个疗程。

[特别提示]

1. 阿是穴操作方法：把生物蛋白线放在病灶下。

2. 少食辛辣刺激性食物。

3. 保持心情舒畅，切忌烦恼。

[临床资料]

穴位埋线治疗斑秃，2 个疗程后观察疗效，治疗组与对照组比较，临床治愈率分别为 63.3%、40.0%，总有效率分别为 93.3%、76.7%，经统计学处理，差异有统计学意义（$P < 0.05$）（周秀莲，李卫东. 穴位埋线治疗斑秃疗效观察. 上海针灸杂志，2009，28（7）：397－398]

白 疕

白疕是一种以红斑、丘疹、鳞屑损害为主要表现的慢性皮肤病，俗称牛皮癣。特点是病程慢性，易于反复，难以根治。为遗传及环境因素综合影响所致，发病率高。中医学认为，该病多因外邪袭表，营卫失和，阻于肌表；或湿热郁久化火，兼感毒邪；或风寒湿邪，合而为痹，阻于肌肤经络；或由调治不当，毒邪入里；或血虚风燥，血循受阻，阻于肌肤；或先天禀赋不足，兼之病久，肝肾亏虚，营血亏损而发。此病相当于西医的银屑病。

[诊断依据]

1. 皮损初为针尖至扁豆大的炎性红色丘疹，常呈点滴状分布，迅速增大，损面覆盖银白色多层性鳞屑，状如云母，鳞屑剥离后，可见薄膜现象及筛状出血，基底浸润，可有同形反应。陈旧皮疹可呈钱币状、盘状、地图状等。

2. 好发于头皮、四肢伸侧，以肘关节附近多见，常泛发全身。

3. 部分病人可见指甲病变，轻者呈点状凹陷，重者甲板增厚，光泽消失。也可见于口腔、阴部黏膜。发于头皮者可见束状毛发。

4. 起病缓慢，易于复发。有明显季节性，一般冬重夏轻。

5. 可有家族史。

6. 组织病理检查示表皮角化过度，角化不全。角化层内有中性多形核白细胞堆积，基层增厚。表皮呈规则性向下延伸，真皮乳头水肿呈棒状，乳头内血管扩张，血管周围有炎性细胞浸润。

［证候分类］

1. 风热血燥：皮损鲜红，皮疹不断出现，红斑增多，刮去鳞屑可见发亮薄膜，点状出血，有同形反应，伴心烦口渴，大便干，尿黄。舌质红，舌苔黄或腻，脉弦滑或数。

2. 血虚风燥：皮损色淡，部分消退，鳞屑较多，伴口干，便干。舌质淡红，苔薄白，脉细缓。

3. 瘀滞肌肤：皮损肥厚浸润，颜色暗红，经久不退。舌质紫暗，或见瘀斑、瘀点，脉涩或细缓。

［治法］

凉血解毒，活血化瘀，祛风止痒。

［处方］

主穴：肺俞、曲池、血海、阿是穴。

配穴：风市、膈俞、灵台、足三里。

加减：风热血燥加曲池、血海；血虚风燥加血海、风市；瘀滞肌肤加膈俞。

配合任氏背八针（耳尖、大椎、肺俞、神道、委中）刺血拔罐，一周2次，6次为一疗程。

［操作方法］

穴位常规消毒，取利多卡因5ml（0.1g），地塞米松注射液

1ml（2ml），混合，局部麻醉，每穴注射药物 0.5ml，药物注射完后，将所选的生物蛋白线装入所对应的一次性埋线针中，采用"两快一慢"手法，退针后消毒，贴创可贴。

每次选 5~10 个穴位，半月埋线一次，3 个月为一疗程。

［特别提示］

1. 忌辛辣、肥甘油腻、海鲜、酒等刺激性食物。

2. 忌恼怒，避免精神紧张。

［临床资料］

1. 穴位埋线治疗寻常型银屑病，治疗组 30 例，治愈 12 例，总有效率 90.0%，对照组 30 例，治愈 10 例，有效率 80.0%，经统计学方法统计，$P < 0.05$，差异有显著性。〔闵学进. 穴位埋线治疗寻常型银屑病 30 例. 陕西中医，2010，31（11）：1516 - 1517〕

2. 穴位埋线治疗银屑病，治疗组和对照组有效率分别为 81.25% 和 57.50%，经 χ^2 检验，差异有统计学意义（$P < 0.01$）。治愈病例停止治疗 6 个月后随访，治疗组复发 3 例，复发率为 13.04%（3/23），对照组复发 6 例，复发率为 50.00%（6/12）。两组复发率比较，差异有统计学意义（$P < 0.05$）。〔任虹，匡薇薇，张瑞丽，等. 穴位埋线联合免疫调节剂治疗银屑病的临床观察. 江苏大学学报（医学版），2010，20（4）：332 - 334〕

3. 穴位埋线治疗银屑病，130 例银屑病患者中，个别患者第一次埋线便出现明显好转，大多数患者在 2~3 次治疗后出现疗效，5 次治疗后，痊愈 72 例（55.4%），显效 38 例（29.2%），有效 14 例（10.8%），无效 6 例（4.6%）。随访 1 年，有 12 例患者复发，占 9.2%，复发患者多为有家族遗传病史，或嗜好烟酒以及辛辣刺激之物，或曾用过免疫抑制剂。复发患者再用此治疗依然有效。〔穆怡，皮先明. 穴位埋线结合耳背放血疗法治疗银屑病 130

例. 当代医学, 2008, 14 (24): 175〕

风 疹

风疹是以皮肤瘙痒异常, 出现成块成片、疏密不一的疹团为主症的一种皮肤病, 又名瘾疹。本病特点: 发病迅速, 遇风易发。本病多因腠理不固, 风邪乘虚侵袭, 遏于皮肤; 或因虫、虱刺咬, 邪毒遏于肌表; 或因体质因素, 不耐鱼虾荤腥等食物以及某些药物引起过敏; 或因肠胃积热, 腑气不下, 内不能泄, 外不能达, 郁于肌肤所致。此病相当于西医的荨麻疹。

[诊断依据]

1. 突然发作, 皮损为大小不等、形状不一的水肿性斑块, 边界清楚。

2. 皮疹时起时落, 剧烈瘙痒, 发无定处, 退后不留痕迹。

3. 部分病例可有腹痛腹泻, 或有发热、关节痛等症, 严重者可有呼吸困难, 甚至引起窒息。

4. 皮肤划痕试验阳性。

5. 皮疹经过 3 个月以上不愈或反复间断发作者为慢性瘾疹。

[证候分类]

1. 风热犯表: 风团鲜红, 灼热剧痒, 伴有发热, 咽喉肿痛, 遇热则皮疹加重。舌苔薄白或薄黄, 脉浮数。

2. 风寒束表: 皮疹色白, 遇风寒加重, 得暖则减, 口不渴。舌质淡, 舌苔白, 脉浮紧。

3. 血虚风燥: 反复发作, 迁延日久, 午后或夜间加重, 伴心烦易怒, 口干, 手足心热。舌红少津, 脉沉细。

[治法]

疏风解表, 调和营血。

［处方］

主穴：曲池、血海、上星。

配穴：阳陵泉、足三里、风市、合谷。

加减：疹发于面部加大椎、风池；疹发于下肢加委中；疹发于背部加膈俞；风热犯表加肺俞；风寒束表加大椎、风池；血虚风燥加曲池、血海。

配合任氏背八针（耳尖、大椎、肺俞、神道、委中）刺血拔罐，一周2次，6次为一疗程。

［操作方法］

穴位常规消毒，取利多卡因5ml（0.1），地塞米松1ml（2mg），混合，局部麻醉，每穴注射0.5～1ml，然后将所选的生物蛋白线装入所对应的一次性埋线针中，采用"两快一慢"手法，退针后消毒，贴创可贴。

每次选3～8个穴位，半月做埋线一次，2次为一疗程。

［特别提示］

1. 凡属过敏体质者，忌食鱼、虾等海鲜食物。

2. 忌辛辣刺激食物。

［临床资料］

1. 穴位埋线治疗慢性荨麻疹45例，两个疗程后治愈15例，显效20例，无效5例，有效率为88.9%。〔潘文宇，刘醒如．埋线加隔盐灸治疗慢性荨麻疹的疗效观察．辽宁中医杂志，2010，37（2）：291－292〕

2. 穴位埋线治疗慢性荨麻疹，观察组50例，痊愈28例，总有效率88%。对照组50例，痊愈19例，总有效率66%。两组比较，$P < 0.05$。〔孙刚，孔兵，安祯麟，等．穴位埋线治疗慢性荨麻疹临床观察．包头医学院学报，2010，26（1）：85－86〕

3. 穴位埋线治疗慢性荨麻疹124例，治疗1～3个疗程，治愈

（皮肤无瘙痒症状，风团消失持续 6 个月以上）78 例（62.9%），有效（皮肤瘙痒症状明显减轻，风团数量明显减少，发病时间间隔明显延长，不影响工作、睡眠）34 例（27.4%），无效（治疗前后症状、体征无明显变化）12 例（9.7%），总有效率为 90.3%。〔黄河，徐丽军，陈远胜. 穴位埋线治疗慢性荨麻疹 124 例. 临床军医杂志，2009，37（6）：1031〕

蛇串疮

蛇串疮是一种皮肤上出现的簇集性水疱，呈带状分布，痛如火燎的急性疱疹性皮肤病。其皮损特点：常见成簇水疱沿身体一侧呈带状分布，宛如蛇行，故又有火带疮、蜘蛛疮等名称；又因皮损最多见于腰肋间，故有缠腰火丹之称。本病多见于成年人，以春夏秋季多发。相当于西医的带状疱疹。

［诊断依据］

1. 皮损多为绿豆大小的水疱，簇集成群，疱壁较紧张，基底色红，常单侧分布，排列成带状，严重者皮损可表现为出血性或可见坏疽性损害，皮损发于头面部者病情往往较重。

2. 皮疹出现前，常先有皮肤刺痛或灼热感，可伴有周身轻度不适、发热。

3. 自觉疼痛明显，可有难以忍受的剧痛或皮疹消退后遗疼痛。

［证候分类］

1. 肝经郁热：皮损鲜红，疱壁紧张，灼热刺痛，口苦咽干，烦躁易怒，大便干或小便黄。舌质红，舌苔薄黄或黄厚，脉弦滑数。

2. 脾虚失蕴：颜色较淡，疱壁松弛，口不渴，食少腹胀，大便时溏。舌质淡，舌苔白或白腻，脉沉缓或滑。

3. 气滞血瘀：皮疹消退后局部疼痛不止。舌质暗，苔白，脉弦细。

［治法］

清利湿热，缓急止痛。

［处方］

主穴：曲池、阳陵泉、太冲。

配穴：神道、大椎、肺俞、肝俞、支沟。

加减：肝经郁热加肝俞、太冲；脾虚失蕴加脾俞；气滞血瘀加膈俞。

配合任氏背八针（耳尖、大椎、肺俞、神道、委中）刺血拔罐，一周3次；火针治疗，在疱疹的两端点刺；在疱疹红肿期，局部打刺，放血拔罐。

［操作方法］

穴位常规消毒，取利多卡因5ml（0.1g），地塞米松注射1ml（2mg），混合，局部麻醉，每穴注射0.5～1ml，然后将所选的生物蛋白线装入所对应的一次性埋线针中，采用"两快一慢"手法，退针后消毒，贴创可贴。

每次选3～8个穴位，半月做埋线一次，1个月为一疗程。

［特别提示］

1. 忌辛辣、肥甘油腻、海鲜、酒等刺激性食物。

2. 忌恼怒，避免精神紧张。

3. 不宜过度劳累和剧烈运动。

［临床资料］

1. 穴位埋线治疗带状疱疹后遗神经痛，治疗组36例，治愈25例，显效7例，无效4例，有效率为88.89%；对照组30例，治愈13例，显效6例，无效11例，有效率为63.33%。经统计学分析，两组治疗前后有效率和治愈率均有显著性差异（$P < 0.05$），治疗组疗效明显优于对照组。〔于晓芳，郭文超，高玉杰．夹脊穴

穴位埋线治疗带状疱疹后遗神经痛 36 例．光明中医，2010，25（5）：828 – 829〕

2. 穴位埋线治疗带状疱疹后遗神经痛，治疗组 16 例，治愈 12 例，显效 4 例，无效 0 例，总有效率 100%；对照组 15 例，治愈 7 例，显效 4 例，无效 4 例，总有效率 73.3%。两组总有效率比较有显著差异（p < 0.05）。〔李珍．埋线治疗带状疱疹后遗神经痛 16 例疗效观察．吉林中医药，2009，29（4）：316〕

湿　疮

湿疮是一种皮损形态多样、总有瘙痒糜烂流滋的过敏性皮肤疾患。本病具有多形性损害、对称分布、自觉瘙痒、反复发作、易演变成慢性等特点。多因禀性不耐，内有胎火湿热，外受风湿热邪，蕴阻肌肤而成；或风湿热邪侵袭，营卫不和，气机受阻，湿热蕴结，浸淫肌肤所致；或饮食失节，伤及脾胃，脾失健运，湿热内生，留恋于内，不得疏泄，外泛肌肤而成；或因小腿经脉弛缓，青筋暴露，气血瘀滞，失于濡养而成，甚则肌肤甲错。男女老幼皆可发病。此病类似于西医的湿疹。

〔诊断依据〕

（一）急性湿疮

1. 皮损呈多形性，如潮红、丘疹、水疱、糜烂、渗出、痂皮、脱屑，常数种形态同时存在。

2. 起病急，自觉灼热，剧烈瘙痒。

3. 皮损常对称分布，以头、面、四肢远端、阴囊等处多见，可泛发全身。

4. 可发展成亚急性或慢性湿疮，时轻时重，反复不愈。

（二）亚急性湿疮

皮损渗出较少，以丘疹、丘疱疹、结痂、鳞屑为主，有轻度糜烂面，颜色较暗红，亦可见轻度浸润，剧烈瘙痒。

（三）慢性湿疮

多局限于某一部位，境界清楚，有明显的肥厚浸润，表面粗糙，或呈苔藓样变，颜色褐红或褐色，常伴有丘疱疹、痂皮、抓痕，倾向湿润变化，常反复发作，时轻时重，有阵发性瘙痒。

［证候分类］

1. 湿热浸淫：发病急，皮损潮红灼热，瘙痒无休，渗液流汁，伴身热，心烦口渴，大便干，尿短赤。舌质红，苔薄白或黄，脉滑或数。

2. 脾虚湿蕴：发病较缓，皮损潮红，瘙痒，抓后糜烂渗出，可见鳞屑，伴有纳少，神疲，腹胀便溏。舌质淡胖，苔白或腻，脉弦缓。

3. 血虚风燥：病久，皮损色暗，或色素沉着，剧痒，或皮损粗肥厚，伴口干不欲饮，纳差腹胀。舌淡苔白，脉细弦。

［治法］

清热利湿，祛风止痒。

［处方］

主穴：曲池、血海。

配穴：大椎、肺俞、神道、风市、阳陵泉。

加减：湿热浸淫加曲池、阴陵泉；脾虚湿蕴加脾俞、阴陵泉；血虚风燥加风市、血海、曲池。

配合任氏背八针（耳尖、大椎、肺俞、神道、委中）刺血拔罐，一周3次。

［操作方法］

穴位常规消毒，取利多卡因注射液5ml（0.1g），地塞米松注射液1ml（2mg），黄柏注射液2ml，混合，局部麻醉，每穴注射0.5～1ml，药物注射完后，将所选的生物蛋白线装入所对应的一次性埋线针中，采用"两快一慢"手法，退针后消毒，贴创可贴。

每次选 3~8 个穴位，半月做埋线一次，1 个月为一疗程。

［特别提示］

1. 忌辛辣、肥甘油腻、海鲜、酒等刺激性食物。

2. 忌恼怒，避免精神紧张。

3. 不宜过度劳累和剧烈运动。

［临床资料］

穴位埋线治疗肛周湿疹 163 例，连续治疗观察 4 周后，痊愈 147 例，占 90.18%，显效 13 例，占 7.98%，有效 3 例，占 1.84%，无效 0 例，总有效率 100%。随访 3 个月，复发 3 例，复发率为 1.84%。〔谭红，冯卫敏，邓松华，等．围刺埋线配合体穴埋线治疗肛周湿疹 163 例分析．中国现代医药杂志，2009，11 (12)：49-51〕

风热疮

风热疮是一种病程有自限性，皮损以红斑、糠状脱屑损害为特征的皮肤病，亦称风癣。其特点是皮损多位于躯干及四肢近端，有母斑、子斑之分。多因外感风热之邪，闭塞腠理，渐致热伤阴液，血热化燥，外泛肌肤所致。类似于西医的玫瑰糠疹。

［诊断依据］

1. 大多先在躯干及四肢局部出现一个较大的圆形或椭圆形红色或黄红色鳞屑斑，称为母斑。母斑出现数日后，在躯干及四肢出现多数同样大小的红斑，呈椭圆形，长轴与皮纹走向一致，周围有细微皱纹，界清，边缘不整，表面有少量细糠状鳞屑，多数孤立存在。自觉痒甚，一般无全身不适。

2. 好发于胸背（尤其胸部两侧）、腹部、四肢近端，颜面及小腿一般不发生。

3. 皮损成批出现，颜色常不一致，色鲜红、褐黄或灰色不等。

4. 好发于青壮年，春秋常见。

[证候分类]

1. 风热蕴肤：发病急骤，皮损呈圆形或椭圆形淡红斑片，周围有细微皱纹，表面少量细糠状鳞屑，伴心烦口渴，大便干，尿微黄。舌质红，苔白或薄黄，脉浮微数。

2. 风热血燥：斑片鲜红或紫红，鳞屑较多，瘙痒剧烈，伴有抓痕血痂。舌红，苔少，脉弦数。

[治法]

清热解毒，祛风止痒。

[处方]

主穴：曲池、血海、阿是穴。

配穴：大椎、肺俞、风市、神道、阳陵泉、委中。

加减：风热蕴肤加曲池、风市；风热血燥加血海、曲池。

配合任氏背八针（耳尖、大椎、肺俞、神道、委中）刺血拔罐，一周2次。

[操作方法]

穴位常规消毒，取利多卡因注射液5ml（0.1g），地塞米松注射液1ml（2mg），板蓝根注射液2ml，混合，局部麻醉，每处穴注射0.5～1ml，药物注射完后，将所选的生物蛋白线装入所对应的一次性埋线针中，采用"两快一慢"手法，退针后消毒，贴创可贴。

每次选5～10个穴位，一周做埋线一次，1个月为一疗程。

[特别提示]

1. 忌辛辣、肥甘油腻、海鲜、酒等刺激性食物。

2. 忌恼怒，避免精神紧张。

3. 不宜过度劳累和剧烈运动。

白驳风

白驳风是以大小不同、形态各异的局限性或泛发性色素脱失性斑片而得名，其特点是好发于青年，发病与遗传、精神紧张、自身免疫功能及内分泌代谢失调等有关，日光暴晒、外伤亦可诱发或加重病情。类似于西医的白癜风。

[诊断依据]

1. 皮损颜色变白，或斑或点，形状不一，无痛痒。

2. 可发生在身体各处，以四肢、头面多见。

3. 多见于情志内伤青年。

4. 组织病理检查示表皮明显缺少黑素细胞及黑素颗粒，基底层往往完全缺乏多巴染色阳性的黑素细胞。

[证候分类]

1. 气滞血瘀：皮肤白斑，或有气郁不舒及心烦不安。舌淡或有瘀斑，苔薄白，脉缓。

2. 肝肾阴虚：白斑，伴倦怠乏力，腰膝酸软，或五心烦热。舌质红，苔少，脉沉细。

[治法]

活血祛瘀，补益肺肾。

[处方]

主穴：肺俞、肾俞、膈俞、血海。

配穴：大椎、神道、腰奇、阿是穴。

加减：气滞血瘀加膈俞；肝肾阴虚加肝俞、肾俞、三阴交。

配合任氏背八针（耳尖、大椎、肺俞、神道、委中）刺血拔罐，一周1次。

[操作方法]

穴位常规消毒，将所选的生物蛋白线装入所对应的一次性埋线针中，采用"两快一慢"手法，退针后消毒，贴创可贴。

每次选 5 ~ 10 个穴位，半月埋线一次，1 个月为一疗程。

[特别提示]

1. 此病除面部外一般不用麻药。

2. 忌恼怒，避免精神紧张。

3. 忌辛辣、肥甘油腻、海鲜、酒等刺激性食物。

4. 适当锻炼身体，增强自身免疫。

[临床资料]

1. 穴位埋线治疗白癜风，治疗组总有效率为 97.2%，对照组总有效率为 72%，采用 χ^2 检验，两组有显著性差异（$P < 0.05$），治疗组疗效优于对照组。〔郑卫国. 穴位埋线结合梅花针叩打治疗白癜风 36 例. 甘肃中医学院学报，2004，21（3）：41 - 42〕

2. 穴位埋线治疗白癜风，治疗组 58 例中有效率为 98.3%，对照组 58 例中有效率为 74.1%，两组差异有显著性，治疗组疗效优于对照组。〔郑卫国. 神灯下电梅花针叩刺结合穴位埋线治疗白癜风 58 例. 中国针灸，2005，25（2）：85 - 86〕

3. 穴位埋线治疗白癜风 30 例，经一个疗程治疗后，显效 3 例，有效 19 例，无效 8 例，总有效率 73.33%。〔周子信，冯俊芳，成俊珍. 穴位埋线治疗白癜风 30 例. 上海针灸杂志，2000，19（3）：19〕

皮　痹

皮痹是以皮肤肿胀、硬化，后期发生萎缩的结缔组织病，可局限于某一部位，亦可累及全身，多见于青中年女性，男性也可发生。多因素体卫气不足，风寒湿邪侵袭，郁于腠理；或肾阳亏虚，卫外失固，风寒之邪外侵，阻于肌肤，痹塞不通，气滞血瘀；或寒邪由络深入，内侵脏腑，气血失和而成。本病类似于西医的硬皮病。

［诊断依据］

（一）系统性皮痹

1. 初期手背、手指、上睑水肿，皮肤呈对称性、弥漫性、浮肿性硬化，晚期除皮肤硬化外，手指呈屈曲性萎缩，四肢肢端动脉有痉挛现象（雷诺现象），趾指末端溃疡或瘢痕形成，伴有多关节痛或肿胀。

2. X 线摄片呈肺纤维化，X 线钡剂造影可见食管下段扩张及收缩功能低下。

（二）局限性皮痹

1. 初期为局限性、水肿性斑块，继转象牙色皮肤硬化斑，有蜡样光泽，活动期其周围有淡红或紫红色晕，晚期出现皮肤萎缩。病理组织检查有助于确诊。

2. 前臂伸侧皮肤病理活检显示表皮变薄，表皮突消失，真皮胶原纤维肿胀或纤维化。

3. 患者多为女性，多有不规则发热，舌系带显著缩短，面、颈及手掌呈斑纹状，多发性毛细血管扩张。

4. 血沉增快，类风湿因子阳性，有抗 SCl – 70 抗体及抗着丝点等自身抗体，丙种球蛋白升高，X 线摄片示指骨末端骨质吸收或软组织钙沉着。

［证候分类］

1. 寒湿阻滞：多见于局限性皮痹，摸之坚硬，蜡样光泽，手捏不起，渐有萎缩。舌质淡或暗，苔薄白，脉沉缓或迟。

2. 脾肾阳虚：多见于系统性皮痹，初起皮损处水肿，逐渐变硬萎缩，自觉乏力，畏寒肢冷，关节痛甚至活动受限，腹胀纳呆，大便溏泄，月经不调或停经。舌淡胖嫩，或边有齿痕，脉沉浮。

［治法］

活血化瘀，消痹通络，调理脏腑。

［处方］

主穴：肺俞、曲池、阳陵泉、血海、膈俞。

配穴：心俞、肝俞、外关、绝骨、八邪、八风、风市、足三里、阿是穴。

加减：寒湿阻滞加命门；脾肾阳虚加脾俞、肾俞、命门。

［操作方法］

穴位常规消毒，取利多卡因注射液5ml（0.1g），地塞米松注射液1ml（2mg），复方当归注射液2ml，混合，局部麻醉，每穴注射0.5～1ml，药物注射完后，将所选的生物蛋白线装入所对应的一次性埋线针中，采用"两快一慢"手法，退针后消毒，贴创可贴。

每次选5～12个穴位，半月做埋线一次，3个月为一疗程。

［特别提示］

1. 八邪、八风用1cm的"00"号生物蛋白线。

2. 配合火针治疗效果更好。

3. 局部埋线时，要埋在病灶下面。

4. 饮食要清淡，忌辛辣、油腻、刺激性食物。

5. 适当锻炼身体，增强自身免疫力。

6. 病程较长，应坚持治疗。

面游风

面游风是多发生于面部，以皮肤油腻或干燥，结黄痂或起白屑，痒甚为特征的皮肤病。类似于西医的脂溢性皮炎。

［诊断依据］

1. 皮损处多为淡红色或黄红色如钱币状斑片，上覆油腻性鳞屑或痂皮，干性皮脂溢出，多见干燥脱屑斑片，自觉瘙痒。

2. 好发于头面、鼻唇沟、耳后、腋窝、上胸部、肩胛部、脐窝及腹股沟等皮脂溢出部位。

3. 多有精神易兴奋、皮脂分泌异常，或有偏食习惯。

［证候分型］

1. 肺胃热盛：急性发病，皮损色红，并有渗出、糜烂、结痂、痒剧，伴心烦口渴，大便秘结。舌质红，苔黄，脉滑数。

2. 脾虚湿困：发病较缓，皮损淡红或黄，有灰白色鳞屑，伴有便溏。舌质淡红，苔白腻，脉滑。

3. 血虚风燥：皮肤干燥，有糠秕状鳞屑，瘙痒，头发干燥无光，常伴有脱发。舌质红，苔薄白，脉弦。

［治法］

清热除湿，祛风止痒。

［处方］

主穴：肺俞、血海、曲池、阴陵泉。

配穴：天枢、太冲、风市、阿是穴。

加减：肺胃热盛加胃俞、内庭、合谷；脾虚湿困加脾俞；血虚风燥加血海。

［操作方法］

穴位常规消毒，取利多卡因注射液5ml（0.1g），地塞米松注射液1ml（2mg），混合，局部麻醉，每处穴注射0.5~1ml，药物注射完后，将所选的生物蛋白线装入所对应的一次性埋线针中，采用"两快一慢"手法，退针后消毒，贴创可贴。

每次选3~10个穴位，半月做埋线一次，1个月为一疗程。

［特别提示］

1. 忌辛辣，戒烟酒。

2. 调情志，注意劳逸结合。

牙　宣

牙宣是以龈肉肿胀或萎缩，牙根宣露，龈齿间渗出脓血为特征的疾病。因邪犯牙床，或脏腑虚损，龈肉失养所致。主要指西医的牙周炎等牙周组织病。

［诊断依据］

1. 以牙龈出血或龈齿间溢脓，牙齿松动，影响咬嚼为主要症状。

2. 缓慢起病，逐渐加重，严重者发展为全口牙齿松动，病程中可有急性发作的牙周脓肿，局部红肿热痛，脓液量多，伴有发热。

3. 口腔检查：牙龈红肿或萎缩，易出血，牙根宣露，牙齿松动，牙齿上附着牙垢、牙石，齿龈间有逐渐扩大的牙周袋，袋内溢脓，有口臭。

4. 牙根周围 X 线片示：牙龈槽嵴吸收，牙间隙增宽等。

［证候分型］

1. 胃火炽盛：牙龈作痛、出血，口气热臭，渴喜冷饮，大便干结，牙龈红肿疼痛，溢出脓血。舌红，苔黄，脉数。

2. 肾阴亏虚：牙龈萎缩，牙根松动，牙龈黏膜微红肿，或有头晕，耳鸣，腰膝酸软。舌红少津，苔薄，脉细数。

3. 气血亏虚：牙龈萎缩，颜色淡白，牙根宣露，牙齿松动，咀嚼无力，牙龈时有渗血，面白或萎黄，倦怠乏力。舌淡，苔白，脉弱。

［治法］

益阴，清热，止痛。

［处方］

主穴：颊车、地仓、下关、合谷。

配穴：中脘、天枢、足三里、脾俞。

加减：胃火炽盛加胃俞、内庭；肾阴亏虚加肾俞、太溪；气血亏虚加中脘、关元。

[操作方法]

穴位常规消毒，取利多卡因注射液5ml（0.1g），地塞米松注射液1ml（2mg），混合，局部麻醉，每穴注射药物0.5~1ml，疼痛点注射药物1ml，药物注射完后，将所选的生物蛋白线装入所对应的一次性埋线针中，采用"两快一慢"手法，退针后消毒，贴创可贴。

每次选5~10个穴位，半月做埋线一次，1个月为一疗程。

[特别提示]

1. 平时注意口腔卫生。

2. 注意与三叉神经痛鉴别。

[临床资料]

穴位埋线治疗牙痛，治疗组108例，治愈86例占79.63%，有效率100%。对照组70例，治愈37例，占52.86%，有效率95.72%，经卡方检验（$P < 0.05$），两组治愈率有显著差异性。
[杨军雄. 针刺下合穴并埋线治疗牙痛的临床疗效观察. 针灸临床杂志，2008，24（8）：30]

后　记

　　2010 年 2 月上旬，正值参加编写国家中医药管理局《基层中医药适宜技术手册》之际，我有幸在北京认识了任树森主任，任主任平易近人，谦虚谨慎，他实事求是和严谨认真的治学态度以及对临床工作的精益求精，让我对他敬仰之情油然而生。还记得在共同编写稿件之余，任主任不顾年高依然对我毫无保留地畅谈自己的经验，一直到很晚。虽然在一起工作的时间很短，我第一次感到任树森主任没有一点学术上的故步自封和夸大其词，在中医界他能客观地谈论每一个问题，这是难能可贵的，由此我萌生了找机会去石家庄亲自拜访任主任的想法。后来由于工作的繁忙，耽搁了很久。有缘人总有机会相聚。2011 年 1 月中旬接到任主任的电话，商讨共同编写本书的事宜，再次有机会共同完成一部书稿，自己格外兴奋，于是毫无犹豫地答应了共同编写此书。因为很久以前我也曾经想买一本关于中医穴位埋线疗法的专著，但是最后还是不能如愿，那时也曾经闪过要编写的念头，但未能实现。2011 年 2 月下旬通过电子邮件和电话的沟通，完成了书稿基本框架。2011 年 3 月中旬任主任在百忙之中又在临床运用方面增加了五十余种病证，大大丰富了该书的临床内容，突出了临床实用价值。2011 年 3 月 27 日，任树森主任风尘仆仆从石家庄来到太原，共同商讨有关书稿事宜，对书稿的细节再一次做了修改和订正。通过任主任再三修正，几易其稿，2011 年 4 月 27 日终于有了一个完整的书稿，此时已经临近河北省卫生厅对基层医生培训的日子，本书作为培训的教学资料，可增加培训的实效。总之，有机会与中医前辈共同完成一部著作是我的荣幸，如果此书能把任主任的学术思想真正体现在其中，对总结和传承其学术思想和临床经验有所裨益，那我们这些后学之辈所有的付出都是值得的！

山西省针灸研究所　张天生

辛卯立夏写于龙城鑫福华园

主要参考文献

郭诚杰. 针灸学. 中国中医药出版社. 2000.

周仲瑛. 中医内科学. 中国中医药出版社. 2007.

国家中医药管理局. 中医病证诊断疗效标准. 1994.

国家中医药管理局. 基层中医药适宜技术手册. 2010.